DIE
INAPPARENTE VIRUSINFEKTION UND IHRE BEDEUTUNG FÜR DIE KLINIK

VON

DR. ROLAND GÄDEKE
DOZENT DER KINDERHEILKUNDE

MIT 6 ABBILDUNGEN
IN 36 EINZELDARSTELLUNGEN

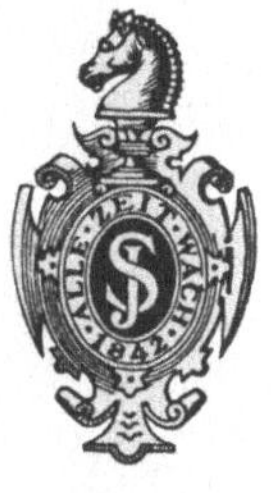

SPRINGER-VERLAG
BERLIN · GÖTTINGEN · HEIDELBERG
1957

ISBN 978-3-540-02142-1   ISBN 978-3-642-86285-4 (eBook)
DOI 10.1007/978-3-642-86285-4

DIESE SCHRIFT BAUT IN GRUNDSÄTZLICHEN ZÜGEN
AUF DER LEHRE VON

PROFESSOR DR. ROBERT DOERR
UND
PROFESSOR DR. CHARLES NICOLLE
AUF

SIE IST DEM ANDENKEN DIESER FORSCHER GEWIDMET

Vorwort

Der hier niedergelegte Versuch einer zusammenfassenden Darstellung
des Problemes inapparenter Virusinfektionen wurde sowohl durch die
Ergebnisse eigener zurückliegender experimenteller Arbeiten als auch
durch interne Diskussionen der Freiburger Universitäts-Kinderklinik
angeregt. Eine nähere Befassung mit der Materie ließ erkennen, daß das
behandelte Phänomen bisher vielfach unverdient geringe Beachtung
gefunden hat; überdies zeigte es sich, daß die Bezeichnung ,,inapparente
Infektion`` häufig sehr uneinheitlich verwendet wurde. Die Bearbeitung
des gewählten Themas mußte es sich deshalb vordringlich zur Aufgabe
machen, unter ordnender Zusammenstellung des einschlägigen Schrift-
tums den *Begriff* der inapparenten Infektion als abgrenzbare Besonderheit unter anderen Verlaufsformen infektiöser Geschehen von dem Ballast
zahlreicher Fehl-Interpretationen zu befreien. Beweise für inapparente
Abläufe von Virusinfektionen und gleichsinnig verwertbare Hinweise
liegen heute in großer Zahl — bisweilen allerdings als wenig beachtete
Nebenbefunde — vor. Dieser Umstand allein verbietet die Annahme,
daß die hier angeführten und verarbeiteten Literaturangaben das gesamte behandelte Gebiet lückenlos erfassen. Die vorliegende, im März
1956 abgeschlossene Darstellung erhebt überhaupt nicht den Anspruch,
eine umfassende und detaillierte Abhandlung des gesamten bisher
gewonnenen Wissensgutes über inapparente Virusinfektionen und der
sich daraus ergebenden Fragen zu sein. Sie ist vielmehr als eine Skizze
der wesentlichen Umrisse des behandelten Problemes angelegt; lediglich
einige, dem Autor besonders charakteristisch erscheinende oder folge-
trächtige Einzelzüge wurden eingehender behandelt. Eine derartige Einschränkung schien erlaubt, da es bei der Abfassung dieser Schrift im
Wesentlichen darum ging, die Bekanntschaft des Lesers mit dem Problem
der inapparenten Virusinfektion zu vermitteln bzw. zu vertiefen.

Herrn Professor Dr. W. KELLER, der mich zur Bearbeitung des behandelten Problemes ermutigt hat, möchte ich an dieser Stelle besonders
herzlich danken. Ferner gilt mein verbindlichster Dank Herrn Professor
Dr. P. HAUDUROY (Lausanne), Herrn Dr. med. K. H. JAEGER (Solco-
Chemie, Basel), Herrn Dr. med. H. SCHADEWALDT (Ciba-AG, Wehr in
Baden) und Herrn Professor Dr. O. WESTPHAL (Wander-AG, Säckingen)
für die liebenswürdigen Hilfeleistungen bei der Beschaffung schwer

erreichbarer Literatur. Frl. C. HAENLE und Frl. C. PERNER möchte ich
hier meinen besten Dank für ihre wertvolle technische Assistenz bei den
experimentellen Arbeiten sagen. Grundlegende Voraussetzungen für diese
Arbeiten sind in Form von technischen Beihilfen durch die „Deutsche
Vereinigung zur Bekämpfung der Kinderlähmung e. V." und durch das
„Badische Komitee zur Erforschung und Heilung der spinalen Kinderlähmung" geschaffen worden. Beiden Körperschaften sei hierfür nachdrücklich gedankt.

Herrn Dr. FERDINAND SPRINGER und dem Springer-Verlag gilt mein
aufrichtiger und tiefer Dank für die Herausgabe der Schrift und für die
bereitwillige Erfüllung aller hierzu vorgetragenen Wünsche.

Freiburg im Breisgau, März 1957   ROLAND GÄDEKE

Inhaltsverzeichnis

I. Die inapparente Infektion als Form der Reaktion des Wirtes auf den Erreger

1. Einleitung und Geschichtliches

Als dynamische Grundlage zahlreicher Krankheiten wurde in der hippokratischen und galenischen Lehre der Antagonismus zwischen exogenen Schädlichkeiten (Kontagium sowie Katastasis eines Miasma) und der besonderen jeweiligen Reaktionslage eines befallenen Individuums (Krasis und Protokatartisis) angesehen. Grundsätzlich läßt dieses Dogma Raum für die Vorstellung, daß in einer besonderen Situation die Auseinandersetzung zwischen den sich bekämpfenden Kräften erscheinungsarm und — nosologisch betrachtet — harmlos verlaufen kann. Es gehört beispielsweise zu einem alten ärztlichen Erfahrungsgut, daß künstlich übertragene Pocken einen weniger lebensbedrohenden Verlauf zu nehmen pflegen als die spontane Erkrankung; dies teilt ein Gedicht des 10.—11. Jh. n. Chr. aus der Schule von Salerno [*376*] mit.

> Ne pariant teneris variolae funera natis
> illorum venis variolas mite salubres.
> Seu potius morbi contagia tangera vident
> aegrum aegrique halitus, velamina, lintea, vestes
> ipseque quae tetigit male pura corpora dextra . . . .
>
> (Damit die Pocken nicht den Tod der Kinder bewirken, schicke in ihre Gefäße Pockenstoff hinein. Freilich ist es besser, daß sie vermeiden, den Ansteckungsstoff der Krankheit zu berühren. Wer das Bettzeug, die Kleider und schlecht gereinigte Körper berührt . . . .)

Ebenfalls wurden immer wieder Beobachtungen darüber bestätigt, daß im Verlaufe einer Seuche eine Anzahl von exponierten Personen nicht für die jeweilige Krankheit empfänglich zu sein schien oder aber, daß die überstandene Krankheit vor neuerlichem Befall schütze. So heißt es bei THUKYDIDES [*701*] über die (wahrscheinlich Fleckfieber-bedingte) „Pest in Athen": „ . . . denn zweimal befiel die Krankheit nie jemanden, wenigstens nicht in tödlicher Weise." Und CANTACUGENES [*124*] berichtete über die Pest in Konstantinopel, daß: „ . . . die wenigen, welche entrinnen konnten, wurden nicht wieder von der Krankheit ergriffen, sondern waren in Sicherheit." Auch von der Pest des JUSTINIAN (531 bis 580 n. Chr.) wurde durch EUARGIUS [*185a*] mitgeteilt, daß „auch solche, welche sich auf alle Weise bemühten, den Tod zu finden wegen des gänzlichen Verlustes ihrer Kinder oder ihrer Angehörigen, und welche sich deshalb in aller Weise der unmittelbarsten Berührung mit den Kranken preisgaben, wurden — gleichsam als hätte sich die Krankheit ihrem Willen entgegengestellt — nicht ergriffen." Ein für unsere heutigen Vorstellungen gut erklärbares Phänomen ist uns von COLLE [137] von einer oberitalienischen Pestepidemie (1348—1350) überkommen; dieser Arzt beobachtete, daß Gerber, Latrinenarbeiter und Diener der Herbergen fast vollkommen von der Krankheit verschont blieben („Coriarii, qui latrinas exportant, hi etiam, qui xenodochiis inserviunt et locis foetore gravi molestis, omnes fere a peste immunes conspiciebantur"). COLLE erklärte dieses Faktum damit, daß das eine Gift das andere bekämpfen und vernichten könne („venenum enim debelatur, arcetur et expellitur").

Auch in der neueren vorbakteriologischen Zeit wird die Annahme von Varianten zahlreicher kontagiöser Krankheiten in Richtung erscheinungsarmer Verlaufsformen — wenn auch sehr beschränkt — durch Berichte erfahrener Ärzte bestätigt. So schrieb z. B. CH. G. JÖRG [335] im Jahre 1826 über den Scharlach: „Durchläuft das Scharlach nicht die verzeichneten drey Stadien, wie es geschieht, wenn sich kein Exanthem auf der Haut entwickelt, so behandeln wir dasselbe so, wie ich es bisher angedeutet habe; denn die entzündliche Periode bleibt in einem solchen Fall nicht ganz aus, wenigstens stellt sich doch die Entzündung im Halse ein und es behält auch, während diese dauert, das Fieber den entzündlichen Charakter. So gewiß es aber eine wirkliche Scharlachkrankheit ohne ein Exanthem giebt, so oft beruht unsere Meinung von der gänzlichen Abwesenheit der Entzündung in der Haut in Täuschung." Und in der Abhandlung „Über die Menschenpocken" von GREGORY [251] 1837 heißt es: „Man kann es als ein allgemeines Gesetz aufstellen, daß die Susceptibilität für die Pocken in allen Lebensaltern gleich groß sey. Indessen kommt es oft vor, daß ein Individuum zu einer Zeit seines Lebens der Ansteckung widersteht, zu einer anderen nicht. Manche Konstitutionen ziehen diesen Keim still und unvermerkt in sich, andere zeigen sogleich große Reaktion." Ganz überwiegend ging die ärztliche Beurteilung solcher und gleichsinniger Situationen dahin, daß ein derartig bland reagierender Organismus nicht die Kraft aufbrächte, sich mit der angreifenden Schädlichkeit gehörig auseinanderzusetzen. Dies läßt sich unter anderem aus der Interpretation klinischer Beobachtungen von TISSOT [688] entnehmen, der 1772 ebenfalls über die Pocken folgendes schrieb: „Wenn nun das Geblüt durch das eingedrungene Gift (der Pocken), und durch die Schärfe, so dadurch erzeugt worden, verdorben ist, so bemüht sich die Natur aus allen Kräften, sich desselbigen zu entladen und es nach der Haut zu treiben, und dieses geschieht eben in dem Augenblicke, da alles dazu vorbereitet ist. Gemeiniglich ist dieser Trieb der Natur hinreichend, oft ist er allzu heftig, und nur gar selten ist er allzuschwach. — Die Fälle, wo er allzuschwach ist, sind gar selten, besonders (sind sie) auf dem Lande, und schwer zu erkennen."

Die Kritik an solchen Vorstellungen kann aus der Abhandlung über die Masern des bereits zitierten J. Ch. G. Jörg (1826) entnommen werden. Wir finden da:

„Mehrere Praktiker wollen auch ein Masernfieber ohne Exanthem wahrgenommen haben. Denke man sich aber von dieser Krankheit den Hautausschlag weg und man behält nichts, als eine sehr heftige catarrhalische Affection nebst einer leichten Augenentzündung. Da aber die heftigen catarrhalischen Leiden mit beträchtlichem Fieber und einer leichten Röthung der Augen im kindlichen Alter sehr häufig vorkommen und besonders zu solchen Zeiten, wenn die Masern epidemisch grassieren, kleinere und größere Kinder sehr oft befallen, so frage ich, wodurch der Arzt in den Stand gesetzt wird, das Masernfieber ohne Exanthem als solches zu erkennen und von dem gewöhnlichen katarrhalischen Fieber zu unterscheiden? Auch wollen Mehrere sogenannte falsche Masern, die in einem kürzeren Zeitraume verliefen und keine Abschuppung der Oberhaut zur Folge hatten, beobachtet haben."

Und die geringe Bedeutung, welche im ärztlichen Denken jener Zeit mitigierten bzw. subklinischen Verlaufsformen kontagiöser Krankheiten beigemessen wurde, ist aus einer Erörterung von J. Wendt [735] aus dem Jahre 1835 über eine Scharlachentstehung *ohne* Kontagium ersichtlich. Es heißt dort: „Es ist überhaupt kaum zu erklären, wie dieser Umstand (die ‚Selbstentstehung‘ der Krankheit) den Ärzten so fremd bleiben konnte, daß sie sich lieber die größte Mühe gaben, einen einzelnen, als sporadische Form ausgebrochenen Scharlach auf die paradoxeste und unwahrscheinliche Form durch Ansteckung zu erklären als freimüthig zu gestehen, daß die Erscheinung dieser Krankheit in einzelnen Fällen von einem Contagio ganz unabhängig ist." Und der gleiche Autor schrieb in seinem Lehrbuch der Kinderkrankheiten über die Pocken: „Die Behauptung, daß es ein Pockenfieber ohne Ausschlag gebe, welches ebenfalls vor fernerer Ansteckung schützt, ist eine fast bei allen Exanthemen und Phlegmasien der Haut gewagte Hypothese, welche keine reine und unbefangene Erfahrung für sich hat, und im Grunde ein Widerspruch ist. Was würde man von einem Schriftsteller sagen, welcher behaupten wollte, daß es einen Durchfall ohne alle Ausleerungen giebt, wenn auch andere bei Durchfällen vorkommenden Zufälle dabei stattfänden? Die krankhafte Metamorphose in dem Hautgebilde constituiert zwar nicht das Wesen aber bedingt die sich der Wahrnehmung darstellende Form."

Die neuen Erkenntnisse, welche die mikrobiologische Ära mit sich brachte, wurden in deren Frühzeit mit einem Vorurteil belastet: daß nämlich ganz überwiegend die jeweiligen *Erreger* den Verlauf einer Auseinandersetzung mit einem befallenen Organismus bestimmen würden. Die damit geschaffene Einengung der diesbezüglichen Vorstellungen ist — um mit einem Beispiel in den Bereich des hier zu behandelnden Themas abzuzielen — aus der Skepsis zu ersehen, welche HENOCH [*288*] im Jahre 1887 gegenüber einer hohen Kontagiosität zwischen dem Diphtherie-Bacillus und dem Menschen ausgedrückt hat. Er begründete diesen Zweifel mit der damals offensichtlich geringen Morbiditätsrate. Die wahre Ursache dieses Phänomens lag aber darin, daß zu jener Zeit die Bevölkerung weitgehend Diphtherie-durchseucht war — eben auf Grund der *hohen* Kontagiosität der Erreger; die damit einhergehende beträchtliche Durchimmunisierung hatte wiederum zur Folge, daß ein großer Teil der Infektionen abortiv oder gänzlich ohne klinische Erscheinungen verlief. Mit dieser Interpretation eines ursprünglich völlig anders gedeuteten Phänomens ist das Ergebnis einer Erkenntnisentwicklung vorweggenommen, welche die Medizin der Gegenwart in hohem Maße bestimmt.

In der Infektionslehre hatte sich die ad hominem ausgerichtete Vorstellung des — im Sinne der nachfolgenden Erkrankung — wirkungsvollen Angriffes eines Erregers auf ein Individuum bald als korrekturbedürftig erwiesen; es hatte sich gezeigt, daß die Fähigkeit einer Mikrobe zur pathogenen Wirkung keineswegs obligat die klinische Auswirkung dieser Potenz zur Folge hatte. Die empirische Feststellung der Bedeutung *konstitutioneller Faktoren* und der individuell unterschiedlichen *Empfänglichkeit* eines Organismus gewann zunehmende Beachtung. „Die Frage, wie der Organismus bzw. wie ein Gewebe einen Reiz entgegennimmt, ist . . . entscheidender als die Frage nach der Natur des Agens [*518*]." Neben dem Begriff der primären Empfänglichkeit bzw. deren Umkehrung, der *Resistenz*, hatte schon vor dem mikrobiologischen Zeitalter die Erscheinung der *Immunität* die besondere Aufmerksamkeit des Arztes auf sich gezogen. Damit waren im Laufe der Zeit allerdings sehr weit auseinandergehende Vorstellungen verknüpft [*1*]: Die *Erschöpfungstheorie*, welche von RHAZES bis PASTEUR diskutiert worden ist, ging davon aus, daß bestimmte, für das „Angehen" einer kontagiösen Krankheit notwendige Körperstoffe bei der ersten Auseinandersetzung verbraucht würden und damit jede weitere gleiche Erkrankung unmöglich machen würden; die *Retentionstheorie*, auf welcher die „atreptische Immunität" von EHRLICH basiert, nahm an, daß Krankheitserreger in einem einmal benutzten Milieu deshalb nicht mehr existieren könnten, weil ihre dort abgegebenen Stoffwechselprodukte die Erregerentwicklung selbst hemmen würden; schließlich entwickelte sich auf dem Boden der *Exzitationstheorie* mit der Phagocytoselehre METSCHNIKOWS die Vorstellung der „*Depressionsimmunität*" nach MORGENROTH, BIBERSTEIN

u. a. *Alle diese Theorien sahen jedoch in der Immunität einen Folgezustand des Reaktionskontaktes zwischen dem Erreger und dem befallenen Organismus.*

Wenn man nun postulierte, daß aus einer Wechselwirkung der primären Eigenschaften von einem Erreger und einem befallenen Organismus einerseits, und dem Eingreifen konsekutiver reaktiver durch dieses Zusammentreffen bedingter Einflüsse andererseits die äußere Erscheinungsform eines solchen Kontaktes resultiere, so bedeutete dies allein keine wesentliche Änderung gegenüber grundsätzlich ähnlichen Anschauungen der medizinischen Lehre vor der mikrobiologischen Ära. Ganz anders stand es aber mit der Bewertung des Effektes dieser Wechselwirkung. Das Phänomen der Infektion selbst wurde zwar ganz neutral als ein Vorgang angesprochen, bei welchem die körperfremden infizierenden Agentien in den Wirtsorganismus („in die Gewebe und Säfte") eindringen und sich daselbst stark vermehren würden [68, 235]; und in der klinischen Beurteilung wurde die „Infektionskrankheit" begrifflich mit „Allgemeininfektion" gleichgesetzt [z. B. 339]. Die dramatisierende Formulierung eines „Kampfes zwischen dem Erreger und seinem Wirt, welcher mit dem Untergang des einen oder des anderen Antagonisten endigen muß" wurde jedoch zusehends unhaltbar (DOERR). Der Blickwinkel konnte aber noch erweitert werden: „De facto ist die Infektion nichts als eine Gast-Wirt-Beziehung, und in der Natur kann die Synthese solcher Beziehungen bloß dann zustande kommen, wenn sich der Gast an das Leben in dem ihm bisher fremden Lebensraum eines neuen Wirtes anpaßt. Es ist im Prinzip ganz gleichgültig, ob die entstehende Gemeinschaft den Charakter der Symbiose, des Kommensalismus, des Gewebs- oder Zellparasitismus annimmt; auch der Parasit ist kein Antagonist seines Wirtes, sondern ein angepaßter Gast, welcher nach der Erhaltung seiner Art strebt [162, 168]." Eine solche Plazierung des Infektionsgeschehens auf die breite Basis der Lebensgemeinschaften, also der Ökologie, hat auch BELLER [58] vorgenommen und ebenfalls hat W. KELLER [359] sie seiner Lehre von der „Schicksalsgemeinschaft von Mensch und Tier" unterstellt; sie ist sozusagen das Dach, unter welchem sich die Vielfalt der täglichen infektiösen Auseinandersetzungen aller Individuen abspielt.

Mit diesen Ausweitungen des Gesichtsfeldes wird nun aber die klinische Bedeutung eines infektiösen Geschehens nicht bagatellisiert. Es wird lediglich die klinisch manifeste Infektions*krankheit* auf die gleiche Ebene mit den übrigen Formen der Reaktionsmöglichkeiten eines empfänglichen Wirtes auf ein infektiöses Agens gestellt; dafür werden aber die bisher vordringlich für den Epidemiologen interessanten Probleme der subklinischen Auseinandersetzungen in den näheren Gesichtskreis des klinischen Arztes gerückt. Ihre Beachtung rechtfertigt sich schon dadurch, daß mit ihrer Berücksichtigung Einblicke in Prozesse gewonnen werden können, welche ihrerseits wiederum für die Klinik wichtig sind.

2. Begriffsbestimmung und Definition der inapparenten Infektion

In seiner Monographie „Naissance, vie et mort des maladies infectieuses" beschreibt CH. NICOLLE [500] im Jahre 1933 den Effekt einer Übertragung von Blut eines flecktyphuskranken Menschen auf Meerschweinchen. Die Beobachtungen werden wie folgt zusammengefaßt: „je me trouvais donc avoir découvert, chez certains cobayes, l'existence d'une forme du typhus impossible à reconnaître, même au thermomètre, et cependant semblable dans sa nature et son évolution au typhus le plus net. Le typhus sans symptômes montre, en effet, l'incubation caractéristique de la maladie (c'est-à-dire que le sang du cobaye apyrétique ne devient pas virulent avant le cinquième jour de l'inoculation); il a son évolution typique (c'est-à-dire son nombre de jours pendant lequel le sang est virulent), sa terminaison (cessation de la virulence du sang); et, à la suite de la guérison, on observe une immunité d'ordinaire légère et de courte durée, ce qui est bien naturel après une infection aussi réduite, mais de même nature et parfois de même longueur que celle qui suit le typhus fébrile." NICOLLE nennt diese Form der Auseinandersetzung zwischen Meerschweinchen und R. PROWAZEKI — und damit wird diese Bezeichnung mit diesen Worten erstmalig ausgesprochen — „*infection inapparente*". Wir begegnen von diesem Zeitpunkt an diesem Begriff häufiger in der französischen Literatur [*80; 273—275; 422; 431; 462; u. a.*]; im letzten Jahrzehnt ist er auch in die anglo-amerikanische Terminologie übergegangen [*204; 256; 285; 312; 597; u. a. m.*].

Die inhaltliche Erfassung dieses Begriffes ist aber schon vor NICOLLE im Experiment belegt. Im Jahre 1925 hat REITER [*566; 567*] bei Untersuchungen einer klinisch unterschwellig verlaufenden Infektion der Maus mit Recurrens-spirochäten bzw. chemotherapeutischer Hemmung der Versuchstiererkrankung bei kräftigem Immunisierungseffekt von der „symptomlosen stummen Infektion" gesprochen. Die Anerkennung des „unmerklichen Kontaktes mit den spezifischen Antigenen" [*589*] ist im deutschen Schrifttum von KLEINSCHMIDT [*378*] fixiert und in den bedeutenden epidemiologischen Arbeiten von FRIEDEMANN [*211—213*], GOTTSTEIN [*244—246*], v. PFAUNDLER [*538*], DE RUDDER [*587—589*] u. a. m. die unumgängliche Voraussetzung für die Begriffe der „unterschwelligen Immunisierung" (DEGWITZ, DE RUDDER), der „latenten Durchseuchung" (FRIEDEMANN), der „spontanen Immunisierung" (LEREBOULLET), der „stillen Feiung" (v. PFAUNDLER) oder der „latenten Immunisierung" (DE RUDDER). Die Verfolgung der hierbei zugrunde liegenden Vorgänge trat aber — so sehr ihre Bedeutung für den betroffenen einzelnen Menschen anerkannt und hervorgehoben wurde — bei den genannten Autoren gegenüber dem Interesse an den epidemiologischen Auswirkungen derartiger Phänomene zurück. Dieses Übergewicht könnte eine Ursache dafür sein, weshalb die „inapparente Infektion" als Bezeichnung für den jeweiligen, klinisch unterschwellig verlaufenden Einzelfall einer Wirts-Erregerauseinandersetzung im deutschen Sprachgebrauch so spärlich zu finden ist. Eine Identifizierung der „stillen Feiung" und deren Synonyma mit der „inapparenten Infektion" ist aber auch nicht korrekt. Die „stille Feiung" bezeichnet einen epidemiologisch besonders interessierenden Typ eines klinisch symptomlosen Immunisierungsgeschehens. Es tritt hierbei — ärztlich betrachtet — die ideale Form eines Kontaktes zwischen einem empfänglichen Wirt und einem Erreger mit pathogenen Potenzen ein. Vielfach, doch nicht immer, handelt es sich dabei um eine echte „inapparente Infektion"; darüber wird noch zu sprechen sein. Es kann, wie ebenfalls noch gezeigt werden soll, auch keineswegs für alle Verläufe einer inapparenten Infektion das Postulat eines Idealvorganges beansprucht werden. Im allgemeinen Sprachgebrauch wird außerdem mit „stiller Feiung" häufig ein temporärer *Zustand* einer unmerklich erworbenen Immunität bezeichnet, welchem allerdings oft eine inapparente Infektion vorausgegangen ist.

Eine weitere Ursache der seltenen Nennung der „inapparenten Infektion" liegt noch in folgendem begründet: Die Phänomene, welche ein derartiges Geschehen beinhalten, haben Aufnahme in das Begriffsbild der „latenten Infektion" (DOERR) gefunden. Mit „latenter Infektion" wird nach DOERR ganz allgemein die symptomlose Besiedelung eines Organismus oder eines seiner Teile durch einen Erreger bezeichnet. Die Inkubationszeit einer Infektionskrankheit ist als zeitlich begrenzte Latenzphase in diesen Begriff in gleicher Weise einbezogen wie die cyclischen, während der ganzen Dauer ihres Bestehens „latent" bleibenden Infektionen und klinische Infektionszustände, bei welchen ein Umschlag von der Latenz in schwere Krankheitsformen durchaus möglich ist — z. B. die akute lymphocytäre Choriomeningitis von Mensch und Tier [*25; 695—698*] oder die Infektion mit dem *Theiler*-Virus der Maus [*682; 683, 511, 512*]. Die „schlummernden" oder „ruhenden" Infektionen mit Erregern in abgekapselten Herden gehören ebenso in diese Kategorie wie die durch unspezifische Provokation aktivierbaren latenten Virusinfektionen mit dem Kaninchen-III-Virus [*528; 574, 575*], mit dem „virus endormi" der Drosophila [*273—275; 434, 435*], dem Polyedervirus der *Bombyx mori L.* [*412, 412a*], dem „Virus S" der Kaninchen [*327, 328*] u. a. m. Auch die Träger („Trägertum ist der latente Infekt in seiner epidemiologischen Auswirkung" — DOERR

[*166*]) — sowie die Ausscheider („Das Ausscheidertum ist der Zustand der latenten Infektion Durchseuchter" — BELLER u. BIELING [*59*]) — werden diesem Sammelbegriff unterstellt.

Der Begriff der „latenten Infektion" im Sinne DOERRS nimmt in der besonderen Form der „Latenz als cyclischem Prozeß — welcher innerhalb einer relativ kurzen und gesetzmäßigen Frist mit dem Untergang der Erreger (mit der Autosterilisation des Wirts) endigt" und für welchen die latente Dengue, das latente Fleckfieber, die Masernäquivalente durchseuchter oder schutzgeimpfter Kinder und das Diphtheriebazillenträgertum als Beispiele herangezogen werden — die „infection inapparente" nach NICOLLE in wesentlichen Merkmalen als Teilbereich in sich auf. Diese wird definiert als: „*maladie aigue, septicémique, qui a son incubation, son évolution caractérisée par le pouvoir infectant du sang ou d'un autre organe, qui a sa guérison et qui laisse à sa suite une immunité plus ou moins durable.*" Unausgesprochen und als unumgängliche Voraussetzung bleibt dabei allerdings, daß diese „maladie aigue" ohne, bzw. nur mit sehr flüchtigen und uncharakteristischen Syptomen abläuft. NICOLLE spricht nun seinerseits von einer „infection latente"; er bezeichnet auch hier — gänzlich anders als DOERR — eine besondere Reaktionsform des infektiösen Geschehens; diese sei nämlich ein: „état subaigu ou chronique dans lequel le porteur conserve, sans en souffrir antérieurement et qui est susceptible de reprendre de la virulence pour le porteur lui-même ou de se transmettre à d'autres individus." Auch hier handelt es sich um eine besondere Gegebenheit eines Wirt-Erregerverhältnisses, welches in den breiten Latenzbegriff DOERRS als Teilbereich eingeht.

Die Festlegung des Begriffes „inapparente Infektion", welche wir auf NICOLLE [*500, 501*] begründen, ist natürlich eine Entscheidung darüber, von welchem Standpunkt aus das System der Wirts-Erregerbeziehungen überblickt werden soll und hängt auch davon ab, inwieweit es überhaupt überblickt werden *kann.* In unserem Falle ist die Basis die Klinik. Für den Kliniker ist es wesentlich, ob ein infiziertes Individuum die klinische Erkrankung durchmachen muß, um sich einen Schutz gegen eine Wiederholung dieses Vorganges zu erwerben, fernerhin ob auch bei subklinisch ablaufenden infektiösen Prozessen unterschwellige Läsionen eintreten oder ob eine Feiung nach natürlicher Infektion auch auf anderem, also rein immunologischen Wege, d. h. rein funktionell ohne eine erkennbare morphologische Veränderung oder ohne klinische Symptome, zu erlangen ist. Bei dieser Frage überschneiden sich schon die Interessen von Klinik und prophylaktischer Medizin. Der Entschluß, das weite Feld der Gegebenheiten, Tatsachen und Folgerungen aus dem Blickwinkel des Klinikers betrachten zu wollen, ist eine subjektive Entscheidung über das Objekt — der willkürliche Hieb durch den gordischen Knoten, dessen Einheit damit aufgelöst wird.

Außer einer inhaltlichen Definition der „inapparenten Infektion" bedarf es aber zunächst einer eindeutigen terminologischen Festlegung. Dies ist um so mehr erforderlich, als die „Klinische Infektionslehre" HÖRINGS [299] das Ordnungssystem einer Erfassung der Erreger-Wirtsbeziehungen erneut umgruppierte. Nach HÖRING ist die „inapparente Infektion" eine „latent bleibende Krankheit"; die „latente — d. h. ohne alle auch nur mikroskopische Folgen bleibende Infektion", wird dagegen einer Symbiose gleichgesetzt.

Die Gefahr einer Verwirrung droht hierbei schon durch die Überschneidung der gewählten Wortbilder. Sie wird zusätzlich verstärkt durch Nennung von Beispielen, welchen HÖRING [299] das Signum der „inapparenten Infektion" aufprägt. Er schreibt über chronische Infektionskrankheiten (z. B. Tuberkulose und Syphilis), daß sie der Kategorie cyclischer Allgemeininfektionen zuzuordnen seien; derartige Erkrankungen würden sehr langsam verlaufen und würden „auf diesem Wege oft nur zu noch latenter Krankheit (infection inapparente)" führen. Eine solche Interpretation ist mit dem Postulat NICOLLES nicht identifizierbar. Zum ersten paßt die „*chronische* Infektionskrankheit" nur sehr bedingt in die Formel der „maladie *aigue*" hinein, und zum zweiten besteht ein erheblicher Gegensatz zwischen der „nur noch latenten Krankheit" und der „maladie qui a sa *guérison*". Eine latente Syphilis kann, ohne daß es zu ernstlicheren Tertiärmanifestationen kommt, ohne Heilung weiterbestehen"; das gleiche gilt sinngemäß auch für die Tuberkulose und andere analoge Situationen. Sicherlich liegt eine echte Ausheilung derartiger Infektionen im Sinne einer Autosterilisation des Wirtes im Bereich der Möglichkeiten (siehe bei KELLER u. SCHOMERUS [363]). Das bedeutet aber, unter Außerachtlassung der Verlaufscharakteristik („aigue" oder „chronisch") nicht mehr, als daß eine solche Infektion im besonderen Falle und obenhin betrachtet einmal die Bedingungen für die „infection inapparente" im Sinne NICOLLES erfüllen könnte; weitere Einschränkungen, die sich aus einer genaueren Betrachtung des Fragenkomplexes ergeben, sollen an anderer Stelle besprochen werden. Hier beschränken wir uns nur auf den noch möglichen Einwand, daß nach NICOLLE lediglich die Heilung der *Krankheit* und nicht die Ausmerzung der Infektion (die also im Zustande eines Trägertums weiterbestehen könnte) zu fordern sei; dem muß entgegengehalten werden, daß ein solcher Zustand wiederum nicht *dem* entspricht, was HÖRING selbst als „inapparente Infektion" — nämlich als eine „latent bleibende *Krankheit*" bezeichnet, sondern was bestenfalls in seine Kategorie der „latenten Infektion" (siehe oben) hineinpaßt.

Es scheint — um dies vorwegzunehmen — ein Widerspruch darin zu bestehen, daß für den Begriff der „inapparenten Infektion" in der Definition von NICOLLE das Faktum der Krankheit so nachdrücklich hervorgehoben wird; hierüber wird gleich zu sprechen sein. Man kann auch den Einwand erheben, weshalb bei den bestehenden Divergenzen von Benennungen und ihrer begrifflichen Korrelate die Bezeichnung „inapparente Infektion" nun nicht gänzlich fallen gelassen wird.

Für eine Beibehaltung und sogar eine Propagierung können wir mehrere Gründe nennen. Aus dem bisher Gesagten ist schon ersichtlich, daß die Übernahme dieses Begriffes, nachdem er in die französische und anglo-amerikanische Literatur eingegangen ist, eine formale Verständigung in der Diskussion erleichtert. Dies ist aber nicht so wesentlich. Jedoch — und nun kommen wir auf den schon vorgebrachten Einwand zurück — wird in der NICOLLEschen Verknüpfung der *Krankheit* mit dem inapparenten Prozeß angedeutet, daß ein derartiges Ereignis dem Betroffenen nicht nur den Vorteil des symptomlosen Verlaufes des infektiösen Prozesses selbst bieten, sondern ihn auch mit der Gefahr eines konsekutiven Gesundheitsschadens bedrohen kann. Auch hierüber wird noch im einzelnen zu sprechen sein. Unter Annahme dieser Prämisse muß anerkannt werden, daß Inhalt und Bezeichnung der „inapparenten Infektion" prägnant eine für die praktische Medizin wichtige Reaktionsform eines Wirtes auf ein infektiöses Agens erfassen, wobei die Verknüpfung von Substrat und Name der Terminologie sowohl des Klinikers als auch des prophylaktischen Mediziners und des Mikrobiologen entgegenkommt.

3. Voraussetzungen
für die Anerkennung einer inapparenten Infektion

Die Anerkennung einer „inapparenten Infektion" setzt — gemäß ihrer Definition — folgende Gegebenheiten voraus:

1. Das gesamte Geschehen muß kausal an eine Infektion geknüpft sein.

2. Es muß dabei ein Reaktionskontakt zwischen dem Erreger und seinem Wirt geschlossen werden; diese Auseinandersetzung soll — im Sinne einer klinischen Symptomatik und Nosologie — unterschwellig bzw. höchstens als abortives Äquivalent verlaufen.

3. Die Auseinandersetzung muß in einem begrenzten (akut!) Zeitbereich erfolgen und soll eine Inkubation, ebenfalls eine — möglicherweise sehr kurzfristige — Ausbreitung über den Blutweg, eventuell eine (rudimentäre und wesentlichst inapparente) Organmanifestation haben; sie soll „ausheilen" und es soll eine Autosterilisation eintreten.

4. Der Vorgang soll eine mehr oder weniger wirksame und dauerhafte Immunität hinterlassen.

Die Realisierung der ersten beiden Punkte ist eng an die Erfüllung der vier Postulate gebunden, welche R. KOCH (KOCH-HENLEsche Regeln [385]) einer Anerkennung der ätiologischen Verknüpfung zwischen einem Erreger und einer Infektionskrankheit zugrunde gelegt hat; die beiden übrigen Forderungen sind aus dem Blickfeld des klinischen Arztes gewählt. Darüber hinaus genügt der vierte ebenso wie der zweite Punkt den Einschränkungen der KOCH-HENLEschen Regeln, welche RIVERS [573] für virale Infektionen inauguriert hat. Es werden dabei — unter der Einräumung, daß „the development of antibodies proves that infection has taken place, but nothing more [144]" — die KOCH-HENLE-schen Forderungen für die Verifizierung eines Reaktionskontaktes zwischen einem Virus und einem Wirtsorganismus reduziert: statt des Erregernachweises und der typischen Erkrankung sei nämlich nur ein spezifischer Immunkörper-anstieg in dem Wirtsorganismus zu verlangen. Damit hat RIVERS für die Virusinfektionen weitgehend die Anerkennung inapparenter Infektionen prä-judiziert.

Auf den bereits entwickelten Vorstellungen beruht zweifellos die Aussage von MATHIS [462], welcher die symptomlosen Formen der Gelbfieberinfek-tion als „le type le plus parfait de l'infection inapparente" bezeichnet. Und vor den glei-chen Hintergrund stellt HABEL [256] die Interpretation einer inapparenten Infektion, wenn er sie — im Gegensatz zur

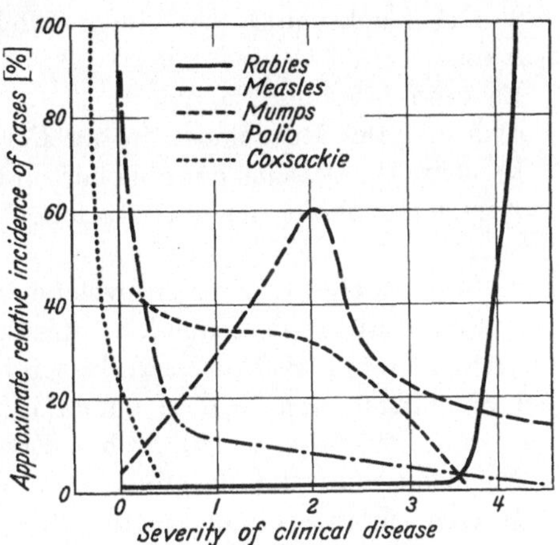

Abb. 1. Verteilung der Schweregrade von einigen menschlichen Virusinfektionskrankheiten (O-seve-rity = inapparente Infektion) (Aus: HABEL [256])

„latent infection" — als „a short-lived association of virus and host with subsequent immunity .and apparent clearing of virus from the host" bezeichnet. HABEL belegt diese Aussage durch den Hinweis auf die möglichen Verlaufsformen von fünf Virusinfektionen (Abb. 1), von denen vier beim Menschen klinisch stumm verlaufen können, ohne den Charakter eines akuten cyclischen Infektionsgeschehens zu verlieren.

Dabei ist es wesentlich, daß jeder der zugehörigen Infektionserreger — bei dem Coxsackievirus allerdings mit beträchtlichen Einschränkungen — Ursache schwerer Erkrankungen sein kann; dies gilt in beispielhafter Weise ebenfalls für die bereits genannte Gelbfieber-Virusinfektion.

Zur Aufdeckung einer inapparenten Infektion führen im wesentlichen zwei Wege:

1. Der Schluß von einer Infektion auf ihren Effekt.

Es kann dabei die zeitliche Koinzidenz

a) einer bewiesenen natürlichen Infektion bzw. einer erhöhten Infektions-exposition (z. B. erwiesene Umgebungsinfektionen) oder

b) einer experimentellen Infektion

mit Zeichen eines biologischen Reaktionskontaktes zwischen dem Erreger und dem Wirt (Erregeraussat im Blut, Antikörperanstieg im Wirtsorganismus) ohne die Manifestation der für die jeweilige Infektion typischen Krankheit erwiesen werden. Kurzdauernde uncharakteristische Erscheinungen im Sinne einer „minor illness" fallen nicht schwer ins Gewicht; sie können in das Diagramm der inapparenten Infektion zwanglos eingehen.

2. Der Rückschluß von einem Effekt auf eine vorangegangene Infektion.

Es kann dabei der Nachweis

a) humoraler Reaktionen in der Form von Antikörperanstiegen oder

b) charakteristischer geweblicher Veränderungen (cellulärer Reaktionen, stummer morphologischer Irritationen, Mineralverschiebungen u. a. m.) oder

c) funktioneller Störungen, welche zwar nicht der typischen Symptomatik einer in Frage stehenden Infektion angehören, jedoch durch diese ausgelöst sind (z. B. Blutzuckerkrisen bei Diabetikern, Gedeihstörungen bei Säuglingen u. a. m.), in einem infizierten Organismus ohne Manifestation der adäquaten klinischen Erkrankung geführt werden.

Natürlich müssen dabei stets — um dies noch einmal zu betonen — die generellen Voraussetzungen für den Begriff der „inapparenten Infektion" erfüllt bleiben; so vor allem der *akute Verlauf*, die *Heilung*, die *Autosterilisation* und die *nachfolgende Immunität*.

Eine kritische Sichtung klinischer Beobachtungen, experimenteller Versuchsergebnisse und immunologischer Studien stößt nun aber fast stets auf das Hindernis, daß die Erfüllung der Forderungen, welche wir für das Vorliegen einer inapparenten Infektion stellen, nur zum Teil bewiesen werden kann. Das liegt in dem Objekt begründet. Ein Vorgang, der wesentlich durch das Verborgenbleiben der äußeren Erscheinungen seiner Wirksamkeit charakterisiert ist, kann oft nur durch Indizien oder durch modellhafte Reproduktion des behandelten Prozesses unter Einsatz der be- und erkannten Faktoren bewiesen werden. Aus dem Gelingen der Teilnachweise wird dann die Realität der übrigen Voraussetzungen gefolgert. Damit droht die Diskussion dieses Themas sich a priori an den Grenzlinien einer naturwissenschaftlichen Argumentation entlang zu bewegen. Diese Gefahr kann nur dadurch gemindert werden.

daß einerseits ein möglichst vielseitiges Material unter Auswertung unterschiedlichster phänomenologischer Kombinationen und Überschneidungen in das Blickfeld der Betrachtung gerückt wird; andererseits dürfen bindende Folgerungen nicht aus solchen Beobachtungen und Befunden gezogen werden, bei denen von vornherein die Möglichkeit unterschiedlicher Interpretationen gegeben ist.

4. Die Beweisbarkeit einer inapparenten Infektion und ihre Einschränkungen

Bei der Suche nach Beispielen für inapparente Infektionen rücken die Virus- und Rickettsieninfektionen schon bei einer oberflächlichen Sichtung mit Mehrheit in den Vordergrund. Um von vornherein eine klare Situation zu schaffen, wollen wir die Ursachen dieses Sachverhaltes genauer betrachten. Es gilt zunächst die Frage zu beantworten, für welche Reaktionstypen zwischen einem Wirt und einem Erreger die symptomlose „akute septicämische Krankheit, mit einer Inkubation, einer durch Infektiosität des Blutes oder eines anderen Organes charakrerisierten Evolution und einer Heilung mit mehr oder weniger dauerhaften Immunität" zutreffen. Oder mit anderen Worten: Bei welchen Infektionen — seien sie bakterieller, mycotischer, protozoischer, viraler oder anderer Natur — ist den formulierten Bedingungen für eine „inapparente Infektion" Genüge getan?

Vor allem ist klarzustellen, ob die inapparente Infektion an bestimmte Reaktionstypen infektiöser Prozesse gebunden ist. Aus der angeführten Definition könnte durchaus die Skizzierung eines in Stadien verlaufenden, also cyclischen Infektionsgeschehens entnommen werden. Wenn hierbei das Stadium der Organmanifestation nach der Formulierung NICOLLES („ou d'un autre organ") nur ganz obenhin angesprochen wird, so doch deshalb, weil der klinisch inapparente Verlauf wesentlich durch das Fehlen oder die rudimentäre Ausbildung dieser Phase bedingt ist. Indessen kann eine derartige Überlegung beiseite geschoben werden, denn die Begriffsbildung NICOLLES ist breiter gefaßt: nach der von ihm vorgelegten Beschreibung können auch akut ablaufende septicämische Prozesse *ohne* die Phasenfolge der Anergie, der Überempfindlichkeit und der zunehmenden Immunität einbezogen werden, wenn sie nur durch eine Heilung mit mehr oder weniger dauerhafter Immunität beendet werden. Dies gilt im Grundsatz ebenso für die Mehrzahl der — um mit HÖRING zu sprechen — „lokalen Infektionskrankheiten".

Sodann sind die einzelnen Forderungen der Definition in Rechnung zu stellen. Wir gehen deshalb zunächst einmal von der Bedingung der „maladie aigue septicémique" aus. Hierzu ist zu sagen, daß das klinische Korrelat der *akuten* bakteriellen Allgemeininfektion die akute septische

Krankheit darstellt — ein Geschehen, welches keineswegs inapparent ist. Verläuft nun aber ein septischer Prozeß subakut, schleichend oder chronisch — und auch einmal unterschwellig —, so handelt es sich wiederum nicht um eine „maladie aigue"; außerdem ist ein fundamentaler pathogenetischer Wesenszug der schleichenden Sepsis in dem unzureichenden Immunisierungsvermögen des betroffenen Individuums begründet, ein Umstand, welcher sich nicht mit der Forderung der „guérison, qui laisse à sa suite une immunité plus ou moins durable" in Einklang bringen läßt. Damit treten die meisten bakteriellen Infektionen für die Ermittlung einer inapparenten Infektion zunächst einmal aus dem unmittelbaren Zentrum des Interesses. Desgleichen rücken die chronischen Auseinandersetzungen, wie sie bei der Tuberkulose und der Lepra, bei der Lues, bei der Aktinomykose und bei zahlreichen anderen Infektionen mit Erregern höherer mikrobiologischer Ordnungsklassen vorliegen, in den Hintergrund; denn auch hier ist die übliche Reaktionsweise zwischen dem jeweiligen Erreger und dem humanen Wirt nicht durch die Verknüpfung von Inapparenz, akutem Verlaufscharakter, alsbaldiger Heilung und protektiver Immunität bestimmt. Alle derartigen Überlegungen gehen von den jeweils auf Grund klinischer Beobachtungen und tierexperimenteller Reproduktionen als charakteristisch bewerteten Reaktionsabläufen aus. Darin ist allerdings ein beträchtlicher Teil an Konvention und Dogmatik verankert. Aus spärlichen Einzelbeobachtungen ist nämlich zu entnehmen, daß die Möglichkeit inapparenter Verlaufsformen bei unterschiedlichsten Infektionen berücksichtigt werden sollte. So gewinnen die schon zitierten experimentellen Befunde eines Immunitätserwerbs von Mäusen nach unterschwelliger Infektion mit Recurrens-spirochäten (REITER) eine besondere Bedeutung. Von REED [562] wurde bei 20 von 96 Kindern zwischen 11 und 14 Jahren, welche unmittelbaren Kontakt mit 4 klinischen Nephritisfällen gehabt hatten, eine passagere Mikrohämaturie sowie eine Rachenbesiedelung mit hämolytischen Streptokokken von dem Nephritis-erzeugenden Typ A-12 nachgewiesen; dieser Befund stützt die Annahme von KÜSTER [415, 416], daß rheumatischen Affektionen in zahlreichen Fällen eine inapparente Streptokokken-Infektion voranginge. Auch die Beobachtung von DICKIE u. MURPHY [160] von symptomlosen, augenscheinlich akut verlaufenden Auseinandersetzungen exponierter Personen mit *Histoplasma capsulatum* bei nachfolgendem erheblichem Anstieg komplementbindender Antikörper darf in diesem Zusammenhang genannt werden. Die Annahme klinisch unterschwelliger Tularämie-Infektionen bei exponierten Personen mit positivem Antikörperbefund ohne vorausgegangene Erkrankung muß ebenfalls in diesen Fragenkomplex aufgenommen werden [699]. Man wird sich auch darüber Rechenschaft ablegen müssen, inwieweit beispielsweise der

Nachweis von *Listeria monocytogenes* in geweblichen Läsionen bei *Granulomatosis infantiseptica* [*104; 257; 564; 655; 606*] oder toxoplasmotische Schäden Neugeborener [*189; 237; 709*] mit einer inapparenten Infektion schwangerer Frauen, bzw. eine Leptospireninfektion der Milch von symptomlos infizierten, Antikörper-tragenden Kühen [*38*] mit einer inapparenten Infektion dieser Tiere zu verknüpfen ist. Grundsätzlich besteht bei allen derartigen Erreger-Wirtsbeziehungen die Möglichkeit sowohl einer kurzdauernden, mit Heilung durch Autosterilisation abschließenden Auseinandersetzung, als auch eines chronisch verlaufenden bzw. eine durch Lokalisationseinengung oder Abkapselung stationär gewordenen Prozesses. Schon dadurch lassen die bisher spärlichen Eruierungen asymptomatischer Infektionen dieser Art generell gar keine sichere Aussage darüber zu, ob die Bedingungen für eine „inapparente Infektion" erfüllt sind. Nur von Fall zu Fall wird bei Kenntnis des Zeitbereiches der Infektion, bei Kontrollierbarkeit der Erregerausbreitung im Organismus, bei Feststellung eines Abklingens der allgemeinen Irritationen und Abheilung aller lokalen Reaktionsherde sowie bei evidenter Immunität in derartigen Fällen eine „inapparente Infektion" bewiesen werden können; man kann dies beispielsweise für die REITERschen Spirochätenversuche annehmen. Jedoch wird bei einer mehr oder weniger zufallsbedingten Aufdeckung unterschwelliger infektiöser Geschehen bakterieller, spirochäterer, mycotischer und protozoischer Genese in der weitaus überwiegenden Zahl der Fälle, und ganz besonders bei den im Mittelpunkt unseres Interesses stehenden Spontaninfektionen des Menschen, eine derartige Entscheidung gar nicht möglich sein. Zu einer Aufhellung des über diesen Fragen liegenden Dunkels bedarf es vorerst sowohl der aufmerksamsten Suche nach klinischen Hinweisen als auch einer Vielzahl von in großen Kollektiven durchgeführten mikrobiologischen, immunologischen, morphologischen und anderen Hilfsuntersuchungen. So wünschenswert die Ermittlung und Erfassung solcher Befunde ist, so sehr ist aber die Diskussion über einzelne bisher gefundene Raritäten dieser Art noch verfrüht. Nach Aussonderung aller bisher skizzierten infektiösen Prozesse bleiben aber doch einige bakterielle Infektionen übrig, welche mit den angeführten Begründungen keineswegs beiseite geschoben werden können. Im Gegenteil: bei ihnen drängt sich die Vermutung des Ablaufs zahlreicher inapparenter Infektionen im Sinne der Definition nach NICOLLE geradezu auf. Hierzu sind gelegentliche unterschwellige Pertussis-, Meningokokken- und Pneumokokkeninfektionen, in erster Linie aber Diphtherie, Scharlach und Salmonelleninfektionen zu rechnen.

Wie schon eingangs zitiert, war der „Scharlach ohne Exanthem" bereits ein Diskussionsobjekt der Ärzte vor der mikrobiologischen Ära. Und nach unseren gegenwärtigen epidemiologischen Kenntnissen berechtigt die Diskrepanz zwischen dem für Kinder ermittelten Kontagionsindex von 35% [*246*] bis 40% [*589*] und dem viel höheren Prozentsatz positiver Dick-Reaktionen [*158*] zu der Annahme [*138; 557*], daß ein großer Teil derartiger Infektionen stumm verläuft. Auch wenn man die fatalen typhösen Darmperforationen aus scheinbar voller Gesundheit in diesen Fragenkomplex nicht aufnimmt, so bleiben die Salmonellenausscheidungen in der Umgebung typhöser Erkrankungsfälle sowie Titeranstiege der Widalschen Reaktion bei gesunden Personen ein ebenso bekanntes wie seuchenhygienisch bedenkliches Faktum [*609*]. Und endlich gilt das von zahlreichen Untersuchern [*258; 379;* 514; *686; u. a. m.*] bewiesene Phänomen der symptomlosen Immunisierung gegen Diphtherie als Musterbeispiel für die „Stille Feiung" v. Pfaundlers [*588, 589*] bzw. des „cyclisch-latenten" Infektionsprozesses (Doerr).

Jedoch auch hier melden sich bei näherer Betrachtung der Sachlage ernstliche Bedenken an. Es kann dabei zunächst außer acht gelassen werden, daß eine Diphtherieinfektion keineswegs obligat eine Immunität hervorbringen muß [*492*] und daß bei typhösen Infektionen einer Immunisierung die Abheilung — infolge einer intracellulären Unangreifbarkeit der Salmonellen [*486, 487*] — nicht mit Sicherheit folgt, und somit in derartig gelagerten Fällen die Forderungen für eine „inapparente Infektion" nicht erfüllt werden. Vielmehr sind einige grundsätzliche Einwände in Rechnung zu stellen. Sie seien am Beispiel der Diphtherie erläutert: Wenn zwar die Bakteriämie bei manifesten, wenn auch meist schwereren Diphtherieerkrankungen bzw. bei Todesfällen bewiesen ist [*26; 216; 386; 549; 742; 744*], so steht andererseits die direkte Bedeutung der von einer lokalen Gegenwart der Diphtheriebakterien unabhängigen Toxinwirkung für die diphtherischen Schäden auf Grund experimenteller Ergebnisse [*210; 278; 280; 602; u. a. m.*] gleichfalls fest.

Die Immunkörperbildung ist nun ebenfalls eine Reaktion des betroffenen Organismus auf eine Toxineinschwemmung. Einer obligaten Gegenwart lebender Erreger bedarf es bei diesem Prozeß hingegen nicht; das beweist schon die immunisatorische Wirksamkeit der Toxoidverabreichung. Der Anstoß zu einer Immunisierung könnte also grundsätzlich von einer Resorption des als Antigen wirksamen Toxins *ohne* gleichzeitige Invasion der Erreger selbst ausgehen; hierzu müßte auch die Situation eines Trägerzustandes genügen. Man kann nun zwar einräumen, daß die für eine Immunisierung ausreichenden Antigenmengen nur bei Vorliegen einer echten Infektion — bei der Diphtherie also der durch eine Schleimhautläsion ermöglichten lokalen Herdbildung — aufgebracht werden könnten; dann bedeutet aber die Anerkennung des lokalen Infektionsherdes immer noch nicht, daß eine Septicämie eintritt. Sie *kann* — wie gesagt — eintreten, sie ist aber zumindest keineswegs obligat nachgewiesen. Zur Anerkennung einer echten „inapparenten Infektion" ist aber dieser Nachweis erforderlich oder soll gefolgert werden können. Und wenn auch die Bedingungen zu dieser Anerkennung lediglich auf eine erwiesene Lokalreaktion eingeschränkt werden, so bliebt immer noch der Einwand zu berücksichtigen, daß bei einem reinen Trägertum die Immunisierung durch resorptive Toxinaufnahme nicht ausgeschlossen ist. Sinngemäß gilt das gleiche für die Scharlachimmunisierung durch Erythrotoxinresorption in der Folge einer Streptokokkenbesiedlung von Schleimhäuten oder auch einer Salmonellen-Toxineinschwemmung ohne die typische Ausbreitung der Typhuserreger. Damit ergeben sich für die Erfüllung der Definition einer inapparenten Infektion und deren Beweisbarkeit auch hier weitestgehende Einschränkungen und die Notwendigkeit einer genauen Analyse jedes Einzelfalles. Dies entspricht aber im wesentlichen derjenigen Situation, wie sie bereits für die übrigen bakteriellen Infektionen dargestellt worden ist. Die bisherige Diskussion hat uns nunmehr auf einen Punkt hingeführt, von welchem aus die bereits ausgesprochene Behauptung, eine „stille Feiung" sei nicht mit einer „inapparenten Infektion" a priori identifizierbar, näher begründet werden kann. Bei Auseinandersetzungen zwischen empfänglichen Wirten und Mikroorganismen mit einer selbständigen Vitalität ist die inapparente Infektion stets die Gesamtheit eines, wenn auch im wahren Sinne des Wortes bis zur Unkenntlichkeit abgeschwächten septicämischen Infektionsprozesses; die stille Feiung hingegen stellt einen Immunisierungsvorgang dar, welcher nicht obligat die unmittelbare Auseinandersetzung eines Erregers mit einem Wirtsorganismus voraussetzt, sondern lediglich auf einem reinen Antigeneffekt der Toxine von Erregern aufgebaut sein kann.

Ganz anders ist die Sachlage bei Infektionen mit Erregern, deren Wirksamkeit an einen obligaten Zellparasitismus gebunden ist — also bei Virus- und Rickettsieninfektionen. Hierbei ist ein Reaktionskontakt in jedem Falle mit einer Infektion in dem engen Sinne einer Aufnahme des Agens in das „milieu interne" des Wirtes gleichzusetzen. Da die Mehrzahl kurzfristig ablaufender Virus- und Rickettsieninfektionen einen cyclischen Charakter mit einer — wenn auch bisweilen nur ganz flüchtigen — virämischen Phase hat und mit einer Autosterilisation enden, und da außerdem bei solchen Auseinandersetzungen erwiesenermaßen häufig ernstliche Störungen des Normalverhaltens infizierter Individuen ausbleiben, so eröffnet sich hier ein weites und vor allen Dingen besser überblickbares Feld der „inapparenten Infektion" in der vorgetragenen Definition. Für derartige Erreger—Wirtsbeziehungen ist die Anerkennung bzw. der Nachweis einer inapparenten Infektion auch schon dadurch erleichtert, daß einem symptomlosen Immunisierungsvorgang, welcher bei Prozessen der in Frage kommenden Ätiologien mit Antikörperanstiegen und besonders der neutralisierenden Antikörper identifiziert und damit kontrolliert werden kann, aus der genannten besonderen Situation einer Virusinfektion eine ganz erheblich nachdrücklichere Beweiskraft innewohnt, als dies bei Infektionen mit Erregern höherer biologischer Ordnungsklassen der Fall sein kann. Und hier findet auch das Postulat DE RUDDERs in der Besprechung der Theorie der „stillen Feiung" seinen Platz: „Je seltener der Mensch auf spezifische Infektion mit typischem Erkranken reagiert, um so häufiger werden abgeschwächte, erst bei sehr verfeinerter Diagnostik nachweisbare Erkrankungsformen." Mit anderen Worten: Bei Infektionen mit Viren, bzw. mit Rickettsien setzt die „stille Feiung" eine „inapparente Infektion" im Sinne unserer akzeptierten Definition voraus. Die Wirkung von „Virus- und Rickettsientoxinen", deren Auftreten von Cox [*139*] u. a. auf Grund der Beobachtung akut-toxischer (meist Krampf-) Erscheinungen beim Versuchstier nach kürzestdauernden unterschiedlichen Rickettsien- und Virusinfektionen für möglich gehalten wird, schränkt diesen Grundsatz nicht ein. Einmal wird der obligate Zellparasitismus bei solchen Infektionen davon nicht berührt, und zum anderen steht noch die Abklärung der Frage aus, ob bei derartigen Reaktionen nicht auch Auswirkungen einer Freisetzung sogenannter „*Menkin*-Stoffe" [*478*] aus Erreger-befallenen oder Antigen-irritierten Zellen einbezogen sein könnten.

So bleibt nach allem, was bisher gesagt werden konnte, der Begriff der „inapparenten Infektion" vorerst noch ein Primat für symptomlose Verlaufsformen bestimmter Virus- und Rickettsieninfektionen. Hierauf beschränken wir uns in den weiteren Betrachtungen und Mitteilungen. Bevor nun die „*inapparente Virusinfektion*" weiter behandelt wird, begründen wir diese Einschränkung noch einmal mit einer kurzen

5. Zusammenfassung

Unter der großen Zahl vielfältigster symptomloser Erreger—Wirtsbeziehungen ist die „inapparente Infektion" eine für den Arzt besonders wichtige Erscheinungsform. Nach NICOLLE, der diesen Begriff auf Grund der Beobachtung subklinischer Fleckfieberinfektionen beim Meerschweinchen definiert hat, ist sie eine klinisch unterschwellige „akute septicämische Krankheit, welche ihre Inkubation, ihre durch Infektiosität des Blutes oder eines anderen Organes charakterisierte Evolution und ihre Ausheilung mit mehr oder weniger dauerhafter Immunität hat". Die Beweisbarkeit einer Erfüllung der Voraussetzungen für eine inapparente Infektion in dieser Form ist bei Infektionen mit Bakterien oder Erregern höherer biologischer Ordnungsklassen nur unter großen Schwierigkeiten und unter Einsatz zahlreicher Hilfsuntersuchungen von Fall zu Fall möglich. Bei einer Anzahl von Virus- und Rickettsieninfektionen ist sie dagegen eine unschwer beweisbare und an ihren Folgen mit Sicherheit

erkennbare Reaktionart eines betroffenen Individuums; während sie bei
Infektionen mit Erregern höherer biologischer Ordnungsklassen eine
unter anderen möglichen Ursachen für eine „stille Feiung" darstellt, ist
sie hier deren obligate Voraussetzung.

II. Beispiele für das Vorliegen inapparenter Virus-
und Rickettsieninfektionen

Die ersten Bemühungen um das Problem der inapparenten Infektion
gehen, wie bereits gezeigt wurde, um Jahrzehnte zurück. Die Nachweise
und die genauere Verfolgung solcher Prozesse häufen sich aber erst in den
letzten Jahren. Das hängt vordringlich mit der Entwicklung der experimentellen Laboratoriumstechnik zusammen; erst durch den Austausch
des kostspieligen Tierversuchs mit den verschiedenen Ei- und Gewebe-
kulturtechniken sind die wirtschaftlichen Voraussetzungen geschaffen
worden, um auf breiterer Basis Virusisolierungen und teilweise auch
Antikörpernachweise durchzuführen.

Wenn wir nun Beispiele für inapparente Virus- und Rickettsieninfektionen aufführen wollen, so interessieren uns in allererster Linie jene
Wirt-Erreger-Beziehungen, bei welchen ein symptomloser oder abortiver
Reaktionsablauf häufiger vorkommt. Die Infektionen mit einem hohen
Kontagionsindex [244], bei denen also die Infektion ziemlich gleichbedeutend mit einer Erkrankung ist, und wie sie bei einem Teil der
sogenannten exanthematischen Viruskrankheiten (Pocken, Masern, Varicellen) vorliegen, sind in diesem Zusammenhang von geringerer Bedeutung
und können im Rahmen dieser Abhandlung aus naheliegenden Gründen
kursorisch behandelt werden. Am Beispiel der Masern soll dies begründet
und gerechtfertigt werden.

1. Die Frage der inapparenten Maserninfektion als Beispiel für eine
Virusinfektion mit hohem Kontagionsindex

Für diese Infektion ist in den Untersuchungen von PANUM [519] und
v. HOFF [301] gelegentlich zweier Inselepidemien auf den Färöer Inseln
in den Jahren 1846 und 1875, sowie von PFEILSTICKER [543] im Jahre
1863 in Hageloch bei Tübingen ein Kontagionsindex um 95% ermittelt
worden. Neuere gleichartige Untersuchungen in abgeschlossenen Arealen,
in welche das Masernvirus eingeschleppt worden war, sind von CHRISTEN-
SEN u. Mitarb. [130] sowie von PEART u. NAGLER [530] mitgeteilt worden;
dabei wurden in bis dahin masernfreien arktischen Gebieten Morbiditäts-
ziffern von 99—99,9% errechnet. Es ist nun aber keineswegs der Schluß
berechtigt, daß bei den verbleibenden 0,1—5% vermutlich kontagiierter,
aber nicht erkrankter Personen obligat eine inapparente Infektion

abläuft. Vielmehr treten hier noch Ursachen hinzu, welche — von DE RUDDER [*588, 589*] ausführlich abgehandelt — in unseren nachfolgenden Betrachtungen der Gründe von Apparenz und Inapparenz einer Infektion zu besprechen sind; im Augenblick hat uns lediglich zu interessieren, ob überhaupt die Annahme inapparenter Maserninfektionen berechtigt ist. „Morbili sine exanthemate" können deshalb nicht so ohne weiteres einbezogen werden, weil zu ihrer Anerkennung der Nachweis Koplikscher Flecken und eines Enanthems gefordert werden [*199; 297; 723;* u. a. m.]. Aufschlußreich im Sinne einer Bejahung inapparenter Maserninfektionen ist eine Studie von STOCKS u. KARN [*666*]; diese Autoren teilen mit, daß Kinder aus Häusern, in denen ein Masernfall vorgekommen war, ohne selbst Masern gehabt zu haben, in zwei kontrollierten Jahresfristen weniger empfänglich für eine Masernerkrankung gewesen seien als Kontrollkinder aus masernfreien Häusern. Eine durch virologische und immunologische Untersuchungen gesicherte Prüfung der Frage spontaner inapparenter Maserninfektionen des Menschen steht aber noch aus; bei der hohen Morbiditätsrate dieser Erkrankung müßten solche Studien — um signifikant zu sein — ein außerordentlich großes Kollektiv erfassen. Der grundsätzliche Beweis für die Möglichkeit einer unterschwellig bleibenden Infektion mit dem Masernvirus ist allerdings für den Affen erstmalig von ANDERSON u. GOLDBERGER [*11*] erbracht und von NICOLLE u. CONSEIL [*502*] insofern nachdrücklich bestätigt worden, als nach diesen Autoren das Blut infizierter, aber nicht masernerkrankter Tiere beim ungemaserten Menschen die Krankheit auslöste. Und seit der von NICOLLE u. CONSEIL inaugurierten, aber erst von DEGKWITZ [*153, 154*] eingeführten Prophylaxe mit Masernrekonvaleszentenserum, bzw. der daraus entwickelten Simultan-Immunisierung mit Masernvirus und Rekonvaleszentenserum im Sinne einer „Halbdrosselung" oder „Spätdrosselung" [*539*], oder aber auch den Versuchen einer Masernverhütung durch Gamma-Globulinverabreichung [z. B. *126; 132*] wird über die künstliche Erzeugung mitigierter Masern versucht, den Weg zu einer inapparenten Infektion zu finden. Hier wechselt die Problematik aber wiederum in Fragen nach den Ursachen einer Inapparenz hinüber; wir können sie vorerst unberührt lassen.

Wenden wir uns dagegen den Infektionen mit niedrigeren Kontagionsindices zu, so häufen sich die interessierenden Beobachtungen und Befunde. Zuerst soll dabei von einer erwiesenen Infektion auf ihren Effekt geschlossen werden.

2. Der Schluß von einer erwiesenen Infektion auf ihren Effekt

Im Prinzip hat JENNER [*333*] im Jahre 1796 mit der Kuhpockenimpfung den prophylaktischen Effekt einer inapparenten Infektion vorweggenommen; es darf dabei allerdings nicht vergessen werden, daß

korrekterweise weder das Kuhpockenvirus mit dem Pockenvirus identifiziert werden kann, noch daß die Kuhpockenvaccinierung — mit
Eruption der Impfpusteln — eine inapparente Infektion sensu strictiori
darstellt. Durch STERNBERG [665] wurde dann aber 1892 und durch
BÉCLÈRE, CHAMBON u. MÉNARD [52] 1896 und 1899 am Rind und
Kalb die protektive Wirkung des Serum vaccine-immuner Tiere gegen
eine nachträgliche Infektion bzw. die Virusneutralisation in vitro gezeigt.

Einen drastischen Modellbeweis für die inapparente Infektion haben
BLANC, CAMINOPETROS u. MANOUSSAKIS [76] im Jahre 1928 erbracht.
Eine Überimpfung des Blutes (3,5 cm³) von einem Dengue-Kranken auf
einen anderen Menschen blieb *ohne* klinischen Effekt. Es konnte aber bei
diesem Probanden eine Virämie nachgewiesen werden; das am 3. Tag
p. inf. von ihm entnommene Blut (7 cm³) erzeugte bei Übertragung auf
eine dritte Versuchsperson das typische Dengue-Krankheitsbild. Die
nachfolgende Ausbildung eines Immunitätsschutzes konnte bei dem inapparent Infizierten dadurch unter Beweis gestellt werden, daß bei einer
Wiederholung des Versuches an ihm eine Virämie nicht mehr nachweisbar
war. Die inapparente Dengue-Infektion ist auch von TANIGUCHI u. Mitarb.
[676] beim Affen nachgewiesen worden. Bei diesen an 14 Cyclopusaffen
durchgeführten Untersuchungen wurde der Beweis der Virämie dadurch
erbracht, daß die Rückübertragung von Affenblut auf Menschen in 9 von
11 Versuchen eine Dengue-Erkrankung der Versuchspersonen zur Folge
hatte; der interessante Befund, daß bei klinischer Inapparenz bei 3 der
infizierten Affen anatomisch das Korrelat myokarditischer und glomerulitischer Veränderungen nachgewiesen werden konnte, wird später besprochen werden.

Grundsätzlich gleichartigen Charakter — in Analogie zu NICOLLES
Grundversuch mit Flecktyphusblut — hat das Experiment von PLOW
RIGHT [550], in welchem Schafe mit Rinderpestvirus infiziert worden
waren. Die einzige Reaktion der infizierten Tiere bestand in einer
kurzdauernden Temperaturerhöhung. Das Blut der Schafe war
mit einem Maximum um den 5./6. Tag p. inocul. bis zum 9. Tag
infektiös; der Virusnachweis aus dem Blut gelang nach dem 13. Tage
nicht mehr.

ANDERSON [14] schloß auf Grund von Versuchen an über 40 Mädchen
ohne Röteln-Anamnese, auf welche das Rötelnvirus durch Sprayung von
Rachenspülflüssigkeit einer kranken Person übertragen worden war, und
wobei nur etwa die Hälfte der Probanden erkrankte, die erworbene
Immunität aber durchweg gut war, daß es wahrscheinlich subklinische,
symptomlose Röteln gebe, welche ebenfalls Immunität hinterließen.

Auch mit dem Mumpsvirus ließ sich die Existenz einer inapparenten
Infektion des Menschen beweisen [285]. Es wurde 15 Kindern amnionpassiertes Mumpsvirus inoculiert. Während bei 6 Kindern eine Parotitis

und in einem Fall eine Orchitis auftrat, blieben bei 8 Kindern jegliche Krankheitszeichen aus, obwohl bei ihnen ebenso wie bei den Erkrankten nach der Infektion ein beträchtlicher Anstieg von Mumps-Antikörpern im Serum nachweisbar wurde. Bei 6 der erscheinungsfrei gebliebenen Probanden konnte ein Virusnachweis geführt werden. Die gleiche Arbeitsgruppe um HENLE [286] befaßte sich auch mit Einsatz derartiger Infektionen in der Prophylaxe der Mumpserkrankung. Zuvor hatten ENDERS u. Mitarb. [181] auf Grund virologisch-immunologischer Untersuchungen nachweisen können, daß nach stumm verlaufenden Mumpsinfektionen gleiche Antikörpertiteranstiege wie nach manifesten Erkrankungen eintreten konnten. Von OVERMAN u. KILHAM [517] wurde bei über 9 Tagen alten Goldhamstern nach Inoculation des hamsteradaptierten IC-Mumpsvirus ein Mumps-Antikörperanstieg im Serum der Tiere ohne Erkrankung berichtet; es ist dabei besonders bemerkenswert, daß Tiere unterhalb dieses Alters bei gleichen Versuchsbedingungen an einer Encephalitis eingingen. Eine gleiche Altersabhängigkeit beobachtete OVERMAN [516] auch bei der Säuglingsmaus, wohingegen KILHAM u. MURPHY [373] eine erwiesene inapparente Säuglingsmaus-Infektion mit Gewebekulturpassiertem Mumpsvirus mitteilten.

Wie schon erwähnt, hat MATHIS [462] 1938 in seiner Monographie über das Gelbfieber die klinisch stummen Infektionen als Schulbeispiel für eine inapparente Infektion hingestellt. Das bis auf spärliche Zweifelsfälle erwiesenes Ausbleiben einer apparent pathogenen Wirkung des D-17-Stammes dieses Virus [685] auf den Menschen und Affen [159; 201; 321; 684; u. a. m.] bei Anregung einer Antikörperbildung und Schaffung einer protektiven Immunität war die Veranlassung zur Verwendung dieser Variante als Impfstoff.

Einer ähnlichen Situation stehen wir bei der Anwendung eines — allerdings auf gänzlich anderem Wege geschaffenen — „Virus fixe“ des Tollwut-Virus gegenüber (zusammenfassend bei ROOYEN u. RHODES [582]). Ein immunisatorischer Schutzeffekt ist auch beim Meerschweinchen, beim Hund und beim Affen nach experimenteller, klinisch erscheinungsfrei bleibender, bzw. abortiv verlaufender Infektion mit dem Ei-adaptierten FLURY-Stamm [393, 394] des Rabies-Virus nachgewiesen [390—392; 570]. Und vermutlich läuft auch bei symptomlosen Fällen der „neuroinfection autostérilisable“ von Hühnern und Tauben nach intracerebraler Inoculation des „Straßenvirus“ der Tollwut [568, 569] eine inapparente Infektion ab.

Die Poliomyelitisforschung bietet — in neuester Zeit ebenfalls häufig mit der Zielsetzung eines protektiven Effektes — gleichartige Beispiele für inapparente Infektionsverläufe. Hierzu zählen außer vorausgegangenen Affenversuchen mit Nachweis einer Immunität nach experimentell induzierter inapparenter Infektion [z. B. 86, 88, 89; 125; 313; 318; 439;

476, 477; 600; u. a. m.] in erster Linie die am Menschen durchgeführten oralen Infektionsversuche mit Nager-adaptierten, für den Menschen apparent avirulenten Poliomyelitisviren [*395—400*], sowie die ebenfalls beim Menschen und Affen, teils oral teils auch durch i.m. Injektion vorgenommenen Infektions-Experimente [*596—598*] mit apparent apathogenen Varianten der drei Poliomyelitis-Virustypen, welche SABIN, HENNESSEN u. WINSSER [*598*] durch schnelle Passagen auf Kulturen nichtneuraler Gewebe erzeugen konnten. In jenen Versuchen wurden hohe Titeranstiege homologer Antikörper beobachtet. Allerdings sind die Bedingungen zum Beweis einer inapparenten Infektion im engsten Sinne bei diesen Versuchen insofern nicht erfüllt, als sowohl SABIN wie auch KOPROWSKI u. Mitarb. darauf verweisen, daß der Nachweis einer Virämie bei den Probanden bisher nicht gelungen sei. Eine symptomlose Übertragung von Poliomyelitis-Virus auf den Nager *Meriones Shawi* wird durch BLANC u. MARTIN [*78*] berichtet. Diese Autoren stellen eine allerdings auf Grund ihrer Angaben nicht bewiesene Adaptierung des Poliomyelitis-Virus auf Kaninchen zur Diskussion; die einzige Reaktion infizierter Versuchstiere bestehe dabei in einem kurzdauernden Temperaturanstieg. LEVINSON u. Mitarb. [*429*] berichten über den Anstieg neutralisierender typenspezifischer Antikörper gegen alle drei Poliomyelitis-Virustypen im Kaninchenserum nach wiederholter i.m. oder i.v. Injektion von Virus-Gewebekultur-Suspensionen; die Tiere zeigten keine Krankheitssymptome. Die gleiche Beobachtung wurde von JEZIERSKI [*334*] bei Versuchen mit dem Esel gemacht. Die Beurteilung derartiger Reaktionen im Rahmen einer Besprechung der inapparenten Infektion wirft aber wiederum jene Fragen auf, welche die Abgrenzung einer Immunkörperbildung als Ausdruck einer echten Infektion einerseits, oder lediglich eines von dem infektiösen Prozesses grundsätzlich unabhängigen Antigeneffektes andererseits betreffen; die Fähigkeit des Kaninchens, auf den Antigenreiz inaktivierten Poliomyelitis-Virus mit der Bildung neutralisierender Antikörper zu reagieren, ist bekannt und u. a. von KELLER u. SAUTHOFF [*360*] sowie — wie schon erwähnt — von LEVINSON u. Mitarb. bewiesen worden. Die mitgeteilten Beobachtungen haben für das Postulat der inapparenten Infektion daher keine überzeugende Beweiskraft.

Einen sicheren Nachweis für das Vorliegen einer inapparenten Infektion haben KRAFT u. MELNICK [*404*] sowie MELNICK u. KAPLAN [*475*] durch die Fütterung von Schimpansen mit Coxsackie-Virusstämmen erbracht. Sie konnten ohne jeglichen pathogenen Effekt dieser Agentien die Virämie, die Virusmultiplikation im Organismus, den Anstieg neutralisierender Antikörper und den über Monate anhaltenden Immunitätsschutz (Ausbleiben einer Virämie und Verkürzung der Virusausscheidungsdauer nach erneuter Infektion) nachweisen.

Über ein aufschlußreiches Massenexperiment — wobei die Existenz einer inapparenten Infektion durch unbeabsichtigte Steigerung einiger Fälle in das Stadium der manifesten Erkrankung gezeigt wurde — berichteten Sutton u. Brocke [643]. 327 Personen waren durch insgesamt 1174 Inoculationen mit einer als Menschen-apathogen deklarierten, immunologisch hoch wirksamen Vaccine von Venezuelanischer Pferde-encephalitis geimpft worden. Es traten bei dieser Aktion 14 klinische Encephalitisfälle auf; hierbei konnte — entgegen den bis dahin verbindlichen Angaben, daß bei einer solchen aktiven Immunisierung eine Virämie nie nachzuweisen sei — in 7 von 10 dieser Erkrankungen das Virus zwischen dem 1. und 5. Tag p. inocul. aus dem Blut isoliert werden. Eine Infektionsmöglichkeit außer durch die Vaccinierung wurde für alle Fälle verneint. Auch im Gefolge einer Infektion von Rhesusaffen mit dem Virus der Pferde-Encephalitis ist ein stummer Kontakt durch den vom 4. Tag nach der Infektion nachweisbaren Gehalt des Serums an neutralisierenden Antikörpern dokumentiert [324]. Einen weiteren Modellbeweis für eine inapparente Infektion liefern Morris, O'Connor u. Smadel [490]. Bei Cynomolgusaffen konnte nach i.v. Inoculation des russischen Frühjahr-Sommer-Encephalitis-Virus eine mehrtägige beträchtliche Virämie und nach etwa 1 Woche ein Anstieg spezifischer Antikörper festgestellt werden, ohne daß die Tiere krankhafte Erscheinungen gezeigt hätten.

Die inapparente Infektion mit einem encephalitogenen Virus ist ebenfalls durch Untersuchungen von Whitney [740] bestätigt; nach den Angaben dieses Autors verläuft eine Infektion frisch isolierter Stämme von Choriomeningitis-Virus bei Säuglingsmäusen ohne Krankheitszeichen und hinterläßt einen Immunitätsschutz, während ausgewachsene, nicht latent durchseuchte Mäuse stets hochempfindlich im Sinne der Ausbildung einer manifesten Erkrankung sind. Über ein gleichsinnig altersabhängiges Verhalten bei einem Kontakt zwischen der Maus und dem Lansing-Poliomyelitis-Virus berichtete Sabin [595].

Von dem Phänomen unterschiedlicher pathogener Effektivität eines encephalitogenen Virus auf verschiedene Wirtsspecies macht auch die Veterinärmedizin bei aktiven Immunisierungsmaßnahmen Gebrauch. So propagieren Alexander u. du Toit [10] — um nur wenige Beispiele zu nennen — den neurotropen Maus- und Meerschweinchen-adaptierten Virusstamm der Pferde-Encephalitis als Vaccine für Pferde und Maulesel; und Smithburn [633] benutzt das gleiche Verfahren für die experimentelle Vaccinierung mit Rifttalfieber-Virus. Auch eine Immunisierung gegen die Newcastle-Krankheit des Geflügels [296] beruht auf diesem Prinzip. Bei diesen Maßnahmen ist allerdings im Auge zu behalten, daß auch hier — wie schon mehrfach gesagt — die echte Infektion bewiesen und von der Antigenwirkung allein abgegrenzt werden muß. Eine Nutzung der inapparenten Infektion für Vaccinierungszwecke liegt aber zweifellos bei Simultan-Impfungsverfahren gegen virale Tierseuchen, wie z. B. bei der Maul- und Klauenseuchenimpfung [725] vor.

Für die Virusinfektionen des Respirationstraktes können auch Beispiele inapparenter Infektionen genannt werden. Nach den Untersuchungen von HIRST [294, 295], von WANG [727], von MATSUMOTO u. Mitarb. [463] sowie von FRIEDEWALD u. HOOK [214] werden Ei- oder Frettchenpassierte, also nicht Maus- oder Hamster-adaptierte Grippe-Viren in der Maus- oder Hamsterlunge ohne jegliche Läsion multipliziert. Die gewebliche Irritation und der pathogene Effekt treten dann in der 4. bis 6. bzw. nach MATSUMOTO u. Mitarb. bei dem CAM-2 M-Stamm des A-Typs in der 9. fortlaufenden Lungenpassage abrupt auf. Allerdings fehlen für den sicheren Beweisantritt der inapparenten Infektion hier ausreichende Immunitätsprüfungen.

Bisher sind wir davon ausgegangen, daß die jeweilige Infektion durch den willkürlichen Eingriff der Inoculation sicherstand. Die Aufdeckung asymptomatischer natürlicher Infektionen, bzw. deren Annahme auf Grund einer vermehrten Exposition bei Nachweis einer immunologischen Reaktion der exponierten Individuen vermehrt den Einblick in die Fragen der inapparenten Infektion. Auch für diese Gegebenheiten seien einige Beispiele aufgeführt.

Eine Isolierung von Coxsackie-Viren und der Nachweis von Antikörpern gegen diese Agentien gelingt nach den Mitteilungen zahlreicher Autoren [54; 142, 143, 145; 338; 364, 471; 662; 720a; 726; u. a. m.] bei gesunden Personen und besonders in der Umgebung von entsprechenden Erkrankungsfällen häufig; DALLDORF hat diese Tatsache mit dem Ausspruch apostrophiert, daß „we are in the anomalous position of having discovered the cause of a disease before discovering the disease"; eine gleichsinnige Beurteilung, mit dem Schwergewicht auf der klinischen Bedeutung äußern WINDORFER u. SCHRICKER [748, 749], wenn sie mit Nachdruck auf „die rudimentären Krankheitsbilder in der Umgebung typisch Erkrankter" hinweisen.

Die gleiche Situation liegt bei Infektionen mit dem Poliomyelitis-Virus vor. Wenn hier die These vom Überwiegen des Infektionsablaufes ohne typische paralytische Krankheit auch keineswegs neu ist, so haben doch jüngere Untersuchungen von BODIAN u. PAFFENBARGER [91], BROWN u. AINSLIE [108]; HOWE u. BODIAN [316]; LÉPINE [421]; McCLURE [466], MALHERBE [456], MELNICK u. LEDINKO [477], PAVILANIS u. FRAPPIER [525], PAUL, MELNICK u. RIORDAN [522]. RAMOS-ALVAREZ u. SABIN [559], SIEGEL, GREENBERG u. STONE [625], TRASK, PAUL u. VIGNEC [694], WENNER u. Mitarb. [736, 739] und vor allem von HONIG u. Mitarb. [304] sowie von HORSTMANN u. Mitarb. [310—312] ein ausgezeichnetes Beweismaterial für die Existenz unterschwelliger Poliomyelitisvirus-Infektionen vorgelegt. Honig u. Mitarb. [*304*] konnten bei 136 völlig gesunden Kindern in wiederholten, über 29 Monate verteilten virologischen Kontrollen von 1558 Stuhlproben 77 Virusstämme isolieren, davon 44% sogenannte „Orphanviren", 37% Coxsackie- und 19% Poliomyelitisviren; der Beweis eines biologischen Reaktionskontaktes mit dem jeweiligen Erreger wurde bei einer Anzahl von diesen Individuen durch Serumantikörper-Anstiege erbracht. Derartige inapparente Infektionen schienen häufiger in sozial schlechterem Milieu (8,3%) gegenüber gehobenen Schichten (3,1%). Horstmann, McCollum u. Mascola [*312*] fanden bei 91 Individuen, welche Kontakt mit Poliomyelitiskranken gehabt hatten, 21 virologisch und immunologisch gesicherte inapparente Infektionen und 7 aparalytische Krankheitsverläufe. Malherbe [*456*] stellte bei 46 Kindern aus der Umgebung eines letalen Leon-Poliomyelitisfalles in 53% eine kurzdauernde und bei 8,1% eine längerdauernde (über drei Wochen anhaltende) Ausscheidung dieser Erreger fest. Es ergibt sich zwanglos aus diesen letztgenannten Befunden, daß die bei der Mehrzahl der erfaßten Infizierten nachgewiesene Autosterilisation als Zeichen einer Immunität und somit als Ausweis für eine inapparente Infektion gefolgert werden kann. Ohne auf die stark divergierenden Angaben über das Verhältnis der inapparenten zu den apparenten Poliomyelitis-Virusinfektionen eingehen zu wollen, das nach Horstmann [*308*] zwischen 8:1 und 100:1, dagegen nach Melnick u. Ledinko [*477*] sowie nach Keller [*358*] in jüngeren Altersstufen und bei sozial niedrigstehenden Bevölkerungsgruppen bis 1000:1 betragen kann, darf das Resumé über die Existenz inapparenter Poliomyelitis-Virusinfektionen mit Lépine u. Boyer [*422*] wie folgt zusammengefaßt werden: „La ,Polio-infection' est beaucoup plus répandue que la ,polio-maladie' ce qui signifie que dans un très grand nombre de cas, l'infection par le virus est sans traduction clinique. Or, tous les sujets qui sont porteurs sains de virus, tous ceux qui présentent des formes d'infections inapparentes représentent l'immense majorité." Mitgeteilte Beobachtungen, daß in der Umgebung menschlicher paralytischer Poliomyelitisfälle auch rudimentäre zentralnervöse Störungen bei Haustieren in Erscheinung traten [*33; 206*], beanspruchen innerhalb der Problematik inapparenter Infektionen ebenfalls Berücksichtigung; dabei ist es in diesem Zusammenhang durchaus gleichgültig, ob es sich um echte Poliomyelitisvirus-Infektionen oder um poliomyelitisartige Syndrome nach Infektion mit anderen neurotropen Viren gehandelt hatte. Als Beispiel hierfür seien die Beobachtungen von Pellissier u. Trinquier [*532—534*] während einer kleinen Poliomyelitisepidemie in Brazzaville genannt; das hierbei isolierte und für die Erkrankungen verantwortlich gemachte „virus encéphalomyélitique de Brazzaville" wurde auch aus Patientenblut einer „minor illness" isoliert und erst später als Poliomyelitisvirus-Variante identifiziert.

Aus einer epidemiebedingten Nachprüfung der Antikörper gegen Meningoencephalitis-Virus an 182 polnischen Waldarbeitern zogen POSPIŠILOVÁ, SNÍTILOVÁ u. DĚDKOVÁ [553] den Schluß, daß neben 20 klinisch erkrankten Probanden 21 gesunde Personen mit erwiesenen Serum-Antikörpern eine abortive Form der Krankheit durchgemacht haben mußten.

Die seuchenhygienische Bedeutung inapparenter Tierinfektionen mit encephalitogenen Viren wird unter anderem durch den Nachweis von Rabies-Virus in scheinbar gesunden Vampyren hervorgehoben; die fatale Rolle dieser Tiere als Überträger der Tollwut ist schon lange besonders von Beobachtungen auf der Insel Trinidad bekannt [582]. Sie wird unterstrichen durch neuerliche Mitteilungen von KOUGH [402] sowie von VENTERS u. Mitarb. [711]. Veranlaßt durch Bißverletzungen zweier Menschen durch gelbe Florida-Vampyre (*Desypterus floridanus*) konnten sowohl bei den beißenden Tieren die Rabies-Virusinfektion nachgewiesen als auch von 208 apparent normalen Vampyren der Gegend sechsmal das Rabies-Virus isoliert werden; die Tatsache, daß nicht bei allen diesen Tieren Negrikörperchen gefunden und Antikörper nachgewiesen worden waren, läßt allerdings die Möglichkeit offen, daß es sich nicht um eine inapparente Infektion im strengen Sinne, sondern um Inkubationszustände gehandelt hat. Bei derartigen Beobachtungen meldet sich auch wieder die Frage nach der Möglichkeit eines Trägertums. Darüber wird im weiteren noch zu sprechen sein.

Die Ermittlung eines stummen, aber doch echten Reaktionskontaktes mit dem Mumps-Virus teilen unter anderen ESSER-TRIMMBERGER u. KLÖNE [185] mit. Von 152 Normalseren, welche wahllos zusammengestellt worden waren, zeigten 14% in der Komplementbindungsreaktion einen Titer von über 1:8, von 144 in Krankenhäusern beschäftigten Personen hatten 30% den gleichen Titer, von 44 Personen, welche in einem Lager in engem Kontakt mit Mumpskranken lebten, wurden in 43% diese Titerhöhe bestimmt. Nach LIPPELT u. MÜLLER [441, 442] ist die Übertragung dieser offensichtlich auf nordamerikanische Verhältnisse mit sehr differierender Immunitätslage zwischen Stadt- und Landbevölkerung bezogenen Situation für deutsche Verhältnisse nicht erlaubt, da hier die Gesamtbevölkerung im mittleren Alter von 28 Jahren in etwa 80% Antikörper gegen das Mumpsvirus aufweist.

Auch bei Q-Fieber-exponierten Personen liefert die Bestimmung der Titer komplementbindender Antikörper gleichsinnige Ergebnisse [283; 503]; außer den Erkrankten dieser Untersuchungsgruppen konnte auch hier bei erscheinungsfrei gebliebenen Kontaktpersonen eine auf die vorausgegangene inapparente Infektion hinweisende Antikörper-Titerhöhe ermittelt werden.

Wenn aus der kürzlich veröffentlichten Zusammenstellung über das Wolhynische Fieber [483] eine gleichsinnige Beurteilung nicht sicher ableitbar ist, so kann doch aus der Abhandlung über die Epidemiologie des Wolhynischen Fiebers von KOSTREZEWSKI [*401*] entnommen werden, daß es auch bei der Infektion mit *R. wolhynica* symptomarme bzw. symptomlose Fälle mit einer beträchtlichen Virämie gibt.

Schließlich verweisen wir auf Mitteilungen über epidemiologische Studien von HILLEMAN u. Mitarb. [*291, 292*], welche an kasernierten jungen Männern während einer Häufung von akuten Erkrankungen der Luftwege vorgenommen worden waren. Auch hier sollen nach Angaben der Autoren bis zu 50% der Infektionen mit dem als Ursache ermittelten Virus RI-67 der sogenannten ARD-(akute respiratory disease)-Viren entweder sehr mild oder inapparent verlaufen sein. Die bisher gewonnenen Kenntnisse über diese erst in jüngster Zeit präzise abgegrenzte Virusgruppe sind kürzlich ausführlich von LIPPELT [*439a*] referiert worden. Aus dieser Darstellung ist einerseits die weite Verbreitung jener Erreger — unter welchen vor allem die APC-(adenoidal-pharyngeal-conjunctival) und AD-(adenoid degenerating)-Viren zu nennen sind — zu erkennen. Die gegenüber entsprechenden klinischen Erkrankungen ungleich häufigeren Nachweise spezifischer Antikörper erlauben außerdem den Rückschluß auf zahlreiche inapparente Infektionsverläufe.

Endlich soll — unter Vorgriff auf die Besprechung der möglichen Auswirkungen einer inapparenten Infektion, — auf die Mitteilung eines humanen Erkrankungsfalles an akuter hämolytischer Anämie mit Autohämagglutination verwiesen werden [*484*], wobei nach Ablauf der akuten Krankheitsphase das Newcastle-disease-Virus aus dem Blut isoliert werden konnte. Auch hier kann man vorerst mangels Vorliegen der für gelegentliche menschliche Newcastle-disease-Virusinfektionen als charakteristisch beschriebenen Schleimhautaffektionen der oberen Luftwege und der Konjunktiven eine inapparente Infektion diskutieren — allerdings mit einer fatalen Sekundärwirkung. Auch bei *Coxsackie*-Virusinfektionen sind solche Auswirkungen beschrieben [*64, 67*].

3. Der Rückschluß von der Auswirkung auf die vorangegangene Infektion

Wir haben bislang versucht, die Existenz einer inapparenten Infektion von der erwiesenen oder vermutbaren Infektion auf ihren Effekt im einzelnen Individuum abzuleiten. Im weiteren soll davon ausgegangen werden, daß es für die hier besprochenen Infektionen erlaubt ist, aus dem Erwerb spezifischer Antikörper ohne vorangegangene manifeste Erkrankung trotz fehlenden Nachweises der Infektion selbst gleiche Schlußfolgerungen zu ziehen.

So berichten BATWELL, DENEL, MATUMOTO u. SABIN [*49*] über Bestimmungen von Antikörpertitern gegen Japanische B-Encephalitis im

Serum von früher nicht erkrankten Menschen und Haustieren in Korea und Japan; ein Antikörpernachweis von z. B. 78% in der Altersgruppe der 60jährigen Menschen wird von den Autoren als Hinweis für zahlreiche inapparente Infektionen mit diesem Erreger angesehen. Dieser Wert nähert sich den Ergebnissen gleichartiger Untersuchungen [552] mit 210 Seren aus Malaya (74% Antikörperfunde gegen Japan. B-Encephalitis) und Borneo (67% Antikörperfunde). Die Immunitätsstudien, welche SMITHBURN u. MAHAFFY [634, 635] in Ostafrika durch Neutralisationstests gegen zahlreiche dort isolierte „*Arthropod-borne*"-*Viren* (*Bwambafieber-, Ntaya-, Zika-, Uganda S-, West Nile-, Bunyamwera-* u. a. m. -viren) vorgenommen haben, lassen auch dort unter den Einwohnern eine ganz beträchtliche Durchseuchung erkennen, wobei auf einen ansehnlichen Anteil inapparenter Infektionsverläufe geschlossen werden kann.

Die Poliomyelitisforschung bietet analoge Ergebnisse in großer Zahl. Aus der Fülle der Berichte sei nur auf die Antikörpernachweise von AYCOCK [35], CLARK u. RHODES [131], FALLON [186], GOLDBLUM u. MELNICK [242], HAMMON u. SATHER [266], HENNESSEN u. SAUTHOFF [287], HORSTMANN u. KRAFT [314], KELLER u. VIVELL [365], LENNARTZ u. MÜLLER [420a], MELNICK u. LEDINKO [477], PAUL u. Mitarb. [521, 522, 524], DU PAN [518a], PAVILANIS u. LÉPINE [526] sowie von PINTÉR [546] verwiesen. Überall bestätigt sich das Phänomen, daß der Vergleich eines Antikörpergehaltes menschlicher Seren mit den durch eine Erkrankung markierten Infektionen eine so erhebliche Diskrepanz zugunsten der Antikörpernachweise ergibt, daß eine Erklärung hierfür nur durch Heranziehen häufiger inapparenter Infektionen möglich ist. In warmen und hygienisch vernachlässigten Regionen tritt dies besonders deutlich hervor; die Diskussion hierüber ist von einem Teil der genannten Autoren und anderen bereits so ausgiebig geführt worden, daß wir vorerst darüber hinweggehen können.

Auch die Mumps-Virusinfektionen sind nach Ausweis immunologischer Untersuchungen häufiger als dies von den Mumpserkrankungen abgeleitet werden kann [255; 284; 364; 460; 523; 627]; bei der Annahme eines Antikörpernachweises bei 80—90% gedrängt lebender Bevölkerungsgruppen müßte ein Teil der Mumpsinfektionen inapparent verlaufen. Aber auch im Falle einer geringeren Durchseuchung kann diese Annahme aufrecht erhalten werden; z. B. ermittelten BASHE u. Mitarb. [48] in dünnbesiedelten Gebieten Alaskas bei 126 Probanden ohne Mumpsanamnese in 23,8% einen positiven Nachweis neutralisierender Mumps-Antikörper im Serum.

Auf immunologische Untersuchungsergebnisse von BELL, BECK u. HUEBNER [57], ferner von MEIKLEJOHN u. LENETTE [473] sowie von SULKIN u. STRAUSS [642] über Antikörper-Titeranstiege gegen *C. burneti* ohne vorangegangene Erkrankung darf in diesem Zusammenhang ebenfalls verwiesen werden. Auch hieraus ist zu entnehmen, daß inapparente Q-Fieber-Infektionen durchaus nicht selten sind; es dürfte dabei epidemiologisch nicht ohne Bedeutung sein, daß solche Befunde (SULKIN u. STRAUSS) gerade bei Arbeitern in der Fleischverarbeitungsindustrie erhoben werden konnten.

HILLEMANN, WERNER u. GAULD [*293*] veröffentlichten 1954 eine Studie über den Nachweis von Antikörpern gegen Viren der Influenzagruppen A, B und C in den Seren von gesunden Kindern und Erwachsenen der USA-Bevölkerung. Diese mittels des Hämagglutinations-Hemmungstests durchgeführten und die Jahre 1943—1951 erfassenden Untersuchungen lassen eine Korrelation zwischen zeitlichen Morbiditätshäufungen und Antikörper-Titeranstiegen gegen A- und B-Grippeviren erkennen. Gänzlich anders lag die Situation dagegen bei den Testungen des hämagglutinations-hemmenden Vermögens von 296 Erwachsenenseren gegenüber dem 1233-Stamm [*677, 678*] der C-Influenzaviren. Es wurde während der einbezogenen 9 Jahre eine ziemlich gleichbleibende Antikörpertiterhöhe um 1:80—1:320 (Serumverdünnung) nachgewiesen; gleichhohe Titer fanden sich bei Kindern von über 3 Jahren — im Gegensatz zu erheblich geringeren Antikörpernachweisen gegen A- oder B-Grippeviren in der gleichen Altersklasse. Setzt man diese Befunde in Vergleich zu den Beobachtungen von FRANCIS, QUILLIGAN u. MINUSE [*205*] sowie von GERBER u. Mitarb. [*233*], nach welchen Influenza-C-Virusinfektionen klinisch gewöhnlich ziemlich bland sind, so ist zumindest für die Influenza-C-Viren zu folgern, daß humane Infektionen überwiegend inapparent verlaufen.

Das Phänomen einer nur serologisch ermittelbaren, klinisch aber völlig stummen Auseinandersetzung des Menschen mit epizootischen Viren ist auf Grund des Nachweises von komplementbindenden Antikörpern gegen das Theilersche Mäuseencephalomyelitisvirus und gegen Viren der Col.-SK-Gruppe in menschlichen Seren von KELLER u. VIVELL [*364*] sowie von SELIGMANN u. JUNGEBLUT [*608*], von ENRIGHT u. SADLER [*182*] gegen das Virus der bovinen Encephalomyelitis, sowie von STANLEY, DORMAN u. PONSFORD [*663*] für ein von diesen Autoren kürzlich beschriebenes mäusepathogenes Agens, das HEV (Hepatoencephalomyelitis-virus) mitgeteilt worden.

Die angeführten Beispiele lassen erkennen, von welcher Bedeutung derartige immunologische Prüfungen einer Durchseuchung und ihr Vergleich mit den jeweiligen Morbiditätsindices für eine Abschätzung sowohl bevölkerungshygienischer Situationen als auch epidemiologischer Beurteilungen sind; der Ausbau einer solchen „serologischen Epidemiologie" [*364; 523*] verschafft gleichzeitig der Klinik Anhaltspunkte für die Bewertung von infektiösen Prozessen im allgemeinen, und weist im besonderen auf die eventuelle Existenz atypischer, abortiver latenter oder inapparenter Verläufe hin.

Die Möglichkeit eines Rückschlusses von geweblichen Veränderungen auf eine im übrigen symptomlos gebliebene Virusinfektion ist beim Menschen an Zufallsbefunde gebunden. Für eine Beweisführung inapparenter Infektionen sind kasuistische Beobachtungen dieser Art außerdem schon deshalb von zweifelhaftem Wert, weil sie einen noch nicht abgeschlossenen Prozeß ausweisen und damit gar keine Aussage darüber erlauben, ob es sich wirklich um eine inapparente Infektion unserer Definition handelt. So sind z. B. die von FINKELDEY [*197*] und WARTHIN [*730*] beschriebenen mesenchymalen Riesenzellen innerhalb des lymphatischen Gewebes „anginöser" Tonsillen und in der Pharyngealschleimhaut, sowie die von DAVIDSOHN u. MORA [*149*], FISCHER [*198*], HERZBERG [*290*] und SCHULTZE [*661*] in der Appendix und von HATHAWAY [*272*] und WEGELIN [*731*] in sonstigen lymphatischen Geweben nachgewiesenen gleichartigen Zellen zum Zeitpunkt ihres Auftretens zweifellos spezifische Korrelate von klinisch noch nicht erkennbaren Masernerkrankungen, die klinischen Symptome folgen aber bei dieser, einen extrem hohen Kontagionsindex aufweisenden Infektion mit einer an Sicherheit grenzenden Wahrscheinlichkeit noch nach. Auch mit Einschlußkörperchen-Nachweisen kann die Annahme einer inapparenten Infektion nicht begründet werden. Ihr Vorhandensein besagt im allgemeinen ebenfalls, daß der Infektionsprozeß noch nicht abgeschlossen ist; damit muß die Frage einer Apparenz oder Inapparenz natürlich offen bleiben. Und schließlich erlauben narbige Gewebsbilder abgeheilter Läsionen eher Vermutungen als beweiskräftige Rückschlüsse auf die zu unterstellenden Noxen. *Einblicke in die geweblichen Veränderungen bei inapparenten Virusinfektionen sind deshalb im wesentlichen auf experimentelle Studien über morphologische Korrelate unterschwelliger Virusinfektionen beschränkt.* Sie werden ergänzt durch Ergebnisse weniger systematischer Untersuchungen über das Ausmaß histologischer Reaktionen im Verlaufe von infektiösen Prozessen, bei welchen ein Vergleich der manifesten Krankheitserscheinungen mit dem nachgewiesenermaßen viel stärker ausgebreiteten geweblichen Schaden zu dem zwingenden Schluß führt, daß ein beträchtlicher Teil der geweblichen Irritationen symptomlos bestanden haben mußte; hierzu zählen die eindrucks- und verdienstvollen histologischen Poliomyelitisstudien von BAKER, CORNWELL, MATZKE u. Mitarb. [*39—41, 110, 464, 465*]. Solche Fragen und ihre Beantwortungsmöglichkeiten sollen jedoch gesondert abgehandelt werden. So bleiben für eine Erkennung inapparenter Virusinfektionen mittels morphologischer Methoden im wesentlichen nur die Auswertungen blutmorphologischer Untersuchungen übrig. Zahlreiche

Viruserkrankungen (z. B. Masern, Pocken, Mumps, Virusencephalitiden, Poliomyelitis, Gelbfieber, Maul- und Klauenseuche, Psittakose, Grippe) gehen mit einer ausgeprägten lymphoid-zelligen und plasmacytären Reaktion einher. Der Nachweis von lymphoiden Reizformen („Virocyten", SIEDE [622]; u. a. m.) im Hämatogramm solcherart Infizierter ist ebenso wie das Auftreten der charakteristischen Zellformen bei Auseinandersetzungen mit „lymphotropen" Viren (akute infektiöse Lymphocytose, Rubeolen, Mononucleose, Hepatitis epidemica) in den allerseltensten Situationen, — und auch nur in Verbindung mit anderen Hinweisen, — ein verwendbares Argument zur Beweisführung einer inapparenten Infektion. Am ehesten gilt dies noch für die infektiöse Lymphocytose. Eine in diesem Sinne verwendbare Beobachtung sei hier angeführt: Von SCALETTAR, MAISEL u. BRAMSON [605] wurde in Zeiteinheit mit der manifesten Erkrankung eines 3jährigen Waisenhauspflegekindes an akuter infektiöser Lymphocytose mittels Umgebungsuntersuchungen an 154 Kindern dieser Anstalt in 16 Fällen eine klinisch asymptomatische Lymphocytose (Werte bis 80%) über etwa 5 Wochen Dauer nachgewiesen. Dem Kinderarzt ist andererseits die extreme Lymphopenie bei virus-bedingten kindlichen „Infekten" der oberen Luftwege und die in der Rekonvaleszenz nachfolgende Lymphocytose ebenso geläufig wie Beobachtungen gleicher Art bei scheinbar nicht-affizierten Kindern in der Umgebung solcher Fälle.

Es muß aber noch einmal betont werden, daß solche Befunde zwar einmal einen Fingerzeig für den Ablauf einer inapparenten Virusinfektion, nicht aber für deren ätiologische Beweissicherung liefern können; diese setzt die Erfüllung der KOCH-HENLE-RIVERschen Postulate voraus. Außerdem ist bei dem Augenblicksbild einer geweblichen Irritation jede Beurteilung über die heuristische Feststellung hinaus unangebracht. Erst die Klärung der Ätiologie und die Übersicht über den Prozeßablauf, bzw. die retrospektive Auswertung gestatten die Einordnung solcher Geschehen in der Stufenfolge von dem inapparenten über den abortiven bis zum klinisch manifesten Prozeß.

4. Die Abgrenzung der inapparenten Infektion gegen andere Formen unterschwellig verlaufender Virusinfektionen

Ein Überblick über die Phänomenologie zahlreicher Virusinfektionen setzt unsere Bemühungen um eine Abgrenzung der „inapparenten Infektion" dem wiederkehrenden Einwand aus, daß eine Anzahl von Kontakten empfänglicher Wirte mit einer Reihe von Viren zwar durchaus ohne Krankheitserscheinungen verlaufen kann, dem Begriff der „inapparenten Infektion" jedoch nicht unterzuordnen ist. Zunächst soll einmal auf die Frage der *Berührungspunkte zwischen Trägertum und inapparenter Infektion* eingegangen werden. Nach DOERR [*166*] ist ein Träger — ganz allgemein gesprochen — „ein Individuum, welches in seinem Organismus krankheitserregende Keime beherbergt, ohne daß dieser Zustand in pathologischen Erscheinungen zum Ausdruck kommt"; und DOERR fährt fort: „in dieser weitesten Fassung deckt sich der Begriff des Trägertums mit der Definition der latenten Infektion." Nun haben wir bereits gezeigt, daß die „inapparente Infektion" im Sinne NICOLLES in den Latenzbegriff von DOERR innerhalb der „Latenz als cyclischer Prozeß" Aufnahme finden kann. Damit wäre grundsätzlich die Verbindung der beiden Begriffe miteinander aufgezeigt. Die Divergenz in der Bedeutung wird aber doch offensichtlich, wenn DOERR in der Weiterverfolgung seiner Begriffsbildung das Trägertum als „den latenten Infekt in seiner epidemiologischen Auswirkung" bezeichnet; die „inapparente Infektion" muß dagegen die auf den einzelnen befallenen Organismus bezogene „maladie aigue" bleiben. Dies sind zwei voneinander unterscheidbare, wenn auch nicht notwendigerweise in einem und demselben Individuum zu trennende Situationen. Die Trennung ergibt sich aber in der *Bewertung* eines solchen Zustandes dennoch, wenn wir berücksichtigen, daß es gerade cyclische, zur Autosterilisation hinstrebende Virusinfektionen sind, deren unterschwellige Verlaufsformen die „inapparenten Infektionen" repräsentieren. Am speziellen Beispiel der Poliomyelitis wollen wir versuchen, die allgemeinen und grundsätzlichen Gesichtspunkte einer solchen Situation zu umreißen. Zunächst ist es ratsam, sich bei allen Verlautbarungen über das Vorliegen eines „Trägertums" davon zu überzeugen, wovon der Berichterstatter de facto spricht. Wenn in der älteren Poliomyelitisliteratur WICKMAN [*741*], FLEXNER u. Mitarb. [*200*], KLING u. PETTERSON [*381*], WURTZ [*752*] auf die Bedeutung von „Keimträgern" hinweisen, so läßt eine Durchsicht dieser Berichte erkennen, daß es sich dabei um gesunde, aber — durch Virusnachweis im Nasopharynx erwiesen — infizierte Personen aus dem Lebenskreis eines an akuter klinischer Poliomyelitis erkrankten Menschen handelte. In diesen Berichten wird gar nicht der Versuch gemacht, einen Trägerzustand und eine subklinisch ablaufende echte Auseinandersetzung mit dem Erreger zu differenzieren. Oder aber es wird eine solche Trennung einfach nicht für notwendig erachtet, wie dies aus den Worten von WURTZ hervorgeht, welcher schreibt, daß die Infektionsrate größer sei als die Erkrankungsrate und: aus diesem Grunde „unsuspected carriers are many". Eine Unsicherheit der begrifflichen Vorstellung spiegelt sich auch noch in Berichten von LÉPINE u. Mitarb. [*421, 425*]. LÉPINE berichtet über einen „porteur sain", welcher Kontakt mit einem Poliomyelitiskranken gehabt hatte und nun nachweislich über 123 Tage das Virus — wenn auch mit fortschreitender Zeit in immer kleineren Mengen — im Stuhl beherbergte; der mitgeteilte Befund neutralisierender

Antikörper im Serum dieses Menschen weist aus, daß es sich in diesem Falle nicht um einen „porteur sain", sondern um einen „porteur convalescent" gehandelt haben muß, und daß hier eine unterschwellige Infektion abgelaufen ist, deren Auswirkungen zweifellos in der abklingenden Virusausscheidung infolge einer Tendenz zur Autosterilisation erfaßbar wurden. In solchen Fällen wird die Entscheidung darüber, ob es sich noch um eine abklingende inapparente Infektion handele, von der Situation des Klinikers und der des Parasitologen verschieden sein; offenkundig wird aber an diesem Beispiel die sinnvolle Ordnung, in welche DOERR die Phänomene aus der Schau des Mikrobiologen gefügt hat. Sie werden den klinischen Belangen allerdings nicht gänzlich gerecht. Wenn nämlich bei einem Träger in der Definition DOERRS pathologische Erscheinungen „nicht zum Ausdruck kommen", so schließt dies eine unterschwellige Existenz von deren Substrat nicht aus. Hierauf aber gründet die „inapparente Infektion". Und weiterhin findet eine längere Virusausscheidung, wie sie in der Beobachtung von LÉPINE vorlag, durchaus ihren Platz im Rahmen eines noch nicht abgeschlossenen mehrphasigen Infektionsgeschehens, ohne daß dieses als chronisch bezeichnet werden kann. Dies ist durch die beispielhaften Untersuchungsergebnisse von HORSTMANN, WARD u. MELNICK [315] bewiesen; bei manifest erkrankten Poliomyelitis-Patienten wurden während der ersten beiden Krankheitswochen bei 70%, während der 3. und 4. Woche bei 50%, während der 5. und 6. Woche bei 27%, während der 7. und 8. Woche bei 12,5% eine Virusausscheidung im Stuhl, nie aber ein bleibendes Virusträgertum beobachtet. Im Hinblick auf eine, wenn auch bisweilen säumige Autosterilisation sei auf eine Studie über Poliomyelitis-Virusträger von McCLURE u. LANGMUIR [467] verwiesen; bei 4 von 5 Abortivfällen und bei 20 von 27 Kontaktpersonen wurde das Virus aus dem Stuhl isoliert, dagegen nicht bei 4 weiteren Kontaktpersonen, deren Anamnese durch eine geheilte „Poliomyelitisattacke" belastet war. Der Beweis eines echten „gesunden Dauerausscheider"-Zustandes ist noch nicht gesichert; wenn GEBHARDT u. WORDEE [230] bei einem gesunden Manne auf Grund zweier im Abstand von 11 Monaten durchgeführter Virusnachweisversuche aus dem Stuhl mit positivem Ergebnis auf ein Ausscheidertum schließen, so muß ein solcher Befund dem kritischen Einwand gegenübergestellt werden, daß bei dieser Beobachtung vor allem anderen der Ausschluß mehrfacher, voneinander unabhängiger Infektionen versucht werden müßte.

Grundsätzlich ist die Möglichkeit einer gelegentlich verzögerten Autosterilisation des Wirtes und eines längeren Virusausscheiderzustandes nicht abzulehnen. Auf Grund von verlängerten Virusnachweisen bei wenigen gesunden Personen ist die Frage eines Trägertums auch von KRAMER [407] erörtert und von WARD u. SABIN [729] als Ursache einer

Verschleppung der Viren von einer Saison in die nächste diskutiert worden. Derartige Vorstellungen werden gestützt durch experimentelle Untersuchungen von ACKERMAN u. KURTZ [4]; diese Autoren haben festgestellt, daß in der Poliomyelitis-virusinfizierten HeLa-Zellkultur unter geeigneten Bedingungen die Zugabe von Immunserum einen cytopathogenen Viruseffekt zwar inhibiert, das Virus in den Zellen jedoch nicht inaktiviert zu werden braucht. Im ganzen gesehen bewegen wir uns aber in der Frage des stummen und andauernden „Trägertums" bei der Poliomyelitis-Virusinfektion schon deshalb auf einem unsicheren Boden, weil der Einwand gegen die Fragwürdigkeit eines reinen Trägerzustandes bei Infektionen mit obligaten Zellschmarotzern überhaupt schwerlich zu entkräften sein dürfte. Aber auch bei Bejahung möglicher Trägerzustände als „latenter Infekt in seiner epidemiologischen Auswirkung" (DOERR) ist nicht die Alternative „Trägertum *oder* inapparente Infektion" Gegenstand einer Diskussion, sondern bestenfalls „Trägertum in der Folge einer inapparenten oder apparenten Infektion". Damit wird die Anerkennung der virologisch, immunologisch, klinisch und teils auch morphologisch fundierten echten inapparenten Infektion aber nicht angetastet.

Die am Beispiel der Poliomyelitis vorgetragenen Überlegungen gelten sinngemäß auch für die anderen von uns bereits aufgeführten Virus-Wirtsbeziehungen, welche in Form einer akuten cyclischen Erkrankung klinisch manifest werden können. Diametral entgegengesetzt zu der Situation bei Infektionen mit Erregern höherer biologischer Ordnungsklassen ist das Trägertum für die von uns angeführten Agentien vorerst noch eine von Fall zu Fall zu beweisende Besonderheit, während die echte inapparente Infektion die Regel unterschwelliger Wirts-Erreger-Auseinandersetzungen darstellt.

Bisher wurde der Virusträger-Zustand mit einer Besiedelung des Rachenraumes oder des Verdauungskanales, bzw. mit einer Virusausscheidung gleichgesetzt; darin erschöpft sich aber der Begriff des Trägertums in der anfangs zitierten weitesten Fassung DOERRs nicht. Es bleibt z. B. noch die Möglichkeit in Betracht zu ziehen, daß in einem Trägerzustand eine stumme und anhaltende Virus-Wirtsbeziehung in empfänglichen, nicht dem „milieu externe" zugewandten Parenchymen vorliegen könnte. Ist ein solcher Zustand zeitlich begrenzt, so gilt grundsätzlich das gleiche, was wir bereits für die Situation des ausscheidenden Trägers und deren Limitierung durch die progrediente Autosterilisation gesagt haben. Anders lägen die Dinge bei einer praktisch unbegrenzten Besiedelungsdauer mit aktivem Virus. So verweist z. B. BIELING [70] zur Erklärung, daß das Tollwutvirus noch 25 Jahre nach einer (durch Biß erfolgten) Inoculation die manifeste Erkrankung auslösen könne, darauf, daß „langlebiges Poliomyelitis- und Lyssavirus" an den „besonders langlebigen Ganglienzellen" fixiert sein könne. „Man

3*

wird vermuten können," so folgert BIELING, „daß eine solche latente Infektion nach stummer oder auch manifester Durchseuchung wesentlich dafür sein kann, daß ein Krankheitsvirus, das nur auf den Menschen angepaßt ist, sich in der seuchenfreien Zeit hält". Die Beweisführung des angegebenen Beispieles der latenten Lyssa-Infektion verlangt unseres Erachtens allerdings 2 Klarstellungen: Einmal den sicheren Ausschluß einer eventuell ganz unauffälligen Neuinfektion in Zeiteinheit mit der ausgebrochenen Erkrankung und außerdem den Nachweis der Lyssa-Virusinoculation bei der Bißverletzung vor 25 Jahren. Da aber nun derartige Raritäten einer kritischen Betrachtung häufig nicht standhalten, erscheint es uns ratsam, auf ihnen nur dann eine Vorstellung zu entwickeln, wenn sie durch andere, lückenlose Beweise gestützt werden. Dies ist aber vorerst bei der Poliomyelitis nicht der Fall. Bei der Rabies wird die Frage eines echten, nicht infektiösen Trägertums beim Menschen unentschieden bleiben müssen, solange noch nicht einmal feststeht, welche Beziehungen die als Beleg für derartige Zustände angeführten *Negri*-Körperchen zu dem Virus haben. Eine Diskussion über die Unterscheidung der inapparenten Infektion von einem echten parenchymatösen Trägerzustand ist außerdem bei unseren heutigen Kenntnissen praktisch gegenstandlos; nach allem bisher Gesagten läßt nämlich eine Wirts-Erregerbeziehung, welche der Möglichkeit einer inapparenten Infektion in der vorgetragenen Definition Raum gibt, schwerlich die Realisierung eines echten andauernden Trägertums zu.

Nun gibt es aber noch andere Formen stummen viralen Infektionsgeschehens, deren symptomatische Charakteristik Parallelen zur inapparenten Infektion aufzuweisen scheinen. Wir führen als Prototyp dafür die *Theiler*-Virusinfektion der Maus [682] an. Die meisten Mäusezuchten sind weitgehend, bzw. 100%ig mit diesem Agens durchseucht [511, 512; 757]. Das von den Jungmäusen aufgenommene und im Darm beherbergte Virus wird über 2—6 Monate ausgeschieden; danach sind die Tiere im allgemeinen virusfrei. Die intestinale Infektion scheint keine obligate Virämie zur Folge zu haben. Tritt diese ein und wird der Erreger auch in das ZNS eingebracht, so bildet sich eine Encephalomyelitis aus; nach OLITZKY [511] kommt dieses, durch intracerebrale Inoculation auch bei enteral durchseuchten Mäusen reproduzierbare Ereignis in einem Verhältnis zur Darminfektion von 1:1000 bis 1:4000 vor. Bei *Theiler*virusfreien Zuchten erwies sich der Kontagionsindex als ganz erheblich höher [188; 450], teils sogar betrug er 100% [452]. Das Wesen dieser Infektion scheint nun, soweit das heute bekannt ist, darin zu beruhen, daß die isolierte stumme Darmbesiedelung [683] der mit einer Virämie verbundenen akuten oder auch chronischen [147] zentralnervösen Erkrankung gegenübersteht. Der Nachweis von neutralisierenden Antikörpern im

Serum enteral infizierter Mäuse [*683; 150*] sowie die erheblich größere Virusanfälligkeit von Mäusen aus *Theiler*virus-freien Mäusezuchten einerseits, und der erwiesene latente Virusbefall des ZNS torpid erkrankter Tiere (THEILER [*682*]; DANIELS [*147*] u. Mitarb.) andererseits ist im Verein mit der experimentell durch intracerebrale Virusinoculation möglichen Auslösung der akuten Encephalomyelitis bei enteral bereits latent durchseuchten Tieren Grundlage der folgenden Beurteilung: Es liegt bei der Maus eine große Empfänglichkeit für das *Theiler*-Virus vor; durch eine Antikörper-Mitgift von einer Generation zur anderen wird in durchseuchten Zuchten die natürliche Infektion der Tiere auf einen blanden und asymptomatischen Reaktionskontakt in enteralen Bezirken herabgemindert, welcher allerdings eine zusätzliche Antikörperbildung zur Folge hat. Dies ist aber nicht gleichbedeutend mit der Erlangung einer Immunität. Denn wenn die von den Antikörpern gestützte Barriere der enteralen Bereiche durchbrochen wird und — im natürlichen Infektionsgang — die virämische Erregeraussaat stattfindet, dann tritt die manifeste Erkrankung der Encephalitis ein. Mit einer inapparenten Infektion hat dieses ganze pathogenetische Prinzip nichts zu tun. Denn wenn auch die manifesten Erkrankungsformen unberücksichtigt bleiben können, so liegt im Falle der stummen Darmbesiedelung weder eine „maladie aigue septicémique" vor, noch hinterläßt dieser Prozeß eine „immunité plus ou moins durable".

Eine in grundsätzlichen Zügen der *Theiler*-Virusinfektion der Maus vergleichbare Situation finden wir auch bei der ubiquitären [*120;* u. a.] Virusdurchseuchung des Menschen mit dem Herpes-Virus. Auch hier steht ein — möglicherweise auf die Außenbezirke einschließlich der „inneren Außenfläche" des Organismus beschränkter stummer Wirts-Erregerkontakt der manifesten herpetischen Läsion gegenüber; wir können in diesem Zusammenhang die Zweifel an der kontagiösen Ausbreitung und Haftung des Herpes-Virus, wie sie von DOERR [*162*] geäußert wird, unberücksichtigt lassen, da hierdurch der Gegenstand unserer Betrachtung nicht wesentlich berührt wird. Sicher steht nämlich, daß das Kollektiv der Wirtsorganismen mit zunehmendem Lebensalter in steigendem Maße Antikörper gegen dieses Agens bildet [*97; 114; 148; 227; 234;* u. a.], ohne eine wirkliche Immunität zu erwerben. Nach Untersuchungen von ZURUKZOGLU u. HRUSZEK [*759*] scheint das Virus an Bereiche abgeheilter Herpes-Eruptionen sogar besonders leicht fixiert zu bleiben; damit würde selbst die Annahme einer lokalen Immunität hinfällig. Entsprechend der Situation bei der *Theiler*-Virusinfektion und auch der Herpes-Virusinfektion der Maus [*371*] scheint die Anfälligkeit des Menschen gegenüber dem Herpesvirus im jüngsten Lebensalter am größten zu sein, wie man dies aus vereinzelten Berichten schwerster und tödlicher herpetischer Allgemeininfektionen neugeborener Kinder entnehmen kann [*203; 426; 469; 558; 758*]. Ohne daß wir auf die sich hier stellenden

Probleme eingehen müssen, können wir schon aus diesen wenigen skizzenhaften Zügen der Beziehungen zwischen dem Menschen und dem Herpesvirus deren Bedeutungslosigkeit für die inapparente Infektion ersehen.

Den Phänomenen der herpetischen Infektion könnten wiederum die Gegebenheiten der Cytomegalie gegenübergestellt werden. Auf Grund des histomorphologischen Kriteriums eines Einschluß-Nachweises in den Zellen der meisten Parenchyme wird dieser Status als Virusinfektion angesehen. Nach bisher vorliegenden Berichten ist dieser auch beim Tier (Affennachweise durch VOGEL u. PINKERTON [721]) erhobene Befund beim Menschen, vorzüglich bei atrophischen, aus vielerlei Ursachen gestorbenen Säuglingen zu erheben [607]. Daneben liegen allerdings auch Beschreibungen frühkindlicher Todesfälle vor, in welchen eine generalisierte Cytomegalie als tödliche Krankheit dargestellt, oder als Ursache schwerer Mißbildungen angesehen wird [6; 51; 136; 161; 276; 368; 718]. Es ist jedoch müßig, bei diesem vorerst noch sehr wenig erforschten Leiden die bisweilen schon anklingende Diskussion über eine eventuelle unterschwellige Infektion auf die „inapparente Infektion" auszudehnen.

Ein noch wenig erschlossenes Gebiet der stummen Virus-Wirtsbeziehungen liegt in den Infektionen mit den „maskierten Viren" und den sogenannten „virus endormis" vor uns. Wir haben im 1. Kapitel schon einige näher erforschte Infektionen dieser Art genannt. Bei den meisten derartigen Wirts-Viruskontakten, zu denen außer den bereits aufgezählten Vertretern in erster Linie Tumor-erzeugende Agentien (siehe bei GÖNNERT [240]) gehören, wird durch unterschiedliche unspezifische Provokationen des Wirtes die beschädigende Wirkung des Erregers manifest [217]. Auch hier sind keine Beziehungen mit einer inapparenten Infektion unserer Begriffsbildung aufzuzeigen.

Dagegen begegnet uns in der Pathogenese der Schweineinfluenza ein im Rahmen dieser Besprechung sehr interessantes Problem. Die außerordentlich verdienstvollen Studien SHOPES [614—619] haben aufgezeigt, daß das ätiologische Agens dieser Zoonose ein Virus ist, welches als latenter Parasit in Schweinelungenwürmern existiert. Wenn nun Schweine derart infizierte Lungenwürmer (*metastrongylus elongatus*) beherbergen, so können sie — provoziert durch das Bacterium *H. influenzae suis* — trotz ganzjährigem Kontakt mit dem Virus ausschließlich in Herbst- und Wintermonaten an der Schweine-Influenza erkranken. Soweit wäre dieser vielschichtige Komplex eine Gegebenheit, die mit einer inapparenten Infektion nichts zu tun hätte. Neueste Untersuchungsergebnisse von SHOPE [619] haben nun aber gezeigt, daß bei einer experimentellen Reproduktion der Schweineinfluenza, unter Berücksichtigung aller genannten Faktoren, nur ein Teil der Tiere manifest erkrankt, während andere eine nur serologisch erfaßbare unterschwellige

Reaktion durchmachen; grundsätzlich wäre also hier die kuriose Situation in Betracht zu ziehen, daß eine „maskierte" Virusinfektion bei ihrer „Demaskierung" fakultativ in Form einer inapparenten Infektion verläuft.

Dies ist aber keineswegs die einzige Form einer solchen Querverbindung im System der Phänomenologie viraler Infektionen. Es zeichnen sich solche Linien auch bei der Ektromelie der Maus ab, deren gänzlich unterschiedliche Infektionsverläufe von dem kontinuierlich stummen und reaktionslosen Parasitismus bis zu akut ablaufenden cyclischen Erkrankungsformen reichen [190—192]. Auch die epizootische Choriomeningitis-Virusinfektion der Maus existiert meist in Form einer erscheinungsfreien latenten Besiedelung; sie kann aber stets durch unspezifische Provokationen, wie Injektionen von Fremdserum [424], Stärkelösung [194] oder steriler Bouillon [696] aktiviert und zur manifesten Erkrankung gesteigert werden. Neben dieser, angeblich einer intrauterinen Übertragung folgenden latent-parasitären Beziehung gibt es laut der bereits zitierten Mitteilung von WITHNEY [740] und kürzlich publizierter Untersuchungen von HAAS [253] bei späteren Virusübertragungen eine Vielfalt von anderen akuten und chronischen, manifesten und unterschwelligen Infektionsverläufen; dies ist im Hinblick auf die humanen Infektionen mit Erregern aus der Gruppe des Choriomeningitisvirus insofern beachtenswert, als die Erkrankung des Menschen einen akut cyclischen Charakter hat und weil auf Grund von immunologischen Studien im Verlaufe einer lokalen Epidemie [73], sowie der kasuistischen Mitteilung einer vermutlich diaplacentaren Infektion [389] ohne typische Erkrankung der Schwangeren Hinweise für das Vorkommen echter inapparenter Infektionen beschrieben sind.

So interessant und reizvoll die Verfolgung dieser feinen Abstufungen in den pathogenetischen Ursachen derartiger Infektionen ist — sie sprengt die Grenzen einer ordnenden Betrachtung, die wir in diesem Kapitel bezwecken. Wir werden aber in anderem Zusammenhang noch einmal darauf stoßen.

Mit den bisher behandelten Formen stummer Virus-Wirtsbeziehungen sind aber die Möglichkeiten symptomloser Prozesse, welche von der inapparenten Infektion abgegrenzt werden müssen, nicht erschöpft. Auch bei einer Anzahl von unterschwellig verlaufenden, infektionsbedingten Reaktionen prämorbiden Charakters ist die Klarstellung der Unterschiede zu der inapparenten Infektion angezeigt. Derartige Geschehen können im wesentlichen in 2 Gruppen zusammengefaßt werden; für jede soll ein modellhaftes Beispiel angeführt werden.

So diskutiert BREIG [102] für die Poliomyelitis die Möglichkeit „prämorbider, latenter und chronisch weiterschwelender Infektion des ZNS". Einer solchen Vorstellung muß unter Vorgriff auf die getrennte

Besprechung der Folgen einer inapparenten Infektion entgegengehalten werden, daß JACOB [330, 331] nachdrücklich auf die den „postpoliomyelitischen Zustandbildern" zu unterstellenden, Jahre nach dem Infektionsablauf klinisch manifest werdenden postpoliomyelitischen Angiopathien aufmerksam gemacht hat; die Annahme einer direkten Beteiligung des Poliomyelitisvirus an derartigen Prozessen widerspricht aber allen gewonnenen Vorstellungen von dem Wesen der Auseinandersetzung des Menschen mit diesem Agens. Damit sind auch derartige reaktive Geschehen eindeutig von der inapparenten Infektion zu trennen; grundsätzlich könnten sie allerdings von Fall zu Fall apparente Spätfolgen einer vorausgegangenen inapparenten Infektion sein. Die Diskussion derartiger Fragen gehört aber — wie schon gesagt — in das Kapitel der Auswirkungen einer inapparenten Infektion.

Hinweise für eine unterhalb der Grenzlinie klinischer Symptomatik ablaufende Virusinfektion treten dem Arzt auch immer wieder bei der Virus-Hepatitis entgegen. Zahlreiche Untersuchungen bezeugen, daß in der Umgebung von Hepatitiskranken bei „gesunden" Personen Stoffwechselstörungen nachzuweisen sind, welche das Vorliegen eines, wenn zwar unterschwelligen so doch für die Virushepatitis typischen Leberparenchymschadens vermuten lassen [277; 383; 669; 687; 747]. Vergleiche solcher Untersuchungsergebnisse mit bioptischen Gewebskontrollen sowie virologischen Studien [498; 671] und experimentellen Reproduktionen derartiger Infektionen an Versuchspersonen bestätigen diese Annahme [495; u. a. m.]. Sie bejahen außerdem die Möglichkeit eines langdauernden Aufenthaltes des aktiven Virus in solchen Individuen, — eine Situation, welche ja durch die Möglichkeit yatrogener Infektionen große Bedeutung erlangt hat: es wurden dabei Virusausscheidungen in Zeitspannen bis zu $5\frac{1}{2}$ Jahren verfolgt. STOKES u. Mitarb. vermuten, daß solche als „Trägertum" bezeichneten Zustände durch eine Unfähigkeit des Wirtes, eine wirksame Immunität in früheren Stadien der Infektion zu schaffen, bedingt sind. Im allgemeinen ist aber eine zur Immunität ausreichende Antikörperbildung zumindestens bei der Virushepatitis-A (Hepatitis infectiosa) möglich; dies läßt der therapeutische und prophylaktische Effekt von Gamma-Globulin in entsprechenden Situationen erkennen [172; 231; 319]. Für die Virushepatitis-B (Serumhepatitis) wird ein Schutz durch Gamma-Globulin von STOKES [670] bestritten. Der Versuch einer Profilierung der pathogenetischen Prinzipien aller dieser Phänomene läßt vorderhand nur die Annahme folgender Möglichkeiten zu: Ein Teil der Hepatitis-Virusinfektionen des Menschen verläuft in Form einer akut-cyclischen Erkrankung mit nachfolgender protektiver Immunität; andere Prozesse dieser Genese schwelen mangels ausreichend wirksamer Immunisierung chronisch weiter; daneben ist eine durch schädigende Auswirkungen nicht belastete stumme Virusbesiedelung empfänglicher Wirtszellen in Betracht zu ziehen; und schließlich ist von Fall zu Fall an die Möglichkeit einer von dem infektiösen Prozeß losgelösten Progredienz des Leberschadens als Folge einer Virusläsion des Leberparenchyms zu denken. Die Hepatitis-Virusinfektion würde damit alle uns interessierenden Möglichkeiten einer Wirts-Virusbeziehung in sich vereinen. Die Realisierung einer echten „inapparenten Infektion" ist aber nur für die erstgenannte Form eines Reaktionsablaufes in Erwägung zu ziehen. So wenig sie dafür von vornherein abzulehnen ist, so sehr fehlen uns aber bisher ausreichende Beweisunterlagen für ihr Vorkommen.

Rekapitulieren wir nun abschließend unseren Überblick über die Stellung der „inapparenten Infektion" innerhalb der angeführten Virusinfektionen, so kommen wir zu folgender

5. Zusammenfassung

Eine „inapparente Virusinfektion" ist unter Zugrundelegung unserer heutigen Kenntnisse über die Pathogenese der Viruskrankheiten ausschließlich für jene Infektionen vorbehalten, bei welchen die Wirts-Erreger-Auseinandersetzung in Form eines akuten cyclischen Prozesses erfolgt, und wobei eine echte Immunisierung gegen das infektiöse Agens eintritt. Hierfür können zahlreiche experimentelle, klinische und immunologische Beispiele vorgelegt werden. Die zusätzliche Annahme eines echten „Trägertums" ist bei derartigen Infektionen eine contradictio in adjectu. Stumme Virusinfektionen, welchen keine echte Immunität folgt und wie sie z. B. bei der *Theiler*-Virusinfektion der Maus, bei der menschlichen Herpes-Virusinfektion oder bestimmten Formen der Virus-Hepatitis vorliegen können, erfüllen das Postulat der „inapparenten Infektion" nicht. Progrediente, vom eigentlichen infektiösen Vorgang losgelöste und zunächst unterschwellig sich entwickelnde Prozesse im Gefolge einer Virusinfektion, wie sie bei den post-poliomyelitischen Zustandbildern oder bei Spätfolgen einer Virushepatitis in Erscheinung treten können, sind ebenfalls von dem Begriff der „inapparenten Infektion" zu trennen.

III. Ursachen der Apparenz oder der Inapparenz einer Virusinfektion

1. Die Ausgangsbasis einer Unterscheidung der Ursachen von Apparenz und Inapparenz einer Infektion

Die Frage nach der pathogenen Wirksamkeit eines infektiösen Agens bzw. nach den Gründen des Fehlens nosologischer Auswirkungen einer Infektion geht von der Klinik aus und stellt das Verhalten des infizierten

Organismus in den Mittelpunkt der Betrachtung. Der Versuch einer ordnenden Übersicht über die Ursachen einer Apparenz oder Inapparenz infektiöser Prozesse ist also zwangsläufig ad hominem oder allgemeiner ad hospidem orientiert. Ein solches System kann keinen Anspruch darauf erheben, mikrobiologischen, biochemischen und genetischen Gesichtspunkten ausreichend Genüge zu tun, obwohl von diesen Arbeitsrichtungen her der Medizin grundsätzliche Voraussetzungen für die Lösung von Problemen der Klinik der Viruskrankheiten und für die Erkennung und Beurteilung jener außerhalb der Grenzbezirke manifester Krankheitserscheinungen ablaufenden infektiösen Prozesse geschaffen worden sind. Eine weitere notwendige Prämisse zu der gewählten Ordnung geht davon aus, daß zwischen einem Erreger und einem befallenen Organismus ein wirklicher Reaktionskontakt stattgefunden hat, daß also nicht die Keime an ihm „wie an einer Mauer" abprallen oder z. B. kontaktlos durch seinen Verdauungstrakt hindurchgeschleust werden. Solche Situationen gibt es aber zweifellos. Zum Beispiel konnten REAGAN u. Mitarb. [*560*] nachweisen, daß die „Infektion" des *Papio porcarius* mit *Newcastle-disease*-Virus weder von einem krankhaften Effekt, noch von einer Virusausscheidung oder einer Nachweisbarkeit des Virus in irgendeinem Gewebe inoculierter Tiere noch von einer nachweisbaren Antikörperbildung gefolgt war. Ein derartiges Verhalten wird gemeinhin mit dem Bestehen einer „*natürlichen Resistenz*" erklärt. Es soll hier nun nicht in die Diskussion über diesen Begriff eingetreten werden, den DOERR [*164*] als „negative Einkleidung eines positiven Gedankens" (der fehlenden Empfänglichkeit) überhaupt für sinnlos und schwerlich beweisbar hält; solche Situationen liegen außerdem von vornherein außerhalb des Bereiches unseres hier besprochenen Themas. Vielmehr haben uns die Voraussetzungen für den Ablauf eben jener echten Wirts-Erreger-Auseinandersetzungen zu interessieren, wie sie NICOLLE [*500*] als „inapparente Infektion" definiert hat und in deren Verlaufe das Verhalten, die Reaktionslage und die Funktionen des betroffenen Organismus gar nicht oder doch wenigstens nicht wesentlich von dem als Gesundheit bezeichneten und empfundenen Zustand abgewandelt sind. Mit anderen Worten: es handelt sich um Situationen, in welchen die Erregerbesiedelung des Organismus eine mit der Autosterilisierung abschließende Reaktion zur Folge hat, *ohne* daß dadurch die Grenzen der Leistungs- und Widerstandfähigkeit (SZENT GYÖRGYI), bzw. der Adaptionsfähigkeit (SELYE) überschritten wird.

Allerdings setzt ein von der Klinik ausgehender Ordnungsversuch der Ursachen von Apparenz und Inapparenz einer Infektion voraus, daß die „biologische Markierung" der Wirts-Erreger-Beziehung in einer Weise erfolgt, welche das Interesse des Arztes beansprucht. Daraus muß im Prinzip nun keineswegs eine Einengung des Gesichtsfeldes auf jenen

Bereich infektiöser Prozesse gefolgert werden, in welchem ein Wirts-Erreger-Kontakt fakultativ eine ausgeprägte Erkrankung derselben Wirtspecies zur Folge haben kann. Das geht schon aus dem Beispiel der Flecktyphusinfektion des Meerschweinchens hervor, welche NICOLLE dem Begriff der inapparenten Infektion zugrunde gelegt hat. Es kann also durchaus im Wesen einer derartigen Auseinandersetzung begründet sein, daß die Intensität der Reaktionen nie bis in den Bereich klinischer Symptome emporgetrieben wird. Die Grenzen der Beweismöglichkeiten einer inapparenten Infektion verlangen in der Praxis aber doch, daß dieses Prinzip in einem besonders geeigneten Wirt durchbrochen werden kann; denn die Erkennung eines als Antigen wirksamen Virus ist an seinen offenbaren Effekt im Wirtsorganismus oder an der Wirtszelle gebunden, und ohne die Gewinnung bzw. die Erkennung eines Antigens ist auch z. B. die Prüfung der gegen seine Aktion gerichteten immuno-logischen Reaktion nicht möglich. Es gilt also, für jedes solches Agens den jeweils apparent empfänglichen Wirt zu ermitteln. Die Entdeckung der *Coxsackie*-Viren durch Inoculation virushaltiger Suspensionen auf die apparent empfängliche Säuglingsmaus [*146*] sowie der Nachweis der sogenannten *HE*-Viren (*h*uman *e*nteric viruses) auf Grund ihres cyto-pathogenen, durch das Serum des Infizierten neutralisierbaren Effektes in der Affennieren-Gewebekultur [*559*] können hierfür als Beispiel ge-nannt werden.

Wenn die Unterscheidung der Apparenz von der Inapparenz einer Infektion in allererster Linie von dem Wirkungsgrad der Reaktionen eines befallenen Organismus abzuleiten ist, so müssen allerdings außer-dem noch Faktoren berücksichtigt werden, die auf besondere Eigen-schaften des jeweiligen Erregers selbst zurückzuführen sind. Dabei wäre es natürlich sinnlos, die Einwirkung des Erregers von dem Verhalten des Wirtsorganismus trennen zu wollen, da Aktion und Reaktion vonein-ander abhängig sind und sich wechselseitig beeinflussen. Das gleiche gilt von einer Vielzahl von heterogenen Einflüssen welche — von dritter Seite verursacht und ohne kausalen Zusammenhang mit der Infektion selbst — dazu geeignet sein können, die Reaktion des infizierten Orga-nismus zu modifizieren. Ein Versuch, die Ursachen der Apparenz oder Inapparenz einer Virusinfektion zu ordnen kann von diesen, innerhalb eines geschlossenen Reaktionssystems im Einzelfall unterschiedlich stark betonten Positionen ausgehen. Es sind dies:

1. Unterschiede in der pathogenen Potenz eines Virus und in der natürlichen Empfänglichkeit eines Organismus für dieses Agens.

2. Unterschiede des Reaktionsvermögens eines infizierten Organismus und seiner Fähigkeit, einen infektionsbedingten Schaden zu kompensieren.

3. Unterschiede der Auswirkung sekundärer, von der Infektion unabhängiger Störfaktoren.

Änderungen dieser Größen bei ein und derselben Infektionsart können mit dem Effekt des Ansteigens apparent verlaufender Infektionen oder klinisch schwerer Erkrankungsformen eine Epidemie vortäuschen („Quotientenepidemie" [213]), ebenso wie eine gegenläufige Bewegung im Zusammenspiel der genannten Faktoren das Abklingen gehäufter Erreger-Wirts-Kontakte simulieren kann. Nur durch Berücksichtigung aller beteiligter Faktoren ist eine angemessene Bewertung aller Wirkungsprinzipien eines Infektionsganges zu erwarten.

2. Unterschiede in der pathogenen Potenz eines Virus und in der natürlichen Empfänglichkeit eines Organismus für ein infektiöses Agens als Ursache für Apparenz oder Inapparenz eines Infektionsverlaufes

Die natürliche Empfänglichkeit eines Organismus für ein infizierendes Agens ist eine Resultante aus der Anpassungsfähigkeit des eindringenden bzw. aufgenommenen Gastes und dem Vermögen des Wirtes, im Rahmen dieser Anpassungsfähigkeit dem Gaste ausreichende Existenzbedingungen zu gewähren. Damit ist zwar über die Auswirkungen eines solchen Kontaktes nichts ausgesagt, das Bestehen einer natürlichen Empfänglichkeit ist aber auf jeden Fall die unumgängliche Voraussetzung sowohl der manifesten Infektionskrankheit als auch einer unterschwellig verlaufenden infektiösen Auseinandersetzung. Der Grad der Empfänglichkeit eines Wirtes ist andererseits weder obligat ein Ausweis für die Intensität der klinischen Erscheinungen, welche im Verlaufe einer Infektion auftreten, noch ist er ein Ausdruck der „pathogenen Potenz" eines Virus. So ist der Mensch für Coxsackie- oder Poliomyelitisviren zwar hochempfänglich; der Anteil klinischer Erkrankungen im Verlaufe einer solchen Infektion ist aber gering. Der Cynomolgusaffe scheint andererseits zwar eine hohe Empfänglichkeit für verschiedene Arthropodborne-Viren zu haben, wie aus Untersuchungen von MORRIS, O'CONNOR u. SMADEL [490] mit Japan-B-Encephalitis und russischer Frühjahr-Sommer-Encephalitis-Viren zu entnehmen ist; die Tiere *erkranken* aber nach einer auf natürlichem, bzw. peripherem Wege erfolgten Infektion nicht. Es ist also die Infektionsempfänglichkeit (oder Infektionsdisposition) von der Krankheitsempfänglichkeit (Krankheitsdisposition) auf jeden Fall zu trennen; vom Erreger aus gesehen handelt es sich dabei um eine Unterscheidung der Kontagiosität von der Pathogenität. *In der primären Diskrepanz zwischen Kontagiosität und Pathogenität haben wir einen Reziprokwert des Kontagionsindex vor uns, welcher die Häufigkeit klinisch unterschwelliger Wirts-Erreger-Beziehungen, also auch der inapparenten Infektion, anzeigt.* Eine präzise Verfolgung der Ursachen dieser Diskrepanz muß nun zwangsläufig auf Grundprobleme der Virologie wie auch der gesamten Infektionslehre und Mikrobiologie zurückführen, wobei wir uns aber zu weit von unserem in den Rahmen der klinischen Medizin gestellten Thema entfernen würden. Wir müssen und können uns aber zur Erreichung des in diesem Kapitel gesteckten Zieles mit einer phänomenologischen Einordnung der Ursachen von Apparenz und Inapparenz einer Infektion begnügen.

Zu der Frage einer Gegenüberstellung von wirtsseitiger Empfänglichkeit und erregerbedingter Pathogenität können Studien über die Empfänglichkeit der Jungmaus für 25 verschiedene *Newcastle-disease-*Virusstämme angeführt werden [*708*]. Die Ergebnisse dieser noch von HANSON u. Mitarb. [*270*] ergänzten Untersuchungen deuten darauf hin, daß die unterschiedliche Pathogenität dieser Virusstämme nicht die Folge einer vermehrten bzw. geringeren Virusmultiplikation und somit eine Quantitätswirkung ist, sondern daß die besondere Eigenart der Viruspartikel jedes einzelnen Stammes die jeweilige pathogene Effektivität bestimmt. Bei einer Virusinfektion auf natürlichem Wege kann auch die Virusquelle eine Rolle spielen, wie HOWE u. BODIAN [*317*] bei der oralen Poliomyelitis-Virusinfektion des Cynomolgusaffen zeigen konnten; bei Verfütterung von Virusmaterial, das von Rhesusaffen stammte, ging die Infektion apparent nicht an; dagegen erkrankten 3 von 7 Tieren, welchen Virus verfüttert worden war, das über Cynomolgusaffen passiert worden war. In dem hiermit angeschnittenen Problem der „*Varianten*".-Bildung infektiöser Agentien gleichartiger antigener Struktur wird ein Teil der Ursachen erfaßt, welche dafür verantwortlich sind, ob eine Virusinfektion klinische Manifestationen aufweist, oder ob sie inapparent verläuft. Wir haben bereits darauf hingewiesen, daß dieses Phänomen in Form einer aktiven Vaccinierung mit apathogenen Varianten von krankheitserzeugenden Viren nutzbar gemacht worden ist; die beträchtliche Multiplikation der Menschen-apathogenen, immunologisch aber wirksamen Poliomyelitis-Virusvarianten [*395—400; 437; 598*] bestätigen das oben Gesagte. Der Variantenbildung liegt indirekt das Phänomen der Erreger-*Adaptation* zugrunde. Wir bezeichnen damit *jenen Effekt, der uns als Ausdruck für die Summe unterschiedlichster Reaktionen entgegentritt, die einen Erreger befähigen, sich bei einem Wirtswechsel den besonderen Gegebenheiten des neuen Wirtes anzugleichen, — wobei unterstellt wird, daß dieser Vorgang meist mit einer Änderung des Verhaltens gegenüber einer bisherigen Wirtsspecies verbunden ist.* In der experimentellen Virologie sind derartige Phänomene häufig zu beobachten. So berichten ARAKAWA u. SATO [*21, 22*] über Versuche, in welchen an Mäusegehirn fixiertes Masernvirus die Fähigkeit gewonnen hatte, beim Affen die typische Masernerkrankung zu produzieren. MORSE u. Mitarb. [*491*] konnten einen gering mäusepathogenen Eistamm des Kaninchen-Staupevirus in 7 fortlaufenden Maus-Passagen zu einem in der Antigenstruktur unveränderten, jedoch hoch mäusepathogenen Agens variieren. Die methodisch grundsätzlich gleichartige Pathogenitätssteigerung des *Lansing*-Poliomyelitisvirus für die Maus [*7; 438*], welche mittels Wechselpassagen zwischen Mäusegehirn und Gewebekulturen auch von Krech [*409*] erreicht worden ist, sind hier ebenso zu nennen wie die erstmalige Adaptation eines Poliomyelitisvirus an die Maus, die durch Zwischenpassage des Lansing-Stammes über die Baumwollratte von Armstrong [*23*] durchgeführt worden war. Auf die Variabilität der pathogenen Wirkung von Grippeviren in der Folge eines Wirtswechsels [*116, 118*] kann in diesem Zusammenhang ebenfalls hingewiesen werden; hierbei ist die Beobachtung Hirsts [*294, 295*] von besonderem Interesse, daß eine mehrmalige Passierung ei-adaptierter Grippe-A-Virus auf der Maus einen erheblichen Anstieg der „lesion-producing power" in der Mäuselunge zur Folge hat, ohne daß damit ein Virustiteranstieg im Lungengewebe im Vergleich zu den erscheinungsfreien Vorpassagen einhergeht. Diese Beobachtung bestätigt gleichfalls, daß Empfänglichkeit und pathogene Wirkung nicht parallel laufen müssen.

Für einige Viren ist auch eine Abhängigkeit der Adaptationsfähigkeit bzw. der Fähigkeit zur Entfaltung einer pathogenen Wirkung vom *Inoculationsweg* erwiesen. Die experimentell gelungene Übertragung des *Leon*-Poliomyelitisvirus auf die Maus durch intraspinale [*436*] oder intravenöse [*410*] Infektion sowie die intraocular mögliche Infektion des Meerschweinchens mit Mumpsvirus [*92*] sind Beispiele hierfür. Andererseits kann offensichtlich durch eine geeignet gewählte Infektionsroute ein natürlicher Virus-Infektionsverlauf von Fall zu Fall im Sinne einer Mitigierung der Krankheit beeinflußt werden; hierfür sind das historische Beispiel der intranasalen „Variolation", — durch Lady Wortley Montagu in Europa bekannt gemacht [*251*], sowie die bereits angeführte Mumps-Virussprayung als aktive Immunisierungsmaßnahme [*286*] zu nennen.

Die Adaptation eines Virus beschränkt sich nun nicht auf den Wirt als Gesamtorganismus sondern schafft innerhalb desselben, entsprechend seiner Eigenart, und durch Empfänglichkeitsunterschiede der Gewebe und Parenchyme gefördert oder gehemmt, jene „Verdichtungszonen" des infektiösen Geschehens, denen — auf die Erregeraktion abgezielt — der Begriff der *Tropismen* ($\tau\varrho o\pi\acute{\epsilon}\omega$ = sind wenden) unterlegt worden ist. Auf Modifikationen dieser Abstimmung zwischen Wirt und Erreger können nun ebenfalls Unterschiede in der nosologischen Auswirkung einer Infektion aufgebaut sein. Derartige Abwandlungen von Infektionsverläufen, wie sie z. B. experimentell bei Anwendung der myotropen Variante des *ColSK*-Virus [*418*] oder neurotroper Grippe-Virusstämme [*20; 372; 375; 509; 724*] zu beobachten sind und wie sie in den letzten Jahren bei der Schweinepest und der *Newcastle*-Krankheit der Hühner spontan in einem Wechsel von einem akut-hämorrhagisch-septicämischen zu einem encephalitischen Prozeß aufgetreten sind [*133*], liegen aber nicht direkt in dem Bereich unseres Themas, da sie im allgemeinen von einer — wie auch immer gearteten —apparenten Krankheitsmanifestation während einer Wirts-Virus-Beziehung ausgeht.

Aus einer Besprechung der erregerbedingten Ursachen für Inapparenz oder Apparenz einer Virusinfektion kann auch das Problem der *„inkompletten"* Virusformen ausgeklammert werden. Wenn wir damit im Sinne des für Bakterien postulierten *Cyclogenie*-Begriffes [*180*] unterschiedliche Entwicklungsstufen ein und derselben Virusart von der „einfachsten morphologischen Species beginnend bis zum höchsten morphologischen Aufbau, welcher der einzelnen Species zukommt" meinen, so ist es von vornherein zweifelhaft, ob derartige Gebilde infektionswirksam und damit zur Realisierung eines vollständigen — wenn auch inapparenten — infektiösen Geschehens befähigt sind. Inkomplette Virusformen, wie sie bei den Grippeviren [*123*] auch als „noninfectious hemagglutinin" [*63; 451*] bzw. als P, Q oder R-Phasen [*710*] beschrieben sind, können wohl auf Grund ihrer immunisatorischen Potenz oder ihrer Interferenzfähigkeit den Verlauf einer zusätzlichen Infektion mit kompletten Agentien der gleichen Species oder auch eines heterologen Virus in Richtung einer Abschwächung variieren; sie befähigen bei Wirksamwerden in Form einer Vorimmunisierung den Wirtsorganismus aber lediglich dazu, eine Zweitinfektion inapparent abzumachen. Bei einer echten Interferenz zwischen ihnen und einem anderen Agens liegt dagegen offensichtlich eine echte Depression des pathogenen Effektes vor; wir kommen darauf später noch einmal zurück.

Überblicken wir das Panorama, das sich aus der Gesamtheit der bisher angeführten Phänomene darbietet, so erheben sich Zweifel gegenüber der von Höring [*299*] aufgestellten These, cyclische Allgemeininfektionen verliefen unabhängig von der Infektionsdosis nach dem „Alles-odernichts-Gesetz", wobei „die Schwere des Verlaufes nicht durch die Menge des Infektionsstoffes oder seiner Ektotoxine, sondern nur durch die Empfindlichkeitslage des Wirtes" bestimmt werde. Einwände gegen dieses Postulat verlören zwar erheblich an Gewicht, wenn man unter „cyclische Allgemeininfektion" alle nur möglichen Verlaufsformen einer solchen Wirt-Erreger-Auseinandersetzung verstehen könnte; dies ist aber auf Grund des oben zitierten Nachsatzes von Höring nicht möglich. Daß außerdem die Inoculationsquantität für den Verlauf eines cyclischen Infektionsprozesses eine Bedeutung haben kann, lassen neueste Modelluntersuchungen über die Abhängigkeit der Wirtszelläsion von der Zahl eingedrungener Grippe-Viruspartikel [*306*] oder die Beziehung zwischen der Infektionsdosis und dem letal-pathogenen Effekt des MM-Virus an der Maus [*222*] vermuten.

Zweifellos aber bestimmen die vom Wirt selbst ausgehenden Impulse nachdrücklich den Charakter und Verlauf eines infektiösen Prozesses, wenn der Erreger auf Grund einer primär vorhandenen Empfänglichkeit des Wirtes infolge seiner ihm eigenen besonderen Fähigkeiten in dem Organismus angesiedelt ist. Die dabei eingreifenden Reaktionen sollen bei der Besprechung von Abwehr und Kompensation einer Infektion aufgeführt werden. Zuvor wollen wir uns mit einigen Voraussetzungen für derartige Reaktionen beschäftigen, soweit darüber heute überhaupt eine Aussage möglich ist. Wir berühren damit sicherlich Teilursachen für die bislang empirisch belegten Nachweise einer „Disposition" oder einer „Resistenz".

Für Gewebekulturzellen konstatierten ROBBINS u. ENDERS [576], daß „the factors influencing cellular susceptibility to virus infection are poorly understood. However, fetal cells are generally less able to resist virus invasion and proliferation than mature, differentiated cells arising from the same ‚anlagen'". Die Vermutung, daß der höhere Ribonucleotidgehalt proliferierender Zellen auch für die Virusmultiplikation eine besonders günstige Ausgangslage schafft, ist bei diesem Faktum nicht zu übersehen. Die höhere Empfindlichkeit gegenüber Virusinfektionen gilt aber nicht nur für die „jugendliche" Einzelzelle, sondern sie besteht auch im Verband des jungen, bzw. des Säuglingsorganismus. Zusätzliche wesentliche Ursachen dieser Gegebenheit sollen in anderem Zusammenhang besprochen werden.

Die Reaktionsfähigkeit eines Gesamtorganismus gegenüber Infektionen wird in erheblichem Maße durch Einflüsse von seiten des *Hypophysen-Nebennierenrinden-Systems* modifiziert. Auf eine Wiederholung der bekannten, vorzüglich durch die eindrucksvollen Versuche TONUTTIS [691, 692] gewonnenen diesbezüglichen Erkenntnisse kann hier verzichtet werden. Es soll lediglich darauf hingewiesen werden, daß derartigen Einflüssen für die Auseinandersetzung eines Wirtes mit einem Virus eine Doppelrolle zukommt: Je nachdrücklicher sich das Hypophysen-Nebennierenrinden-System in einen infektiösen Prozeß einschaltet, desto mehr werden zwar reaktive Leistungen des Wirtes gehemmt, aber auch der Ausbreitung eines Erregers der Weg gebahnt; bei dem obligaten Zellbefall im Verlaufe einer Virusinfektion bedeutet dies auf jeden Fall auch eine *Ausweitungsmöglichkeit* des primär virusbedingten Schadens. Ein weniger ausgeprägter Einfluß des Hypophysen-Nebennierenrinden-Systems ermöglicht dagegen zwar eine heftigere Reaktion auf eine Virusinfektion, schafft aber a priori bessere Voraussetzungen zu einer erfolgreichen Abwehr. Eine inapparente Infektion setzt — anthropozentrisch gesehen — eine zwischen diesen Extremen der Regulationsfähigkeit eines Wirtes liegende optimale Reaktionslage voraus.

Wir wissen heute außerdem, daß einer Infektionsabwehr a priori weitgehend die Hände gebunden sind, wenn der befallene Organismus nicht in der Lage ist, die Erregerinvasion bzw. den erregerbedingten Schaden durch immunisatorische Gegenmaßnahmen einzudämmen; eine solche fatale Situation liegt zwangsläufig bei der *Agammaglobulinämie* vor [*111, 112; 325; 353; 755*]. Ob eine „familiäre Disposition" für Infektionskrankheiten, wie sie z. B. von CZICKETI [*141*] und von MALLARDI [*457*] für die Poliomyelitis diskutiert wird, eine derartige Ursache haben, muß einstweilen offen bleiben. Auf der anderen Seite liegen Untersuchungsbefunde vor [*302*], welche besagen, daß der menschliche Speichel mucoide Substanzen enthält, die zur Inaktivierung des Poliomyelitisvirus befähigt sind; eine individuell unterschiedlich ausgeprägte Receptor-Enzym-zerstörende Aktivität des Speichels soll dazu geeignet sein, diese viruciden Mucoidkörper unwirksam zu machen. Es ist zu erhoffen, daß bessere Erkenntnisse über das *Virus-Zellreceptorsystem*, zu welchem durch die fundamentalen Arbeiten von BURNET u. STONE [*119; 672, 673*] ein Zugang verschafft worden ist, grundsätzliche Aufschlüsse über das Resistenzproblem gewonnen werden können. Für animalische Virus-Wirts-Beziehungen sind hierzu unter anderem wertvolle Untersuchungsergebnisse von KLENK u. Mitarb. [*380*] mitgeteilt worden. Aus ihnen „darf mit einiger Wahrscheinlichkeit geschlossen werden, daß die Zellreceptoren für das Influenzavirus mit Acetylneuraminsäure identisch sind". Möglicherweise wird die primäre, von dem System der spezifischen Antikörperbildung unabhängige Empfänglichkeit oder Resistenz eines Wirtes für eine Virusinfektion von dem Vorhandensein oder Mangel derartiger, in ihrer chemischen Konstitution verhältnismäßig einfacher Substanzen beeinflußt. Über eine mit der Blutgruppe B einhergehende Verstärkung der Poliomyelitis-Virusneutralisationsfähigkeit beim Menschen berichten JUNGEBLUT u. SMITH [*341, 344*]. Und mit dem Alphaglobulin *Properdin* [*544, 545*] ist im Serum des Menschen und höherer Tiere ein substantiell definierter Faktor gefunden worden, welcher für die Infektionsabwehr von größter Bedeutung zu sein scheint. Nach bisher spärlichen Veröffentlichungen beruht die Properdinwirkung auf einer gewaltigen Steigerung der „Unempfänglichkeit" für bakterielle Infektionen [*584, 585*] und in der Fähigkeit zur „Virusneutralisation" [*593*]. Darüber hinaus wird auch vermutet, daß Virulenzunterschiede infektiöser Agentien auf deren differierende Fähigkeit zur Absorption und Inaktivierung des Properdin zurückzuführen seien (ROWLEY). Damit träte auch hier die unlösbare Verknüpfung der Wirkungen beider Reaktionspartner in einem infektiösen Geschehen ausgenscheinlich zutage. Und ebenfalls ist es letzten Endes eine Frage der Diktion, ob derartige Faktoren zu den

Voraussetzungen für eine Infektionsabwehr gerechnet werden dürfen, oder ob sie eben Elemente der Abwehr selbst sind, die im weiteren besprochen werden sollen.

3. Unterschiede des Reaktionsvermögens eines virusinfizierten Organismus und seiner Fähigkeit, einen infektionsbedingten Schaden zu kompensieren als Ursache für Apparenz oder Inapparenz eines Infektionsverlaufes

Eine fundamentale Erkenntnis über die abschwächende Beeinflussung eines Infektionsverlaufes durch den Wirtsorganismus ist von DOERR [*166*] in folgender These ausgedrückt worden: „Die Ursache der Latenz (einer Infektion) muß also im infizierten Organismus gesucht werden, und es liegt da wohl am nächsten, an eine rasch erwachende Immunität zu denken, welche den in Gang gesetzten Infektionsprozeß abbremst, bevor er zu pathogener Auswirkung gelangt.“ Und in rückläufiger Aussage bestätigt dies BODIAN [*87*] für die Poliomyelitis insofern, wenn er schreibt, daß in einer verzögerten Immunisierung nach erfolgter Infektion ein wesentlicher Grund für das Auftreten paralytischer Erkrankungen gegenüber den viel häufigeren subklinischen Infektionsverläufen zu erblicken sei. Der Begriff der Immunität ist heute nun durch falsche Interpretation, Ausweitung und Übertragung auf andere Phänomene so breitgetreten und verwaschen, daß hier nochmals eine Definition vorgelegt werden soll. *Unter Immunität ist der erworbene Zustand einer spezifischen, mehr oder minder lang anhaltenden, ohne manifeste krankhafte Symptome begleiteten, den Charakter der Abwehr tragenden Reaktionsfähigkeit eines Organismus gegen fremde, vorwiegend infektiös-aktive oder lebende Erreger bzw. deren Wirkstoffe oder unbelebte Agentien ähnlicher Wirkung zu verstehen.* Das Zustandekommen einer Immunität kann zusammen mit anderen, heute noch unzureichend präzisierten geweblichen Reaktionsmechanismen eines Organismus auf der Eigenproduktion ausreichender monospezifischer, im Verlaufe einer Auseinandersetzung mit den antigen wirksamen Stoffen entstandenen Antikörpern aufgebaut sein (aktive Immunität); sie kann aber auch Folge einer auf verschiedenen Wegen möglichen Übertragung (z. B. diaplacentar oder durch Injektion) von Antikörpern, die ein anderer homologer oder heterologer Organismus gebildet hat, sein. Die Immunität in dieser Definition sollte nicht auf die Unempfänglichkeit eines Organismus im Sinne einer erneuten Primärerkrankung bei zweiter Infektion mit einem Agens, mit welchem er sich *noch* auseinandersetzt („Infektionsimmunität“ — HÖRING; „infektionsgebundene Immunität“ — DOERR) ausgedehnt werden. Wir schlagen zur Schaffung klarer Verhältnisse für dieses Phänomen die Bezeichnung „infektionsgebundene

Krankheitsunempfänglichkeit" vor. Die Teilbedingung der „Reaktionsfähigkeit ohne manifeste krankhafte Symptome" ist im Rahmen einer
Definition der Immunität insofern wichtig, als eine Antigen-Antikörper-
reaktion in besonderen Situationen allein schon die Ursache einer
Krankheit sein kann, wie dies in dem Allergiebegriff v. Pirquets [*548*]
festgelegt ist, und wie dies kürzlich noch einmal von Schmidt [*647* bis
649] zusammengefaßt worden ist. Diese Teilbedingung bezieht sich aber
eben nur auf den *Zustand* der erworbenen Immunität und nicht auf den
Prozeß ihres Erwerbes.

Um die Grenzen unseres Themas nicht zu sprengen, beschränken wir
uns auf die Betrachtung der *Immunität in der Folge einer Virusinfektion*.
Wie wir im 1. Kapitel dargestellt haben, kann dieser ärztlicherseits
erwünschte Zustand auf natürliche Weise nur über die biologische
Auseinandersetzung zwischen dem Wirt und dem Erreger bzw. dessen
antigener Determinante selbst erreicht werden. Die klinische Manifestation dieses Vorganges ist die Infektionskrankheit. Der grundsätzlich
gleichartige Prozeß wird aber auch dann in Gang gesetzt, wenn die
nosologischen Auswirkungen eines derartigen Geschehens von der mit
einer Autosterilisation des Wirtsorganismus abschließenden Immunisierung sozusagen überrundet werden. Dieser Vorgang wird bei der inapparenten Infektion realisiert. Die oben zitierte Vorstellung Doerrs
von der Ursache der Latenz einer Infektion wird bei der inapparenten
Infektion nur insofern enger gefaßt, als hierbei der Immunisierungsprozeß
die definitive Beendigung der Erreger-Wirts-Beziehungen bewirkt.

Es ist nun angebracht, sich darüber ein Bild zu verschaffen, welche
Voraussetzungen einen virusinfizierten Organismus dazu befähigen, einen
Immunisierungsprozeß zu beschleunigen bzw. die pathogene Auswirkung
des Erregers zu hemmen und damit die Chance eines inapparenten
Infektionsverlaufes zu unterstützen. Wir wollen auch hier aus den
bereits genannten Gründen das Terrain des klinischen Arztes nicht
verlassen.

Eine an vielen Beispielen bestätigte Beobachtung bei experimentellen
Virusinfektionen geht dahin, daß vielfach die Empfindlichkeit bei
neugeborenen Individuen am stärksten ausgeprägt ist und mit zunehmendem Alter (bei Nagetieren oft in Tagen ausdrückbar) abnimmt. Die
weittragende Auswirkung dieser Erkenntnis auf die Technik der virologischen Diagnostik wird an dem bekannten Beispiel der Erstisolierung
von *Coxsackie*viren [*146*] auf Grund ihrer hochgradigen Pathogenität
für die Säuglingsmaus augenscheinlich. Außer den kürzlich veröffentlichten Zusammenstellungen über derartige Phänomene von McLaren
u. Sanders [*470*] sowie von Meier u. Kradolfer [*472*] ist auf Grund
einer Darstellung in weiterem Rahmen durch Olitzky u. Casals [*513*] sowie
einer Anzahl von Einzelbeobachtungen die Häufung altersbedingter

„Empfänglichkeits"-Unterschiede gegenüber solchen Viren zu erkennen, welche gewebliche Läsionen des ZNS verursachen. So beobachtete MACDONALD [448] in einem Zeitraum zwischen dem 5. und dem 280. Lebenstag bei Mäusen ein völliges Schwinden der anfangs erheblichen Empfänglichkeit gegen intramuskuläre Infektion mit *Murray-Valley*-Encephalitisvirus; ein Maximum der Empfänglichkeitsdifferenzen lag zwischen dem 17. und 28. Lebenstag der Tiere. NAGEL [496] fand für einen intraperitoneal oder subcutan applizierten Maul- und Klauenseuchen-Virusstamm bei Ratten, Kaninchen und Katzen ausschließlich in den ersten 24 Lebensstunden eine hohe Empfänglichkeit; vom 2. Lebenstag an waren die Tiere gegen dieses Agens unempfindlich. O'LEARY u. Mitarb. [510] berichteten über eine erheblich höhere Empfindlichkeit der Jungmaus gegenüber *St. Louis*-Encephalitisvirus, verglichen mit älteren Tieren; und FINDLAY u. HOWARD [196] teilten gleichartige Beobachtungen bei Ratten nach intraperitonealer Inoculation von *Rifttalfieber*-Virus mit. Die gleichen Autoren [195] konnten, entsprechend derselben Versuchsergebnisse bei der Maus [115; 420] auch nachweisen, daß die intracerebrale Inoculation eines neurotropen Gelbfieber-Virusstammes oder des D-17-Gelbfieber-Virusstammes bei Jungratten eine tödlich verlaufende Encephalitis auslöste; dieser Effekt trat bei Ratten über 30 Tage Lebensalter nicht mehr ein. In diesem Zusammenhang ist es nicht ohne Bedeutung, daß 3 kürzlich mitgeteilte menschliche Encephalitisfälle nach Impfung mit dem D-17-Gelbfieber-Virusstamm ebenfalls 2 Kinder [581] und einen 5 Tage alten Säugling betrafen [631]; dabei ist es bemerkenswert, daß den beiden Beobachtungen von ROODYN [581] etwa 60 000 komplikationslose Impfungen von Erwachsenen und auch von Kindern gegenüberstehen.

Die Ursache der Beziehung zwischen dem Lebensalter und dem Verlauf einer Virusinfektion ist von OVERMAN u. KILHAM [515—517] bei der Infektion des Goldhamsters mit dem IC-Stamm des Mumpsvirus abgeklärt worden. Der Goldhamster reagiert bis zum 9. Lebenstag auf diesen Erreger mit einer Encephalitis; in weiter fortgeschrittenem Alter bleiben die Tiere gesund. Die in Abb. 2 dargestellten Ergebnisse der Untersuchungen lassen nun eindeutig erkennen, daß der Zeitpunkt und die Intensität eines Auftretens hämagglutinierender Antikörper bei den infizierten Tieren diametral entgegengesetzt dem Lebensalter und der Virusmultiplikation im Hamstergehirn ist.

Das bedeutet also, daß die Empfindlichkeit des Säuglingshamsters gegen den IC-Mumpsvirusstamm mit einer noch ungenügenden Fähigkeit einer Antikörperbildung einhergeht. Das vorgetragene Beispiel belegt, daß diese altersabhängige „Empfindlichkeit" bzw. „Resistenz" in Wirklichkeit gar nichts anderes ist als eine Drift von der manifesten Infektionskrankheit zu der inapparenten Infektion infolge einer schneller

eintretenden Immunität, und daß der unterschiedliche Empfänglichkeits-
wert lediglich auf die *Krankheit*, nicht aber auf die Infektion bezogen
werden sollte.

Um Mißverständnisse zu vermeiden sei hier ausdrücklich vermerkt,
daß der Vorgang eines erst ausreifenden Vermögens der Antikörper-

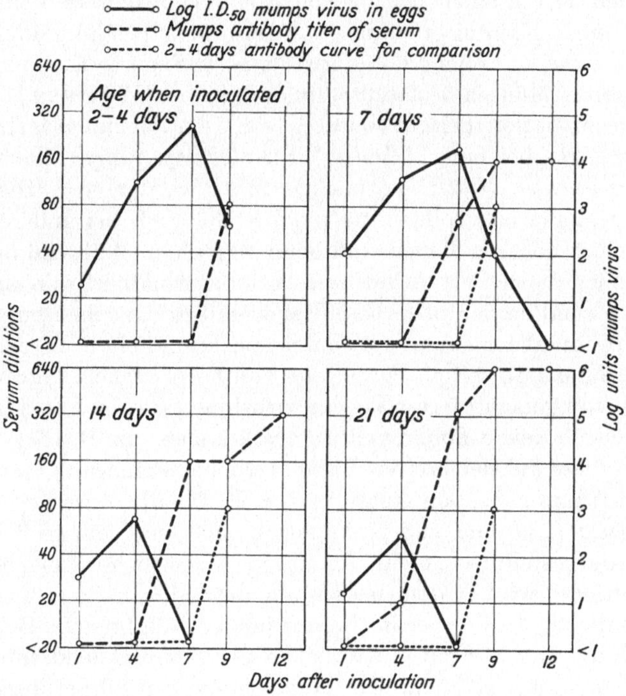

Abb. 2. Geschwindigkeit der Virusmultiplikation und der Entwicklung von hämagglutinations-
hemmenden Serum-Antikörpern bei unterschiedlich alten Goldhamstern nach Infektion mit dem
Hamster-adaptierten IC-Mumpsvirus. (Hamster von 2—4 Tagen bis etwa 9 Tagen Lebensalter
sterben an einer Mumpsencephalitis; ältere Tiere bleiben gesund.) Aus: OVERMAN u. KILHAM [517]

Produktion auf keinen Fall mit der „Theorie der biologischen Reifung"
der Antikörper (Lit. siehe bei DE RUDDER [589]) verwechselt werden darf.
Die Beweismängel für jene Theorie, welche auf der Vorstellung einer
Antikörperbildung ohne entsprechenden Antigenkontakt beruht, sind
von DE RUDDER klar auseinandergesetzt worden.

Es soll nun nicht behauptet werden, daß eine unterschiedliche Anti-
körper-Bildungsfähigkeit für jede mit dem Lebensalter wechselnde
Empfindlichkeit gegenüber Virusinfektionen als Erklärung herangezogen werden kann. Wir haben diesen Punkt bereits berührt (Kap.
III, 2). Sicher ist nur, daß zutreffende Situationen den bisher einzigen
exakt möglichen experimentellen Nachweis einer Ursache erlauben.

Im Gegensatz zu der bisher besprochenen Verhaltensweise stehen nun Beobachtungen, bei welchen in der ersten Lebenszeit ein verstärkter Schutz gegen Virusinfektionen zu bestehen scheint. Um auch hier vom Tierexperiment auszugehen, sei darauf hingewiesen, daß zwar PINTO [547] — entsprechend der bisher genannten Beispiele — nach *Lansing*-Poliomyelitis-Virusinfektion bei Jungratten im Gegensatz zu ausgewachsenen Tieren einen pathogenen Effekt beobachtete, daß aber — wie schon im 2. Kapitel erwähnt — SABIN [595] bei Säuglingsmäusen gegenüber *Lansing*-Poliomyelitisvirus eine geringere Empfindlichkeit als bei älteren Mäusen feststellte, und daß von WHITNEY [740] eine gleichartige Situation bei Anwendung von Choriomeningitisvirus bzw. von DEAN [151] bei einer *Theiler*-Virusinfektion junger Nachzuchten *latent durchseuchter Muttertiere* nachgewiesen worden war. Die gleiche scheinbar widerspruchsvolle Situation besteht auch bei anderen virusempfänglichen höheren Tieren und beim Menschen. Während der Säugling im großen ganzen als „schlechter Antikörperbildner" gilt und damit in seinem Verhalten den oben beschriebenen Tierversuchen entsprechen sollte, sind im allgemeinen Virusinfektionskrankheiten in den ersten 3—5 Lebensmonaten selten. Einzelfälle von herpetischen Erkrankungen [426; 469], von generalisierter Vaccinevirusinfektion [586], von gelegentlichen Neugeborenen-Poliomyelitiserkrankungen [z. B. 337] u. a. m. schwächen diese auf der breiten Basis ärztlicher Erfahrung und statistischer Ermittlung ruhenden Aussage — z. B. für die Masernerkrankung von HEHRMAN [289] und von NOBÉCOURT [507] an einem größeren Ausgangsgut dargestellt — nicht ab. Eine wesentliche Ursache dieses Schutzzustandes wird in dem bekannten Befund auffallend hoher Titer unterschiedlicher Antikörper im Serum junger Säuglinge [z. B. 364], die den Titern der zugehörigen mütterlichen Seren weitgehend entsprechen [259; 367; u. a. m.] gesehen. Die Wege dieser Antikörperübertragung, welche von den meisten Autoren mit dem Gewinn einer Immunität identifiziert wird, ist schon seit den experimentellen Tetanus-Schutzuntersuchungen von P. EHRLICH [179] „Über Immunität durch Vererbung und Säugung" von zahlreichen Nachuntersuchern an verschiedenen Säugetierarten und unter Anwendung unterschiedlichster Antigene [113; 458; 580; 656—660] näher bestimmt worden. Dabei wurden neben dem diaplacentaren Übertritt [98—100; 417; 494] Antikörperübertragung mit Colostrum [178; 419; 480], Milch [106; u. a. m.] und Fruchtwasser [101] nachgewiesen. Natürlich besteht ein derartiger Antikörperschutz des Säuglings nur gegen jene Ansteckungsstoffe, mit welchen sich die Mutter auseinandergesetzt hat, wobei — wie dies häufig der Fall ist — ein anamnestischer bzw. unspezifischer Titeranstieg während der Schwangerschaft den Bereich einer effektiven Immunität erlangt. Dieser sinnvolle Vorgang hat zur Folge, daß der zur ausreichenden Schutzstoffbildung selbst noch unfähige Säugling wenigstens gegen jenes „mikrobiologische Plankton" abgeschirmt ist, welches seine Mutter umgab und auf welches der Lebensraum des Kindes selbst beschränkt bleiben sollte. Auch ein derart ausgerüsteter Organismus ist nicht unempfänglich, wenn er im Verlaufe einer natürlichen Infektion nicht erkrankt; er ist aber eben in der Lage, eine solche Auseinandersetzung inapparent zu absolvieren, und er kann darüber hinaus unter dem Schutze der mütterlichen Antikörper-Mitgift für künftige Kontakte mit dem gleichen Erreger eine, wenn auch vorerst nur geringgradige aktive Immunisierung durchmachen. Damit ist eine Situation gegeben, welche in den USA in großem Stile bei den Massenapplikationen von Gamma-Globulin während der poliomyelitisgefährdeten Jahreszeit 1951 und 1952 [*263—265, 267*] mit einigem Erfolg [*493*] vorbereitet worden war; sie wird bei der Simultanimpfung reproduziert, deren Effekt neben der bereits in Kapitel II, 2 genannten Maul- und Klauenseuchenimpfung auch bei der Schafpockenimpfung [*105*] u. a. m. angewandt und auch bei experimenteller Affenpoliomyelitis und anderem von BODIAN [*86, 88, 89*] ohne schädliche Auswirkung erprobt worden ist.

Bei allen diesen Beeinflussungsversuchen einer Wirts-Erreger-Auseinandersetzung geht es im Prinzip nicht nur darum, die Gefahr einer drohenden Infektionskrankheit pro tempore abzuwenden, sondern auch darum, die zur Erlangung einer aktiven Immunität und damit zur Gewinnung einer definitiven Feiung notwendige Infektionskrankheit zur inapparenten Infektion abzudrosseln.

Aus den oben angeführten experimentellen Jungtierinfektionen mit Agentien, welche nicht in das Lebensmilieu der Muttertiere gehören, ist die fatale Auswirkung einer Exposition von jüngsten Individuen gegenüber „fremden" Infektionserregern zu ersehen. Ein gleichsinniges, durch schwere Epidemien gekennzeichnetes Verhalten kann, wie die bekannten Masernstudien und zusätzliche klinisch-immunologische Untersuchungen an isolierten, nicht durchseuchten Menschengruppen arktischer Gebiete nach Poliomyelitis-Viruseinschleppung ergeben haben [*5*], auch beim Menschen — und zwar in allen Altersstufen — beobachtet werden. In diesem Zusammenhang ist eine Studie von HAMMON [*262*] auf der Insel Guam besonders instruktiv: Die Bevölkerung erkrankte fast durchweg an dort unbekannten Masern, Mumps und B-Encephalitis; dagegen kamen Poliomyelitisfälle, gegen welche die Einwohner Antikörper aufwiesen (Typ II) nur bei Zugewanderten vor. Aus der Reihe der letztgenannten Beispiele kann sowohl die Bedeutung einer Antikörper-Existenz für eine „stille Feiung" ersehen, als auch in Verbindung mit den übrigen bisher vorgetragenen Befunden und Ergebnissen die große epidemiologische Bedeutung inapparenter Infektionen entnommen werden.

Wir haben nun bereits mehrfach darauf hingewiesen, daß bei cyclischen Virusinfektionen, welche in Form einer inapparenten Infektion verlaufen können, ein Antikörperanstieg als Ausdruck eines immunisatorischen Effektes gewertet werden kann, — ein Schluß, der allerdings nicht den Rückschluß erlaubt, daß ein negativer Antikörpertest das Fehlen einer Immunität anzeigt. Es ist nämlich seit den vor etwa 60 Jahren durchgeführten Choleraversuchen von Pfeiffer u. Marx [540, 542] sowie Studien über die Typhusimmunität [135] u. a. m. und der zusammenfassenden Darstellung solcher Probleme durch v. Dungern [176] bekannt, daß eine mehrfache, auf angemessene Zeitabstände verteilte Antigenzufuhr die Antikörperbildung um ein Vielfaches jenes Titers emportreibt, der mit einer einzigen Applikation der gesamten Antigenmenge erreicht wird. Dieses auch bei der Diphtherietoxin-Verabreichung an Pferde [239 u. a. m.] sowie beim Menschen [140] bei der Pertussis [61] und bei anderen Antigenzufuhren im allgemeinen, bei Erregertoxinwirkungen und Infektionen im besonderen festgestellte Phänomen ist in jüngster Zeit im Rahmen von immunologischen Prüfungen der Wirksamkeit kürzlich entwickelter Poliomyelitis-Impfstoffe, über welche im deutschen Schrifttum zusammenfassend von Haas, Keller u. Kikuth [254] berichtet worden ist, unter der aus kommerziellen Sphären entliehenen Bezeichnung „booster"-Effekt Gegenstand erneuten Interesses geworden; diesem Effekt unterstellt Salk [601] im gleichen Zusammenhang die „Hyperreaktivitäts-Theorie" eines Impfschutzes. Es handelt sich dabei um die Fähigkeit eines Organismus, bei einem Antigenkontakt nicht nur für die gegebene augenblickliche Situation monospezifische Antikörper zu bilden, sondern darüber hinaus sozusagen die bleibende „Information" (informare = einprägen!) zu erhalten, wie diese Antikörper bei einer späteren Wiederholung eines gleichartigen Kontaktes in kürzester Frist und in größtmöglicher Menge zu produzieren seien. Mit anderen Worten: Durch die vorausgegangene Infektion oder durch eine diesem Prozeß entsprechende Antigenzufuhr kann ein empfänglicher Wirt in die Lage versetzt werden, bei einer gleichartigen späteren Infektion in einer Weise zu reagieren, daß eben die zur Autosterilisation hinführenden Vorgänge die pathogene Wirkfähigkeit des Erregers „überrunden" und sie somit nicht zur Wirkung kommen lassen. Das gilt auch für solche Situationen, in welchen zum Zeitpunkt der neuerlichen Infektion die Serumantikörper unter die Grenze der Nachweisbarkeit abgesunken sind; die vorhandene Information zur sofortigen Nachbildung kann dann ausreichen, um bei einem Antigenanstoß eine Immunität zu demonstrieren. Diese Erscheinung wurde schon von Pfeiffer u. Bessau [541] als „dynamischer Immunitätszustand" bezeichnet, eine Begriffsbildung, welche in der Verbindung von Dynamik und Statik zwar nicht ganz glücklich ist, aber doch das Wesentliche erfaßt, und von der — etwas pointiert — gesagt werden kann, daß sie eine Situation darstellt, in welcher die inapparente Infektion die ernstlichste Verlaufsmöglichkeit der Auseinandersetzung zwischen einem Erreger und seinem Wirt ist. v. Pfaundler [539] hat diesen Vorgang bereits vor 30 Jahren als „Frühdrosselung" eines infektiösen Prozesses bezeichnet.

Auf Grund von solchen Beobachtungen verliert das gegen die Bedeutung von Antikörpern gerichtete Argument — es gäbe Immunitätszustände ohne notwendige Antikörperfunktion — ganz erheblich an Überzeugungskraft. Der Antikörperfunktion soll damit in dem Mechanismus einer Immunität keineswegs eine Monopolstellung eingeräumt werden. Das schließt aber nicht aus, daß ihr Nachweis als wichtiger Indicator für die Entwicklung einer Immunität angesehen werden kann, wie dies Keller [355] am Beispiel des Keuchhustens ausführlich dargestellt hat. Die oben skizzierten Phänomene lassen nun erkennen, daß die Existenz und Wirkung von Antikörpern bei den hier diskutierten Virusinfektionen — gemessen an ihrer Nachweisbarkeit — eher unterwertet als überschätzt werden. Andererseits werden mit der Anerkennung einer inapparenten Infektion auch die von Doerr [169] referierten Einwände haltlos, daß spezifische Antikörper gegen unterschiedliche infektiöse Agentien in Seren von Menschen und Tieren ohne klinisch apparenten Kontakt gegen die Notwendigkeit eines Erwerbes durch echte biologische Auseinandersetzung sprächen.

Wenn die Verfolgung der Ursachen für inapparente Virusinfektionen bei den bisher genannten grundsätzlichen Verhaltensweisen und Abwehrmaßnahmen eines Organismus immer wieder auf die Schutzfunktion von Antikörpern stößt, bzw. von ihnen ausgeht, so soll deshalb — um dies noch einmal zu wiederholen — die Antikörperwirkung weder mit der Immunität identifiziert werden, noch darf in einer schnellen und ausreichenden Bildung protektiver Antikörper die einzige Ursache für den inapparenten Verlauf einer Infektion gesehen werden. Das Zusammenspiel zentralnervöser und vegetativer Steuerungen [578, 579; 628, 629; 640] mit metabolischen und hormonalen Regulationen [610, 611; 691, 692], cellulären Leistungen [208; 382; 479; u. a. m.] und anderen Funktionen ist bei solchen Vorgängen nicht zu bezweifeln. Was die cellulären und geweblichen Aktionen betrifft, so haben sie sicherlich einen primären Einfluß auf das *formale* Erscheinungsbild, unter welchen ein infektiöser Prozeß abläuft. Ihre wirksamste funktionelle Abwehrleistung ist aber — auch wenn man dem formalen Substrat einer Entzündung einen primitiven Abwehreffekt zuspricht — auf Antikörperwirkungen aufgebaut; deren Bildung ist allerdings, wie auch von seiten der pathologischen Morphologie [427] betont worden ist, eine „orthische Eigenschaft der Zelle". Es ist dabei gleichgültig, ob ein solcher Vorgang den gesamten Organismus erfaßt oder auf Teilbereiche beschränkt bleibt, wie bei der

„lokalen Immunität" [63a], bei der „Schienenimmunität" [261] bzw. bei der „neuro-infection autostérilisable" [432]. Dagegen wirken die anderen oben genannten Faktoren durch Beeinflussung der primären, unspezifischen Verhaltensweisen eines Individuums auf die Charakteristik einer infektiösen Auseinandersetzung ein. Dies gilt auch dort, wo der Erreger selbst eine Situation besonderer Reaktionsheftigkeit im Sinne einer erhöhten Entzündungsbereitschaft, also einer Parallergie, bzw. einer ausgeprägten Allergie des Organismus schaffen hilft, wie es bei der Infektion mit dem Vaccinevirus der Fall ist [488, 489]; jedoch auch hier „eröffnet der Organismus und nicht der Keim die Szene" [362] für das — um ein Beispiel zu nennen — Manifestwerden postvaccinaler Infektionskrankheiten.

Solche Einflüsse sind aber für die Ursachen eines inapparenten Infektionsablaufes schon insofern schwerlich als Beweismittel heranzuziehen, als ihre Auswirkungen sozusagen von vornherein einen positiven Gegensatz zu dem negativen Ereignis der inapparenten Infektion darstellen. Treten sie aber nicht in Erscheinung, so sind sie nicht mensurabel, und ist ein unterschwelliger Prozeß abgelaufen, so spiegelt sich ihr Wirken lediglich in der Immunität wieder. Antikörper sind dagegen erfaßbare Engramme der vorausgegangenen Infektion und in vielen Fällen Hinweise für die Immunität; sie müssen daher einstweilen als die zuverlässigsten Anhaltspunkte für inapparente Wirts-Erreger-Auseinandersetzungen repräsentieren.

Das Terrain einer infektiösen Auseinandersetzung nach der Art der hier definierten inapparenten Infektion ist der gesamte Organismus. Wenn die dabei ablaufenden Reaktionen auch unter der Schwelle der klinischen Erkrankung bleiben, so besagt das nicht, daß der Organismus nicht doch Läsionen erleidet; sie werden eben nur im Rahmen der Leistungsfähigkeit kompensiert und treten nicht in Erscheinung. Daraus leitet sich die eingangs vorgetragene Formulierung der inapparenten Infektion als „maladie aigue" ab. In der Inapparenz einerseits und der „Krankheit" andererseits liegt zweifellos ein Widerspruch; einige anerkannte Definitionen des Gesundheits- bzw. Krankheitsbegriffes ziehen daher die Grenze der Gesundheit dort, wo die Leistungs- und Kompensationsfähigkeiten überschritten werden. Da hier aber ein gleitender Übergang besteht, ist die Entscheidung über Krankheit oder Gesundheit für den Einzelfall eine Frage der Indolenz sowie der gerade geforderten Leistung von seiten des infizierten Organismus auf der einen Seite und der Subtilität der Erkennungsmöglichkeiten und der diagnostischen Hilfsmittel auf der anderen Seite. Daraus läßt sich erkennen, daß die zwangsläufig von der Kasuistik ausgehende Betrachtung von Ursachen und Grenzen einer Kompensationsfähigkeit keine Verallgemeinerung erlaubt, sondern lediglich Markierungen und Hinweise auf eventuelle

Möglichkeiten aufstellen kann. Die Fähigkeit zu einer solchen Kompensation ist — vielleicht in höherem Maße als die infektiöse Auseinandersetzung selbst — weitgehend eine Funktion der obengenannten übergeordneten Regulation eines Organismus. Sie gehört auch, streng genommen, dem Infektionsprozeß selbst — also der Virus-Wirts-Beziehung — gar nicht an, sondern ist eine Projektion der Auswirkungen einer solchen Beziehung auf das Verhalten des Wirtes. Damit werden in der Erörterung solcher Phänomene die gesondert zu besprechenden geweblichen Reaktionen und Auswirkungen inapparenter Infektionen vorweggenommen.

Als Musterbeispiel für die oben umrissene Faustregel, daß ein inapparent infizierter Organismus weniger refraktär gegen eine erhöhte Belastung besonders labiler Funktionsbereiche sei und daß Störungen a priori bei solchen Funktionen nachgewiesen würden, die Gegenstand eines erhöhten Interesses sind, seien die Untersuchungen von DROESE u. STOLLEY [*173, 174, 174a*], von LELONG u. Mitarb. [*418a*] und von KRAINICK u. Mitarb. [*406*] über intermediäre Stoffwechselstörungen von Säuglingen bei Virus- und anderen Infektionen genannt. Daraus ist zu entnehmen, daß eine während des Ablaufes unterschwelliger infektiöser Auseinandersetzungen nur durch Stuhlanalysen erkennbare Steatorrhoe bzw. eine erniedrigte Fettbilanz infolge solcher intermediärer Stoffwechselstörungen durch vermehrte alimentäre Belastung zu einer echten Verdauungsstörung führen kann, welche dann bisweilen das einzige klinische Symptom des unterliegenden, keineswegs enteralen infektiösen Prozesses darstellt; es muß dabei allerdings *bakteriologisch gesichert* sein, daß kein bakteriell-enteraler Infekt vorliegt. Die möglichen und naheliegenden irrigen symptomatologischen Folgerungen über die letztliche Ursache derartiger Störungen liegen auf der Hand. Die von ZISCHINSKY u. HAUSMANN [*756*] vermerkte Erhöhung der Harndiastase bei Mumpsvirusinfektion ohne Parotitis und ohne klinisch manifeste Pankreasaffektion gehört in den gleichen, bisher noch keinesfalls überblickbaren Fragenkomplex. Derartigen, nur bei übernormaler Beanspruchung in Erscheinung tretenden Störungen von Stoffwechselleistungen stehen gleichsinnige Einengungen der Belastungsfähigkeit bei inapparenten Virusinfektionen des ZNS zur Seite. Durch experimentelle Untersuchungen von BODIAN [*84, 85*], GÄDEKE u. Mitarb. [*223, 225*], PETTE u. Mitarb. [*537*] sowie von SABIN u. STEIGMAN [*599*] ist auch für die Poliomyelitis nachgewiesen worden, daß ganz erhebliche anatomische Läsionen ohne funktionellen Ausfall bestehen können. Elektromyographische Studien an der Poliomyelitisvirus-infizierten Maus [*225*] führen bei Vergleich der histologisch nachweisbaren Läsionen mit der motorischen Leistung zu dem Schluß, daß der „Innervationsaufwand" in den erhaltenen motorischen Einheiten gesteigert wird und die bestehenden Ausfälle kompensiert. Auch hier werden Störungen erst bei stärkerer Beanspruchung manifest.

So spärlich das Material derartiger Beobachtungen vorerst ist, es ergibt sich schon aus den hier genannten Beispielen, daß Apparenz oder Inapparenz eines Infektionsprozesses von äußeren Faktoren mitbestimmt wird. Derartige Einflüsse sollen im weiteren besprochen werden.

4. Unterschiede der Auswirkung sekundärer, von der Infektion unabhängiger Faktoren als Ursache für Apparenz oder Inapparenz eines Infektionsverlaufes

Wie wir im letzten Abschnitt bereits umrissen haben, ist das allgemeine Prinzip der sekundären, von der Wirt-Erreger-Auseinandersetzung unabhängigen Ursachen der Apparenz oder Inapparenz einer Virusinfektion in einer vermehrten oder ausbleibenden zusätzlichen Belastung des Organismus zu finden. Die ermittelten Möglichkeiten und Erscheinungsformen derartiger Fremdeinflüsse, deren Zusammenstellung für die Poliomyelitis wir RUSSELL [594] und einer ausführlichen Darstellung von BEHREND [56] verdanken, sind zwar vielseitig, sie besitzen aber vorerst mangels tieferer Einsicht überwiegend heuristischen Wert. Solche Faktoren, welche eine infektiöse Auseinandersetzung meistens in einer — homozentrisch gesehen — ungünstigen Weise beeinflussen, können auf ein Individuum derart einwirken, daß entweder dadurch die Ausgangslage eines infektionsgefährdeten Organismus mitbestimmt wird, oder aber daß eine bereits erfolgte Infektion modifiziert wird. Ein Teil der hierzu als wirksam bekannten Einflüsse kann sowohl in der einen als auch in der anderen Form in Aktion treten; es ist oft auch gar nicht möglich, die zeitliche Folge zwischen Infektion und Eingriff von Umweltsfaktoren zu differenzieren. Für den Einzelfall kann deshalb die Frage nach der konsekutiven Beziehung zwischen Infektion und Umweltbeeinflussung zu deren Auswirkung auf die Reaktionsform eines infizierten Organismus häufig nicht beantwortet werden. Angesichts der kürzlich erfolgten detaillierten Besprechung von Einflüssen auf den Ablauf einer Poliomyelitis-Virusinfektion [56] können wir uns hier auf die Besprechung von Grundzügen der eine Virusinfektion modifizierenden Sekundärfaktoren beschränken.

Bei Fremdeinflüssen, von welchen von vornherein angenommen werden könnte, daß sie dazu im Stande sind, auf die Ausgangslage eines Organismus bei einer Infektion wirksam zu werden, ist unter anderem an *klimatische Faktoren* zu denken. Die eingehenden Studien, welche vorzüglich DE RUDDER [591] diesen Fragen gewidmet hat und nachfolgende Mitteilungen über die Epidemiologie der Coxsackie-Viruskrankheiten [145], der *Rubarth*schen Krankheit — einer infektiösen Nagerhepatitis [243], der Schweineinfluenza [618], der *Borna*-Krankheit der Pferde [760] u. a. m. führen im wesentlichen nicht über die Konstatierung von Saisonbevorzugungen einiger Viruserkrankungen, wie sie auch bei Diphtherie,

Scharlach und Poliomyelitis bekannt sind, hinaus. DE RUDDER [589] hat bereits darauf hingewiesen, daß die genannten Zivilisationsseuchen mit niederem Kontagionsindex sich von den Zivilisationsseuchen mit hohem Kontagionsindex (Masern, Pocken, Keuchhusten) grundlegend dadurch unterscheiden, daß die letzteren „niemals gesetzmäßige Saisongipfel" aufweisen. Wir haben nun im 2. Abschnitt dieses Kapitels postuliert, daß der sich aus der Diskrepanz zwischen Kontagiosität und Pathogenität ergebende Reziprokwert des Kontagionsindex ein Indicator für die Häufigkeit klinisch unterschwelliger Infektionsverläufe ist. Für die in unserem Thema besprochene Situation könnte nun — mit allen Vorbehalten, welche eine hypothetische Aussage dieser Art erfordert — folgendes zur Diskussion gestellt werden: Wenn gerade bei akut verlaufenden Viruskrankheiten mit niederem Kontagionsindex echte Saisonbevorzugungen auftreten, dieses Phänomen aber bei ebenfalls akut verlaufenden Viruskrankheiten mit hohem Kontagionsindex nicht nachweisbar ist, und wenn der Kontagionsindex im Umkehrverhältnis zur Häufigkeit klinisch unterschwellig verlaufender Infektionen steht, so liegt der Koincidenzschluß nahe, daß jahreszeitliche Verschiebungen der Morbiditätsrate unter anderem in Häufigkeitswechseln inapparenter Infektionen gesucht werden dürften. Von AYCOCK [34] ist eine echte saisonabhängige Wirtsempfänglichkeit bei der Poliomyelitis vermutet worden. Die Tragkraft solcher Vorstellungen hängt nun weitgehend davon ab, ob und inwieweit andere saisonvariable Faktoren bei solchen Infektionen ihren Einfluß in dem Wirts-Erregersystem geltend machen; nachdem z. B. von TURNER u. Mitarb. [703] bei Kindern im Sommer häufig, im Winter dagegen kaum ein klinisch stummer Anstieg neutralisierender Antikörper gegen das Lansing-Poliomyelitisvirus nachgewiesen worden ist, verliert die oben angeführte Vermutung einer Beziehung von Saisonschwankungen zu inapparenten Infektionen an Überzeugungskraft. Das weite Feld möglicher Einflüsse ist also noch keineswegs erhellt; Einzelbefunde, wie sie von TURNER u. Mitarb. erhoben wurden und wie sie in der experimentell nachgewiesenen Umgebungs-Temperaturabhängigkeit von der Adaptationsgeschwindigkeit von Grippe-A-Viren an bestimmte Inzucht-Mäusestämme [107] oder der Abhängigkeit der pathogenen Wirkung einer Tröpfcheninfektion von Grippe-A-Viren bei der Maus von der Luftfeuchtigkeit [433] nachgewiesen worden sind, besagen noch wenig; infolgedessen kommen wir über Vermutungen der vorgetragenen Art nicht hinaus. Das gleiche gilt für die kürzlich wieder von ARMSTRONG [24] angeführte Koincidenz von Kalt- bzw. Feuchtluftfronten mit Anstiegen der Poliomyelitis-Erkrankungszahlen, eine Feststellung, welche nach diesbezüglichen Prüfungen von DE RUDDER [590] im Verlaufe einer Poliomyelitis-Epidemie 1938/39 nicht ubiquitär gültig ist. Verläßlich gesichert ist heute bei einer ganzen Anzahl von Virusinfektionen [49; 266;

314; u. a. m.] und anderen Infektionen mit niedrigem Kontagionsindex (Diphtherie, Scharlach) lediglich die „geographische Durchseuchungspräzession" mit zunehmender Äquatornähe [*589*]; hierfür sind allem Anschein nach eine ausgiebigere Erregerverbreitung durch die in wärmeren Klimaten häufigeren Vektoren (Insekten) bei schlechteren sanitären Verhältnissen verantwortlich. Auf die Möglichkeit einer epidemiologischen Bedeutung der „Acceleration" oder des „Urbanisierungstrauma" [*62*] für die Wandlungen von Virusinfektionsverläufen in Richtung gehäufter und verstärkter krankhafter Manifestationen hat vor kurzem HÖRING [*300*] hingewiesen; auch diese Fragestellungen harren aber noch einer Abklärung.

Bei der Suche nach definierbaren Einflüssen auf den Verlauf einer Virusinfektion stößt man auf Mitteilungen jüngsten Datums über Beziehungen zwischen Stoffwechselfunktionen und pathogener Effektivität verschiedener Viren. Aus experimentellen Untersuchungen an der Maus und an der Gewebekulturzelle ist zu entnehmen, daß sowohl Grippe- als auch das *Theiler*-Virus bei O_2-Mangel des Wirtes, bzw. der Wirtszelle eine Einschränkung der Multiplikation erfährt [*215; 350*]. Die weitere Verfolgung solcher Fragen veranlaßten ACKERMAN u. JOHNSON [*3*] zu der Aussage, daß die Virussynthese vermutlich von der Aktivität phosphorylierender Vorgänge, bzw. ganz allgemein fermentativer Prozesse [*268; 403*] des Wirtes abhängig ist. In diesem Zusammenhang kann auch die Beobachtung von SMITH u. Mitarb. [*632*] angeführt werden, wonach bei der experimentellen *Lansing*-Poliomyelitis der Maus ein „Hyperthyreoidismus" die Rate von überschnell zum Tode führenden Tiererkrankungen ansteigen ließ. Ebenfalls in diesen Bereich der Beeinflussung von Virus-Wirts-Beziehungen gehören auch die erfolgreichen Versuche, eine Virusinfektion z. B. mit Kobalt [*651*], mit Benzimidazolen [*109; 675;* u. a. m.], mit „Antihyaluronidase-Substanzen" [*529*] und zahlreichen anderen Stoffen zu hemmen. Die Umkehrung des letztgenannten Effektes ist durch Zugabe von Hyaluronidase bei experimentellen Infektionen mit dem SHOPE-Fibromvirus [*529*], mit dem Rabies-fixe-Virus und dem Col.-SK-Virus [*713*] beschrieben.

Derartige Befunde basieren überwiegend auf der Feststellung oder Vermutung einer Hemmung oder Beschleunigung der Virusinvasion bzw. der Virusmultiplikation durch chemische oder physikalische Eingriffe („physical-chemical blockade" [*305*]); die Frage einer Abänderung der Wirts-Erreger-Auseinandersetzung mit dem Ziel einer Immunisierung des Wirtes tritt demgegenüber in den Hintergrund. Daher ist aus solchen Untersuchungen ohne gleichzeitige immunologische Studien vorerst nicht zu entnehmen, ob eine Abschwächung des Infektionsganges in der Folge von Eingriffen dieser Art von einem Mechanismus im Sinne einer echten inapparenten Infektion begleitet ist. Insofern erscheint uns auch beispielsweise eine kürzlich von POETSCHKE [*551*] mitgeteilte „Theorie der provozierenden und disponierenden Faktoren bei der Poliomyelitis" mit dem Schwerpunkt auf Unterschieden einer Virusmultiplikation infolge varianter Stimulierung der Nucleinsäure- und Proteinsynthese etwas zu einseitig in das Feld der Biochemie gedrängt.

Ein Phänomen, dessen Einflußmöglichkeit auf die Verlaufsweise einer Virusinfektion heute zwar in einer Vielzahl von Experimenten unterschiedlichster Versuchsanordnung erwiesen ist, dessen praktische Auswirkung für Klinik und Epidemiologie der Virusinfektionen aber noch nicht übersehen werden kann, ist die Interferenz. Es handelt sich dabei um das Faktum, daß zwei Quanten von entweder völlig verschiedenen oder auch gruppengleichen heterologen bzw. homologen Viren, welche einzeln appliziert mit Sicherheit eine pathogene Wirkung entwickelt hätten, keinen krankhaften Effekt ausüben brauchen, wenn sie dem Wirt in verhältnismäßig kurzen Zeitabständen nacheinander beigebracht werden. Diesbezügliche detaillierte Darstellungen durch HORSFALL [*305*] und VIVELL [*720*] entheben uns der Besprechung von Einzelheiten dieser Erscheinung. Die heute geltende Erklärung für das Interferenzphänomen ist auf folgender Vorstellung aufgebaut: Der pathogene Effekt einer Virusinfektion setzt die Fähigkeit zur Umlenkung des Wirtszell-Stoffwechsels in Richtung einer Virusmultiplikation voraus. Wenn diese Voraussetzung durch einen bereits bestehenden anderen Wirts-Virus-Kontakt erschwert ist, dann wird die neuerlich angebahnte bzw. zweite Virus-Wirts-Beziehung gestört oder verhindert; nach dem feststellbaren Effekt gewertet, wird dann also die „Pathogenität" des zweiten infektiösen Agens scheinbar herabgesetzt. Mit einer Geschehensfolge dieser Art besteht nun aber nicht nur die hieraus abzuleitende Möglichkeit, daß eine zweite Infektion ohne Auswirkung bleibt, sondern es kann auch der Fall eintreten, daß eine massive Zweitinfektion der minder massiven Erstinfektion in noch zugänglichen Zellbereichen vorauseilt und damit beide Infektionsprozesse einander im gleichen Organismus Grenzen setzen, deren Auswirkung dahingeht, daß beide Infektionen nicht zu klinisch manifesten Läsionen heraufgetrieben werden können. Die interferierenden Agentien müssen dabei nicht unbedingt beide in Form aktiver Viruspartikel vorliegen, — nach Untersuchungen von ATANASIU u. Mitarb. [*32*], von CAIRNS u. EDNEY [*123*], von DEPOUX u. ISAACS [*156*] u. a. m. ist auch eine Interferenz zwischen einem inaktivierten und einem aktiven Virus möglich. Nicht zu übersehen ist auch der Befund, daß „Tropismen" bei solchen Prozessen ohne Bedeutung sind; d. h. ein Interferenzeffekt tritt auch zwischen solchen Agentien ein, deren typische Läsionsorte gänzlich verschieden sind. Das Grippevirus interferiert mit dem Western-equine-Encephalitisvirus im Mäusegehirn [*719*] ebenso wie das Mumpsvirus mit dem Pneumonievirus der Mäuse in der Mauslunge [*236*]. Von ausschlaggebender Bedeutung für unsere Betrachtung ist nun, daß im Verlaufe einer mit einem Interferenzeffekt einhergehenden Mehrfachinfektion die immunisatorischen Bestrebungen des Wirtsorganismus durchaus erfolgreich sein können. Damit ist auf dem Boden einer Interferenz grundsätzlich die Möglichkeit zur Realisierung inapparenter Infektionen geschaffen. Vor diesen Hintergrund gestellt erscheinen die Kombinationsmöglichkeiten von Art, Massivität und Zeitfolge der verschiedenartigsten Infektionen, denen ein empfängliches Individuum in seinem fortwährenden Kontakt mit der Umwelt ausgeliefert ist, zu einem wahrhaften Schicksalsgang dramatisiert.

Eine Interferenz variiert also die Ausgangssituation eines Individuums gegenüber einer Infektion, sie modifiziert aber auch einen bereits angelaufenen infektiösen Prozeß. Das gleiche gilt für die Einwirkung von Traumen und körperlichen Schäden in ihrer Beziehung zu zahlreichen Virusinfektionen. Auch hierüber bietet die in Kasuistik und experimenteller Forschung besonders eingehend untersuchte Poliomyelitis aufschlußreiche Beispiele. Wenn auch von HORSTMANN [307] an Hand einer katamnestischen Analyse von 411 poliomyelitischen Erkrankungsfällen der Einfluß körperlicher Vorbelastungen auf die Schwere eines klinischen Verlaufes sehr skeptisch beurteilt wird, so unterstreichen doch die Mitteilungen anderer Autoren [56; 271; 320; 356; 357; 508; 592; 664; 754; u. a. m.] die Bedeutung von Vorschäden, Traumen und übermäßiger körperlicher Beanspruchung für das Erscheinungsbild der infektiösen Auseinandersetzung. Diese Beurteilung wird durch eine experimentelle Studie von ROSENBAUM u. HARFORD [583] gestützt: Diese Autoren hielten Mäuse einen Tag vor bzw. in den Tagen nach einer intracerebralen *Lansing*-Poliomyelitis-Virusinfektion jeweils über 8 Std pro Tag unter dauernder Bewegung in einer Tretmühle. In insgesamt 7 Versuchsserien wurde bei diesen Tieren eine beträchtliche Erhöhung der Paralye- und Todesrate gegenüber nicht belasteten, aber gleichartig infizierten Tieren beobachtet. Über gleichartige Versuchsergebnisse berichteten LEVINSON u. Mitarb. [428] bei Prüfung des Einflusses von Kälte und körperlicher Überbeanspruchung in der Tretmühle oder Lauftrommel auf den Verlauf der experimentellen Poliomyelitis-Virusinfektion des Affen (*macaca mulata*). Aber auch bei anderen Virusinfektionen wird die Bedeutung eines Vorschadens für den Schweregrad klinischer Manifestationen diskutiert; so wird beispielsweise von PETRILOWITSCH [536] an Hand mehrerer klinischer Beobachtungen darauf hingewiesen, daß bei Fällen von Grippe-Encephalitis die Anamnese stets einen früher durchgemachten „Hirnschaden" aufdeckte, und von NIKOLITSCH [504] wird in 10 Rabiesfällen das Ereignis physischer oder psychischer Traumen als begünstigender Faktor für die klinische Erkrankung angenommen. Die Bedeutung physischer Belastungen als Voraussetzung für eine Viruskrankheit wird auch bei der infektiösen Anämie der Pferde offenbar. Nach BELLER u. SCHWARZ-MAIER [*60*] erkranken im Frühjahr nur solche Tiere, welche im Winter zu schweren Arbeitsleistungen (z. B. Holzabfuhr) herangezogen worden sind. Eine Saisonabhängigkeit ist daraus nicht abzuleiten, da schwere Be-lastungen durch Frühjahrs-Feldbestellungen und sommerliche Ernte-arbeit das Leiden ebenfalls auslösen können; bei wenig beanspruchten Pferden verläuft die Infektion dagegen inapparent. Eine ungünstige Vor-aussetzung für den Verlauf einiger Virusinfektionen muß auch in der Schwangerschaft gesehen werden. Dies ist an Hand eines größeren Mate-rials besonders für die Poliomyelitis [*17; 96; 468; 555; 732; u. a. m.*] nachgewiesen; im Tierversuch wurde die gleiche Feststellung sowohl bei der *Lansing*-Poliomyelitis der Maus [*122*] und auch bei der *St. Louis*-Encephalitis-Virusinfektion der Maus gemacht [*298*]. Nach unseren heu-tigen Kenntnissen besteht auch eine Beziehung zwischen der Tonsillekto-mie oder Impfprozeduren bzw. Injektionen und dem Auftreten klinischer Erkrankungen im Gefolge einer Poliomyelitis-Virusinfektion. Überblicken wir die Vielzahl von klinischen Beobachtungen, statistischen Auswertun-gen und experimentellen Untersuchungsergebnissen über den Zusammen-hang zwischen Auftreten von paralytischen Poliomyelitisfällen und Ton-sillektomie [*15, 16; 36; 56; 228; 453; 481; 531; 535; 623, 624; 716; 733; 746; u. a. m.*], so darf heute folgendes postuliert werden: Eine zurück-liegende Tonsillektomie kann zwar nicht eindeutig als Schrittmacher für die paralytische Krankheit beschuldigt werden; wenn jedoch eine Polio-myelitis bei einem vor nicht allzu langer Zeit tonsillektomierten Polio-myelitisvirus-empfänglichen Individuum auftritt, so ist die Wahrschein-lichkeit einer bulbären Verlaufsform viermal so groß [*535*] als bei nicht Tonsillektomierten. Für eine Häufung manifester Schäden nach Impf-prozeduren in zeitlichem Zusammenhang mit einer Poliomyelitis-Virus-infektion sprechen sowohl experimentelle Studien [*56; 482; 716*] als auch die Ergebnisse katamnestischer Untersuchungen, welche von ANDERSON u. SKAAR [*19*] an 2700 Erkrankungsfällen im Verlaufe einer Epidemie in *Minnesota* im Jahre 1946 durchgeführt worden sind. Nach diesen letzt-genannten Erhebungen bestand bei Poliomyelitiskranken, die bis zu einem Monat vor Krankheitsbeginn eine Impfinjektion erhalten hatten, eine eindeutige Beziehung zwischen Lokalbereich der Antigen-Applikation einerseits und Lokalisation sowie Schweregrad der Lähmungen anderer-seits. Diese Ergebnisse sind durch gleichartige Prüfungen von GRANT [*249*] 1953 bestätigt worden. Eine Einzelbeobachtung von FARMER [*187*] bei poliomyelitiskranken eineiigen Zwillingen, von denen der eine nach intramuskulärer Penicillininjektion in dem Segmentbereich des Injektionsbezirkes den Befund einer schweren Paralyse bot, das andere Kind dagegen lediglich passagere Lähmungszeichen erkennen ließ, gibt einen Hinweis dafür, daß die Provokation einer Fremdsubstanzinjektion allein im Sinne einer Begünstigung manifester Läsionen wirksam werden kann. Diese Vorstellung ist durch experimentelle Modelluntersuchungen von TRUETA u. HODES [*700*] unterbaut worden. Danach treten in Rückenmarkssegmenten des Kaninchens nach unspezifischer Reizung der zugehörigen Peripherie (Crotonölinjektionen!) Hyperämie, Stase sowie Extravasate auf; derartige, teils nur verzögert rückgebildete Reaktionen schaffen nach Ansicht der Autoren eine günstige Voraussetzung für den nachfolgenden poliomyelitischen Prozeß. Über eine Provokation sonst stummer Infektionen mit anderen encephalitogenen Viren berichtete KING [*374*] bereits 1940; bei jungen Mäusen, welche mit dem Virus fixe der equinen Encephalomyelitis oder dem *St. Louis*-Encephalitisvirus infiziert worden waren, konnte eine klinische Erkrankung durch zusätzliche intraperitoneale Verabreichungen kleinster Gelatinemengen ganz erheblich gefördert werden. Auch Röntgenbestrahlungen sind dazu geeignet, eine unterschwellige Virusinfektion zur manifesten Krankheit zu steigern, wie aus Mitteilungen von CHEEVER [*129*], MARCUS u. DONALDSON [*459*] sowie von SCHMITT u. THIERFELDER [*654*] zu entnehmen ist. Tierexperimentelle Untersuchungen über die Beziehungen zwischen Röntgenstrahlen-Einwirkungen und immunisatorischen Leistungen nach Tetanus-Toxoidbeschickung [*630*] lassen erkennen, daß eine nachweisbare Immunisierungsdepression eine Funktion der Bestrahlungsintensität ist. Für einen ganzen Teil dieser vorerst nur beziehungslos nebeneinander zu stellenden Gegebenheiten und Erscheinungen finden sich möglicherweise in einem weiteren von seinen Ursachen her in diesem Kapitel bereits schon einmal berührten Phänomen ein Bindeglied: Es ist im Tierexperiment sowohl für die Poliomyelitis-Virusinfektion [*27, 28; 82; 90; 93; 177; 620, 621*] als auch für andere encephalitogene Viren wie das *Rifttal*fieber-Virus [*196*], für einige afrikanische Arthropod-borne-Viren [*638*] sowie für *Coxsackie*-Viren [*370*] und auch für Grippeviren [*369*] nachgewiesen worden, daß Cortison-Applikationen in zeitlichem Zusammenhang mit einer solchen Virusinfektion nicht nur dazu in der Lage sind, die klinischen Manifestationen bei empfänglichen Wirten ganz erheblich zu verstärken, sondern auch bei sonst apparent unempfänglichen Individuen die Erkrankung zu provozieren. Es wäre denkbar, daß in diesen als „stress‟-Situationen figurierenden Modellversuchen der Schlüssel zum Verständnis der angeführten Steigerungen eines Virusinfektionsprozesses durch heterogene Fremdeinflüsse zu suchen ist, wobei eine Depression immunbiologischer Vorgänge den Wirt daran hindert, die Auseinandersetzung mit dem Erreger in Form einer inapparenten Infektion zu absolvieren. Den besonderen, lokalisatorisch und allgemein begünstigenden Momenten (Tonsillektomie, Injektionen, Überlastungen usw.) würde dabei nicht nur eine sekundäre, schlimmstenfalls krankheitsmodifizierende Rolle zukommen, da die genannten Einflüsse sich dadurch auswirken, daß auf ihren Anstoß *der virusinfizierte Organismus als Einheit sein Verhalten ändert*. Während eine epidemiologische Bewertung diesen Faktoren nur das Gewicht eines disponierenden Momentes unter der Voraussetzung der erfolgten Infektion als auslösender Ursache einräumt, muß diese Bewertung umgekehrt werden, wenn klinische Gesichtspunkte in das Zentrum der Betrachtung gestellt werden [*37*]; die Infektion mit dem jeweiligen Virus ist dann das disponierende Moment, welches die Voraussetzung dafür schafft, daß bei Hinzutreten einer auslösenden, infektionsunabhängigen Ursache die Infektions*krankheit* manifest wird. Eine Rückschau auf die besprochenen und angeführten Ursachen der Apparenz oder Inapparenz einer Virusinfektion erlaubt uns die nachfolgende

5. Zusammenfassung

Die Ursachen der Apparenz und Inapparenz einer Virusinfektion sind in Variationen der Wechselwirkungen zwischen Erreger, infiziertem Organismus und infektionsunabhängigen dritten Einflüssen zu suchen. Schon die Voraussetzungen einer Virus-Wirts-Beziehung können infolge wechselndem primären Empfänglichkeitsgrad, unterschiedlicher Erregeradaptation, differierenden Infektionsrouten bzw. Hodogenese oder verschieden großer Infektionsquanten uneinheitlich sein. In einer vordringlich durch Lebensalter, vorangegangenen gleichartigen Antigenkontakten und passivem Schutz bestimmten Fähigkeit zu einer aktiven Immunisierung *vor* Wirksamwerden erregerbedingter Läsionen einerseits und in einem ausreichenden funktionellen Kompensationsvermögen entstandener Schäden andererseits werden die Ursachen der Inapparenz einer Auseinandersetzung zwischen Wirt und Erreger erblickt. Verschiebungen dieser Größen in Richtung einer relativen Immunisierungsverzögerung oder einer Überforderung der Kompensationsfähigkeit entstandener Schäden haben dann die Manifestation klinischer Erscheinungen zur Folge. Ein Teil der infektionsunabhängigen Einflüsse auf das Infektionsgeschehen beruhen auf solchen Überlastungen; von anderen ist die Pathogenese ungeklärt. Unter Fremdeinflüssen, welche einen Infektionsverlauf in den Bereich einer unterschwelligen Auseinandersetzung zwischen Erreger und Wirt zu drängen vermögen, sind vordringlich Interferenzeffekte infolge von Mehrfachinfektionen zu nennen.

IV. Gewebliche Reaktionen bei inapparenten Virusinfektionen

Eine Besprechung der geweblichen Korrelate von Virusinfektionen war in den bisherigen Betrachtungen bewußt zurückgestellt worden. Der Grund für diese Ausklammerung möge darin gesehen werden, daß Beobachtungen und Erkenntnisse über das gewebliche Verhalten im Verlaufe einer — die apparente Gesamtleistung eines Organismus *nicht* wesentlich beeinträchtigenden — Wirts-Virusauseinandersetzung von so grundsätzlicher Bedeutung für die Beurteilung derartiger Prozesse sind, daß uns eine besondere Behandlung solcher Fragen angemessen erscheint. Es geht dabei in unserer auf die Basis der Klinik gestellten Darstellung ganz besonders um die Frage, ob und inwieweit für eine inapparente Virusinfektion die Annahme einer Krankheit („maladie aigue" nach NICOLLE) erlaubt ist. Die Definition des Krankheitsbegriffes, wie sie uns von hervorragenden Beobachtern vorgelegt worden sind, erlauben keine einheitliche Beurteilung der inapparenten Infektion in ihrer Stellung zur Krankheit. Wenn KREHL [*411*] sagt, daß „Krankheit die Gestaltung von Lebensvorgängen unter besonderen Bedingungen" sei, dann kann die inapparente Infektion in diesem Postulat durchaus ihren Platz beanspruchen; dies ist aber schon nicht mehr so ohne weiteres möglich, wenn man von der Krankheitsdefinition ASCHOFFS [*30*] ausgeht, wonach „ein kranker Organismus ein solcher mit verminderter Leistungsfähigkeit" ist. Aus dieser Gegenüberstellung wird klar, daß wir weder von klinischer noch von anatomischer Seite einen allgemeingültigen Krankheitsbegriff aufstellen können. Es gibt keine Definition für Krankheit, sowenig wie eine für Leben. Die Unsicherheit dieser Beurteilung steht vermutlich auch hinter den von RIVERS [*573*] inaugurierten Einschränkungen der KOCH-HENLEschen Regeln bei Virusinfektionen, wobei — wie bereits angeführt — statt der klinischen Krankheit und des Erregernachweises lediglich der Antikörperbefund für die Anerkennung des Infektionsablaufes verlangt wird. Den Bedürfnissen des klinischen Arztes trägt diese summarische Erfassung eines infektiösen Prozesses nicht ausreichend Rechnung; dies wird sich an Beispielen über die Auswirkungen inapparenter Infektionen (Kapitel V) zeigen lassen. Es muß daher in unserem Bestreben liegen, tiefere Einblicke in die Geschehensabläufe während inapparenter Infektionen zu gewinnen, um deren klinischen Bedeutung gerecht werden zu können. Hierfür ist es ratsam, sich zunächst die grundsätzlichen geweblichen Verhaltensweisen eines Wirtsorganismus im Verlaufe von Virusinfektionen vor Augen zu führen.

1. Allgemeine gewebliche Reaktionsweisen auf Virusinfektionen

Die Grundzüge einer allgemeinen Pathologie der Viruskrankheiten von Mensch und Tier ist im deutschen Schrifttum der jüngsten Zeit von HEINLEIN [*279*], NAUCK [*497*] und RÖHRER [*577*] abgehandelt worden. Diese Darstellungen gehen mit RIVERS [*572*] konform, indem sie die primären morphologischen Substrate einer Virusinfektion auf das *celluläre* Verhalten mit den Möglichkeiten eines degenerativen, eines hyperplastischen bzw. proliferativen und schließlich eines zuerst hyperplastischen Prozesses mit nachfolgendem Umschlagen in die Zelldegeneration beziehen. Die verschiedenen formalen Erscheinungsbilder sind nach NAUCK wesentlich Ausdrucksformen der Eingriffsintensität eines Virus in das innere Gefüge einer Zelle. Tiefgreifende Störungen und Mitosehemmungen sind von der Zellnekrose- und -lysis gefolgt. Schwächere Einwirkungen können zu Proliferation und Hyperplasie stimulieren; erst nach Überschreitung der cellulären Leistungsfähigkeit folgen hierbei Zelltod- und -auflösung nach. Alle diese pathognomonischen Erscheinungen sind, wie NAUCK nachdrücklich betont hat und wie auch von DOERR [*163*] hervorgehoben worden ist, keineswegs spezifisch für die Virusätiologie eines cellulären Schadens; sie stellen eigentlich weniger eine „scharfe Charakteristik der Viruseffekte" als vielmehr eine „Aufzählung der überhaupt möglichen Zellreaktionen" (DOERR) dar. Auch die Vorstellung, daß die aufgeführten cellulären Verhaltensmöglichkeiten durch ein zusätzliches Auftreten von intranucleären oder cytoplasmatischen Einschlußkörperchen eine spezifische morphologische Markierung erhalten könnten, ist nur in engen Grenzen erlaubt. Nach unserem heutigen, kürzlich von KÖHLER [*387*] zusammenfassend dargestellten Wissen sind Bildungen von Einschlußkörperchen durch viele und extrem unterschiedliche chemische und physikalische Ursachen möglich; ihr diagnostischer Beweiswert ist damit bis auf wenige Ausnahmen gering. Im Rahmen unseres Themas können wir diese Fragen deshalb unberücksichtigt lassen. Dies gilt jedoch nicht unbedingt auch für das Problem der Elementarkörperchen. Die Größenordnungen infektiöser Einheiten, welche inapparente Infektionen verursachen können, liegen zwar in submikroskopischen Dimensionen; neuere elektronenoptische Gewebestudien von virusinfizierten Formationen [*43—46; 423; 561; 565*] berechtigen jedoch zu der Hoffnung, daß mit entsprechenden Ausweitungen des Erfassungsbereiches einer Gewebsmorphologie wertvolle Aufschlüsse über apparent reaktionsarme Virus-Zellbeziehungen gewonnen werden können; ein Beginn hierzu ist durch Untersuchungen von BANG [*44, 45*] in der Beobachtung des *Newcastle*-Virus in unterschiedlichen Zellen gemacht.

In der Beurteilung entzündlicher Gewebsreaktionen im Verlaufe einer Virusinfektion befinden wir uns ebenfalls in einer zwiespältigen Situation. Zweifellos sind exsudative und infiltrativ-mesenchymale Prozesse sehr häufig als sekundäre Folgen der primären virusbedingten Zellirritationen anzusehen. Andererseits kann die besondere Eigenart mesenchymaler Reaktionen im Verlauf vieler Virus-Wirtsauseinandersetzungen nicht übersehen werden. So haben NETTLESHIP u. FLETCHER [*499*] die entzündlichen Reaktionen bei poliomyelitischen Nervengewebsschäden in neueren eigenen Untersuchungen als primär virusbedingt angesprochen; GANASINSKI [*229*] beurteilt auch cellulär-infiltrative Prozesse im Mesencephalon des Schafes nach Infektion mit Rabies-fixe-Virus als direkte histiocytäre Systemreaktion auf die Virusinfektion. Besondere Beachtung

verdienen auch die hervortretenden monocytären Reizformen — ob
es sich nun um das Auftreten von derartigen Zellen im strömenden Blut
(„Virocyten" [622 u. a. m.]) handelt, oder um ihre Anhäufung in virus-
befallenen Gewebsformationen. Sie beherrschen in einer ganzen Reihe
von Virusinfektionen, wie z. B. der infektiösen Mononucleose, der infektiösen Lymphocytose, die mit anderen Erscheinungsformen ähnlicher
Charakteristik in den „réticulites diffuses infectieuses d'origine virale"
[128] zusammengefaßt werden, das gewebliche Verhalten so sehr, daß
dafür die Anerkennung einer „sekundären Reaktion" auch dann schwer-
fällt, wenn man sich vergegenwärtigt, daß bei derartigen Infektionen sehr
wohl auch fatale Parenchymschäden (im ZNS, in der Leber u. a. m.)
manifest werden können, deren Ursache ausgedehnte Zelldegenerationen
sind. Darüber hinaus ist die Anhäufung solcher Zellelemente in virus-
befallenen Gewebsformationen Anlaß dazu, die Erreger als „lymphotrope
Viren" (Grippe, Mumps u. a.) oder als „plasmocytogenic agents" [326]
zu bezeichnen. Und schließlich sollte berücksichtigt werden, daß Besonderheiten mesenchymaler Strukturen das morphologische Substrat
einer Virusinfektion markieren können, wie dies im Falle der Masern mit
dem Auftreten der WARTHIN-FINKELDEYschen Riesenzellen (siehe
Kapitel II, 3) der Fall ist.

Das Mesenchym, und zwar in seinem besonderen Anteil des lymphatischen und retothelialen Systems spielt also bei einer Reihe von Virusinfektionen eine Doppelrolle. Es tritt einerseits im Rahmen von sekundär-
entzündlichen Vorgängen bei virusbedingten Parenchymschäden in
Aktion; andererseits ist die direkte Einflußnahme von zahlreichen Viren
auf diesen ubiquitären Mesenchymanteil nicht zu verkennen. Diese Vorstellung wird nachdrücklich durch die bisher gewonnenen Kenntnisse
über die Erregerausbreitung bei akut verlaufenden Virusinfektionen im
Warmblüterorganismus unterstrichen. In den fundamentalen Versuchs-
ergebnissen, die FENNER [190—192] anhand der Ektromeliestudien bei
der Maus vorgelegt hat, verfügen wir über ein Modellbeispiel dieses
Mechanismus, dessen Ablauf THEILER [680, 681], allerdings schon 1930 in
den wesentlichen Zügen für die Gelbfieberinfektion, beschrieben hat und
dessen Gültigkeit für zahlreiche andere Virus-Infektionsabläufe in den
vergangenen Jahren zunehmend offenbar wurde. Es hat sich dabei gezeigt, daß die Infektion am Eintrittsort in den Wirtsorganismus über
Zwischenstationen in den regionären lymphatischen Geweben schritt-
weise unter Zwischenschaltung virämischer Phasen zur Generalisation
und zur Ausbildung des Exanthems fortschreitet. In den einzelnen
Etappen, also auch in dem lympho-retikulären Gewebe, muß dabei eine
Virusmultiplikation von 10^7 Partikel im Gramm Gewebe erreicht werden,
um die Voraussetzungen zur weiteren Ausbreitung der Infektion zu
schaffen. Es ist nun nicht einzusehen, daß diese Matrixfunktion solcher

Gewebe auf den Invasionsbereich des Erregers beschränkt bleiben soll, wenn durch dessen virämische Ausbreitung die Kontaktmöglichkeiten auf den gesamten Wirtsorganismus ausgedehnt werden. Die Unterstellung der Antikörperbildung in diesem System (zusammenfassend bei DELAUNAY [155]) lassen a priori eine generalisierte funktionelle Beteiligung erwarten; die sich häufenden Beobachtungen disseminierter irritativer Veränderungen in lymphatischen Geweben und retikulären Formationen im Verlaufe von unterschiedlichen Virusinfektionen bestätigen den Ablauf einer Systemreaktion. Diese Zwischenschaltung aktiver Mesenchymanteile und die damit einhergehenden geweblichen Veränderungen vor die mit dem nosologischen Korrelat der Wirts-Virusauseinandersetzung zu verknüpfenden parenchymatösen Schäden ist zweifellos einer der Ausgangspunkte für die in den letzten Jahren immer wieder laut gewordenen Zweifel an der Berechtigung des Postulates von „Tropismen“. Andererseits sind Lokalisationsbevorzugungen von geweblichen Virusschäden und die im wesentlichen darauf beruhenden Eingrenzungen der jeweils typischen Krankheitszeichen für die meisten Virusinfektionen die Regel. Sie können allerdings von Fall zu Fall überschritten werden — ein Ereignis, welches nur bei einer symptomatologischen Betrachtung die Bezeichnung „Komplikation“ verdient; denn ob sich im Verlaufe einer Mumpsvirusinfektion eine Pankreasläsion, bei einer poliomyelitischen Erkrankung eine Myokardschädigung oder bei Varicellen eine Encephalitis einstellt — die ursächliche Beziehung zwischen solchen Prozessen mit dem jeweiligen Virus kann auf Grund entsprechender Befunde heute durchaus anerkannt werden. Unsere Kenntnisse über die Ursachen einer solchen Einschränkung oder Ausweitung von Reaktionsschwerpunkten innerhalb eines empfänglichen Wirtsorganismus sind aber — soweit man sich nicht mit dem, was wir in Kapitel III bereits angeführt haben, bescheidet — noch dürftig. Wenn man die hier nicht zu behandelnden biochemischen Probleme in den Hintergrund rückt und die Hypothesen von Keimblattabhängigkeiten der Tropismen [z. B. 430] u. ä. nicht mehr denn eben als Hypothesen wertet, so ist doch zu erwarten, daß ein Ansatzpunkt zu weiteren Erkenntnissen durch die bereits zitierten experimentellen Untersuchungsergebnisse von ARONSON u. SHWARTZMAN [27, 28] und anderen Autoren (siehe Kapitel III, 4) gegeben ist; nach ARONSON u. SHWARTZMAN wird durch die Cortisonverabreichung nicht nur die apparente Empfänglichkeitserhöhung von Poliomyelitisvirusinfektionen bewirkt, sondern auch das Spektrum läsionsgefährdeter Gewebsarten (Myokard, Skeletmuskulatur u. a. m.) erweitert. Berücksichtigt man die Versuche von DOUGHERTY u. WHITE [171], wonach Nebennierenrinden-Wirkstoffapplikationen erhebliche Irritationen des lympho-retikulären Gewebes auslösen und erinnert man sich weiterhin der Mitteilungen von NISHIZAWA u. OKANO [506], wonach eine Farbstoffblockade des

retothelialen Systems die experimentelle periphere *Lansing*-Poliomyelitis-
virusinfektion der Maus im Sinne eines beschleunigten und verstärkten
pathogenen Effektes modifiziert, dann ist man geneigt, von einer weiteren Verfolgung der sich hierbei ergebenden Fragestellungen tiefere Ein-
sichten in Hintergründe der Zellvulnerabilität durch ein Virus zu erwarten.

Eine Überprüfung virusbedingter Gewebsveränderungen in Hinsicht
auf ihre Bedeutung für klinische Symptome und die sich daraus ergebenden Ableitungen asymptomatischer morphologischer Veränderungen
bestätigen nachdrücklich und in zahlreichen Abwandlungen die in
diesem Abschnitt behandelten Phänomene. Damit hat — wie zu zeigen
sein wird — die Pathomorphologie inapparenter Virusinfektionen oder
asymptomatischer Teilschäden in dem System geweblicher Reaktions-
weisen auf Virusinfektionen keine Sonderstellung; vielmehr bilden sie in
hohem Maße einen Rückhalt für die oben genannten Vorstellungen.

2. Symptomarme oder symptomlose morphologische Reaktions- formen im Verlaufe von akut-cyclischen Virusinfektionen

Es ist nicht die Aufgabe dieser Darstellung, eine Beschreibung der für
die jeweilige Krankheit verantwortlichen morphologischen Korrelate
von Virusinfektionen zu wiederholen. Vielmehr soll uns hier nur interessieren, ob und in welcher Form derartige bzw. andersartige oder
zusätzliche Veränderungen auch ohne klinische Auswirkungen auftreten
können. Wir können auch hier von dem Beispiel der Poliomyelitis-
infektion ausgehen. Vor annähernd 25 Jahren haben PETTE, DEMME u.
KÖRNYEY [537] im Affenexperiment den histologischen Befund einer
Poliomyelitis anterior *ohne* klinische Zeichen der zugehörigen Krankheit
nachgewiesen. Dieser inzwischen vielfach bestätigte experimentelle
Befund [84, 89; u. a. m.] ist auch bei der Maus erhoben worden [225];
nach umfangreichen Studien von BODIAN [85], BAKER, BROWN, CORN-
WELL, MATZKE u. Mitarb. [39—41; 110; 464, 465], sowie von KALM [348]
ist er auch für die menschliche Poliomyelitis gültig. Nach den Aussagen
von KALM besitzen die verschiedenen nervösen Funktionssysteme (in
der Abstufung: motorisch, extrapyramidal, vegetativ) unterschiedliche
Läsionsschwellen; erst nach deren Überschreitung treten Abweichungen
vom Normalverhalten auf. Die Schwelle für motorische Funktions-
störungen kann nach Angaben von BODIAN [84, 85] bei einer Ausfall-
quote von 30% zuständiger motorischer Einheiten liegen. Die ebenso
mühe- wie verdienstvollen histologischen Aufarbeitungen des ZNS von
über 100 poliomyelitischen Todesfällen und der Vergleich mit deren
klinischen Symptomatik durch den Arbeitskreis von BAKER erbrachten
den Nachweis, daß die infektionsbedingten Ganglienzelläsionen ebenso
wie infiltrative Reaktionen in allen Gehirnbereichen ein Vielfaches der

funktionellen Ausfälle ausmachen; es wird dabei allerdings nachdrücklich darauf verwiesen, daß ein Teil solcher Zellschäden vermutlich auf dem Boden der krankheitsbedingten Hypoxie (Atemlähmungen!) entstanden seien. Damit ist für die nosologisch typischen Läsionsschwerpunkte einer Virus-Wirtsbeziehung grundsätzlich der Beweis einer Möglichkeit klinisch inapparenter Auseinandersetzungen erbracht. Die morphologischen Korrelate zusätzlicher Gewebsirritationen im Verlaufe poliomyelitischer Infektionen verstärken diese Beurteilung. So ist bei 38 Sektionsbeobachtungen jugendlicher Poliomyelitiserkrankungen von Espinoza u. Daneri [183] neben entzündlichen Lungenveränderungen durch Atemstörungen in 16 Fällen ein „Status lymphaticus" und in 5 Fällen eine interstitielle Myokarditis beschrieben worden. Lymphatische und retikuläre Gewebsirritationen sind nach Angaben verschiedener Untersucher [121; 281; 636; u. a. m.] ein so charakteristischer Befund bei Poliomyelitis-Sektionen, daß Burrows 1931 die Frage stellte: „Is poliomyelitis a disease of the lymphatic system?" Die Antwort auf diese Frage ist inzwischen, wie in Abschnitt 1 dieses Kapitels allgemein dargelegt und wie für die Poliomyelitis speziell durch den Nachweis des Erregers in lymphatischen Geweben beim Menschen gezeigt werden konnte [737], möglich geworden. Ebenfalls ist durch eine Vielzahl von klinischen und anatomischen Untersuchungen die Frage einer Myokardbeteiligung im Verlaufe der Poliomyelitisvirusinfektion behandelt worden [170; 175; 202; 346; 446; 527; 603, 604; 639; 653; 679; 707; 738; 751]. Summarisch kann aus diesen Darstellungen entnommen werden, daß das Myokard bei poliomyelitischen Infektionen in Form muskulärer Schäden mit Aktionsstromabwandlungen und degenerativen sowie interstitiell-entzündlichen Veränderungen beteiligt sein kann, ohne daß dies klinisch zum Ausdruck kommen muß. Im Tierexperiment ist unter verschiedenen Bedingungen eine primäre Empfänglichkeit des Muskel- und besonders des Herzmuskelgewebes für das Poliomyelitisvirus nachgewiesen worden [28; 443]; auch für die menschliche Poliomyelitis konnten entsprechende Hinweise durch Virusisolierungen aus diesen Geweben gewonnen werden [342, 345]. Unter Berücksichtigung derartiger Befunde bedeuten die oben angeführten Untersuchungsergebnisse nichts anderes, als daß es sich dabei um inapparente Teilbereiche der Erreger-Wirtsauseinandersetzung handelt, deren unterschwelliger Verlauf eine krankhafte Störung des geweblichen Gefüges aber keineswegs ausschließt. Von diesem Beispiel poliomyelitisbedingter Gewebsveränderungen können also Anhaltspunkte für die Berechtigung des Nicolleschen Krankheitspostulates bei der inapparenten Infektion gewonnen werden.

Auch von anderen Virusinfektionen liegen vereinzelte Mitteilungen geweblicher Läsionen bei inapparenten Verlaufsformen vor. Das Studium eines cellulären Verhaltens nach Infektion mit „avirulenten" Viren wurde in jüngster Zeit besonders von BANG [*43—46*] in Angriff genommen. Dabei ließ sich in der Gewebekultur und auf der Hühnchen-Chorioallantois feststellen, daß derartige Zell-Virusauseinandersetzungen nicht zu einer ernstlichen Zelläsion zu führen brauchen, sondern daß hierbei lediglich bei der Erregermultiplikation eine ,,Virusausschleusung'' nach der Art der ,,Sekretion apokriner Drüsen'' vonstatten gehen soll. Im Tierexperiment konnten TANIGUCHI u. Mitarb. [*676*] bei der inapparenten *Dengue*-Infektion des Affen myokarditische Veränderungen und Nierenschäden im Sinne einer Glomerulitis beobachten. BETKE u. GÄKEKE [*65; 224*] beschrieben nach Minimalinfektionen von Mäusen mit Viren der *Col.-SK*-Gruppe lympathische und retikuläre Irritationen, ohne daß die Tiere innerhalb einer Beobachtungszeit von 3 Wochen apparent erkrankt waren. Von DEAN u. DALLDORF [*152*] liegen Berichte über histologische Untersuchungen *Theiler*-virusinfizierter Goldhamster vor. Bei solchen Versuchstieren kam es zur Ausbildung von klinisch symptomlosen degenerativen und entzündlichen Veränderungen im Zentralnervensystem und im Skeletmuskelgewebe; nur nach alternierenden Maus-Hamsterpassagen des Virus war die Infektion des Hamsters von einer paralytischen Krankheit gefolgt. Abweichungen vom geweblichen Normalverhalten ohne sonstige Verhaltensstörungen wurden beim saugenden Meerschweinchen nach Infektion mit *Coxsackie*-A$_2$-Virus von GÄDEKE u. WALTENBERGER [*226*] festgestellt. Bei solchen Tieren ließen sich im Vergleich zu Normalkontrollen passager am 2. und 3. Tag nach der Infektion signifikante Muskelkaliumsenkungen nachweisen; eindeutige morphologische Muskelveränderungen traten dabei nicht zutage. Derartige Muskel-Mineralschwankungen entsprachen grundsätzlich den erheblich stärker ausgebildeten gleichartigen Reaktionen in dem stark geschädigten Muskelgewebe der apparent *Coxsackie*-virusempfänglichen Säuglingsmaus. Es bliebe auch zu überlegen, ob den von COHRS [*134*] bei gesunden Hühnern, Tauben und Sperlingen beschriebenen ,,Scheinneuronophagien'' von Gehirnpyramidenzellen eine inapparente Virusinfektion zur Seite gestellt werden könnte. Schließlich ist in diesem Zusammenhang die Mitteilung von FEYRTER [*193*] zu nennen, der bei seinen *Herpes-Zoster*studien am Menschen auf die Möglichkeit eines ,,Zoster sine exanthemate'' mit durchaus vorhandenen zosterischen geweblichen Reaktionen hinweist. Und ebenfalls ist der Nachweis identischer rhythmisch-schubweiser Leukocytenschwankungen im Gefolge von Pockenschutzimpfungen bei unterschiedlichem Lokaleffekt zu nennen [*269*]; auch hierbei läßt sich eine beträchtliche Unabhängigkeit des geweblichen Prozeßablaufes von dem äußeren Erscheinungsbild erkennen.

Alle derartigen Einzelbefunde sind heute allenfalls als einzelne Mosaiksteinchen in dem Bild geweblicher Reaktionen bei inapparenten

Infektionen zu werten. Systematische Untersuchungen über dieses Gebiet waren bisher vernachlässigt worden. Ich habe nun versucht, an einigen Modellbeispielen die Kenntnisse über derartige Fragen zu erweitern.

3. Experimentelle Untersuchungen über das Wesen des geweblichen Verhaltens bei inapparenten Verläufen verschiedener Virusinfektionen

Eingangs dieses Kapitels unterstellte ich, daß Einblicke in gewebliche Geschehensabläufe während nosologisch unterschwelligen Virus-Wirtsauseinandersetzungen von grundsätzlicher Bedeutung für die klinische Beurteilung derartiger Prozesse seien. Um sich eine Vorstellung über das Wesen der dabei ablaufenden Reaktionen machen zu können, bedarf es meines Erachtens vor allem anderen einer Abklärung von 3 Fragestellungen:

A. Beruht das Verhältnis von inapparenten zu apparenten bzw. letalen Infektionsverläufen nach verschiedenen natürlichen Applikationsbedingungen eines pathogenen Virus ganz allgemein auf Unterschieden der Ausbildung geweblicher Schäden?

B. Ist das morphologische Substrat inapparenter Läsionen von denjenigen apparenter Schäden in ihrer charakteristischen Eigenart und damit qualitativ oder nur in der Intensität und im Ausmaße und damit im wesentlichen quantitativ zu trennen?

C. Gibt es auch im Verlaufe von Virusinfektionen Abänderungen gegenüber dem geweblichen Normalverhalten, welche weder augenscheinliche funktionelle Schäden bewirken noch durch einen morphologisch anormalen Befund markiert werden und trotzdem als Läsionen, wie sie bei apparenten Schäden ebenfalls festgestellt werden, anzusprechen sind?

Für die Klärung jeder dieser Fragen habe ich mich bemüht, in einem jeweils geschlossenen Versuchssystem Anhaltspunkte und Aufschlüsse beizutragen.

α) Versuchsanordnung zu A

Untersuchungen über die Abhängigkeit zwischen dem Verhältnis von apparent-letalen zu funktionell inapparenten Infektionsverläufen und Unterschieden in der Ausbildung geweblicher Schäden sowie der Bildung Hämagglutinations-hemmender Antikörper bei jungen und ausgewachsenen Albinomäusen nach unterschiedlichen natürlichen MM-Virusinfektionen.

Jungmäuse von etwa 14 Tagen Lebensalter und ausgewachsene Mäuse von 6—8 Wochen Lebensalter wurden in Gruppen von 25—35 Tieren über 24—28 Std einer MM-Virusinfektion durch Einbringung des Erregers in das Futter oder in das Trinkwasser bzw. durch Kontakt mit lebenden oder toten MM-virusinfizierten Mäusen exponiert.

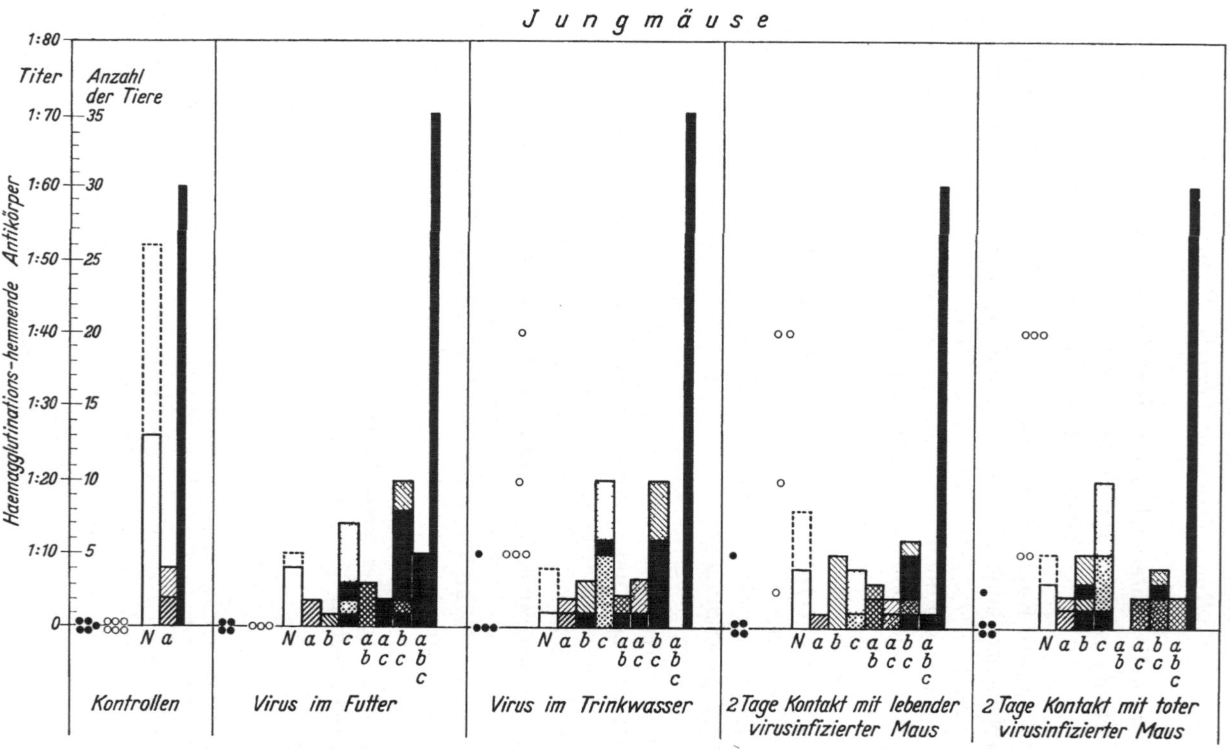

Abb. 3a—c. a Vergleichende Übersicht von histologischen Gehirngewebsreaktionen und der Bildung Hämagglutinations-hemmender Antikörper im Serum bei jungen und ausgewachsenen, teils tödlich erkrankten, teils apparent *nicht* erkrankten Albinomäusen 10 und 20 Tage nach unterschiedlichen natürlichen MM-Virusinfektionsexpositionen (Virusfütterung und Kontakt mit infizierten Tieren) (Zeichenerklärung siehe Abb. 3c; S. 78)

Ausgewachsene Mäuse
Kontrollen
Virus im Futter
Virus im Trinkwasser
2 Tage Kontakt mit lebender virusinfizierter Maus
2 Tage Kontakt mit toter virusinfizierter Maus
Anzahl der Tiere
Titer
Haemagglutinations-hemmende Antikörper
1:80
1:70
1:60
1:50
1:40
1:30
1:20
1:10
35
30
25
20
15
10
5
0

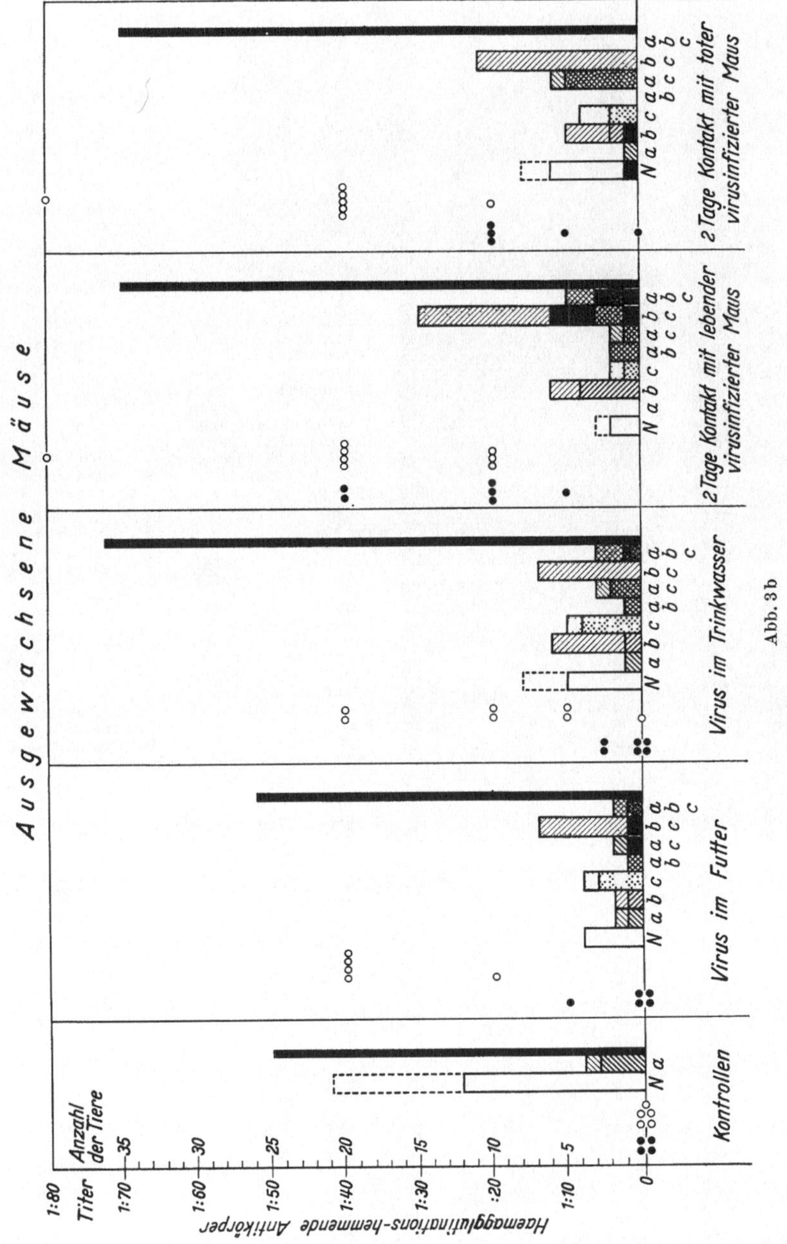

Abb. 3b

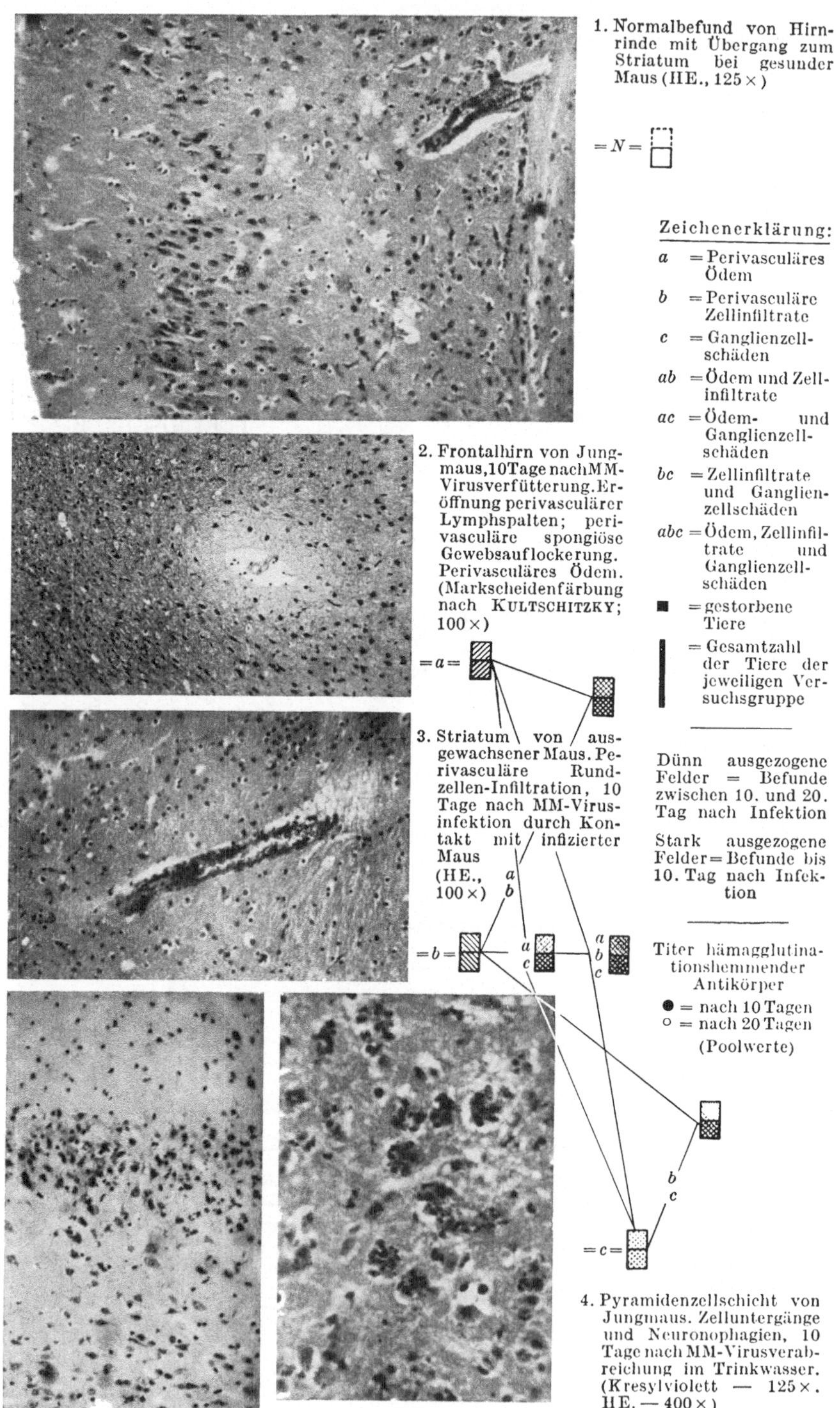

Abb. 3c. Zeichenerklärung zu Abb. 3a, b

Dieser der Columbia-SK-Virusgruppe zugehörige Erreger ist seit seiner Isolierung durch JUNGEBLUT u. DALLDORF [*343*] als ein nagerpathogenes Virus bekannt. Bei experimenteller Infektion dominieren im Erscheinungsbild der Tiererkrankung paralytische Symptome; das morphologische Bild wird dabei durch encephalitische myositische, besonders auch myokardische Veränderungen und Irritationen der lymphatischen Gewebe geprägt. (Zusammenfassend bei GÄDEKE [*218*].)

Die in meinen Versuchen jeweils 5 Mäusen angebotene Virusmenge entsprach etwa 5×10^4 LD$_{50}$ bei intraperitonealer Virusapplikation. 10 oder 20 Tage nach Beginn der Kontaktmöglichkeit mit dem Erreger wurden die apparent gesund erscheinenden überlebenden Tiere ausgeblutet und in Serum-Sammelgruppen von jeweils 2—4 Tieren der Titer spezifischer Hämagglutinations-hemmender Antikörper (Hammelerythrocyten) bestimmt. Außerdem wurde das gewebliche Verhalten des Zentral-Nervensystems in Paraffin-stufenschnitten in HE.-, Kresylviolett- und Markscheidenfärbung (nach KULTSCHITZKY) kontrolliert. Gleichartige histologische Untersuchungen wurden auch bei den registrierten interkurrent paralytisch erkrankten und stets danach spontan gestorbenen Tieren aller Gruppen vorgenommen.

Zum Vergleich wurde sowohl für die ausgewachsenen als auch für die jungen Mäuse eine Kontrollgruppe von Tieren histologisch und serologisch untersucht, welche keinen experimentellen Viruskontakt gehabt hatten, sonst aber unter gleichen Bedingungen wie die übrigen Versuchstiere gehalten worden waren.

Die Ergebnisse der serologischen und histologischen Untersuchungen sowie die Häufigkeitsverteilung apparenter letaler Erkrankungen und die dabei nachgewiesenen geweblichen Reaktionsformen sind in der Abb. 3 dargestellt. Daraus ist ersichtlich, daß nach Kontakt mit dem MM-Virus spezifische Hämagglutinationshemmende Antikörper im Serum sowohl von jungen als auch von ausgewachsenen Mäusen, und zwar bei diesen häufiger und mit höheren Titerwerten als bei jenen, auftraten. Grundsätzlich ist damit die Infektion der Versuchstiere mit dem MM-Virus bewiesen. Es wird weiterhin ersichtlich, daß der Anteil letaler Tiererkrankungen (schwarze Felder) bei den Versuchsgruppen der Jungmäuse gegenüber den ausgewachsenen Mäusen überwog.

Bei der Beurteilung der histologischen Veränderungen im Gehirngewebe der untersuchten Tiere ging ich von den morphologischen Korrelaten dreier geweblicher Reaktions-Grundformen aus:

a) perivasculäre spongiöse Gewebsauflockerungen im Sinne eines lokalen Ödems;

b) cellulär-infiltrative Vorgänge mit Bevorzugung des Adventitiabezirkes der Gefäße und

c) parenchymatöse Veränderungen in Form von degenerativen Ganglienzell-Läsionen mit oder ohne sekundär-mesenchymalen Begleitreaktionen.

Die Häufigkeitsverteilung derartiger Gewebsveränderungen bzw. ihrer Kombination in den Gehirnen der untersuchten Tiere ließen nun folgendes erkennen: Perivasculäre spongiöse Gewebsauflockerungen waren nicht nur in dem Gehirngewebe der Virus-exponierten bzw. infizierten Mäuse, sondern auch bei Kontrollmäusen nachweisbar. Derartigen Veränderungen konnte demnach bei der Bewertung geweblicher Auswirkungen nach MM-Virusinfektion keine Bedeutung beigemessen werden. Cellulär-infiltrative Prozesse und Ganglienzell-Schäden wurden nur bei den Versuchsmäusen, nicht aber bei Kontrolltieren aufgefunden. Im Gehirngewebe paralytisch erkrankter und gestorbener Tiere waren fast ausnahmslos neben mesenchymalen Reaktionen ausgedehntere Ganglienzell-Läsionen nachweisbar. Das Verhältnis der Mäuse mit histologischem Normalbefund zu solchen mit pathologischen feingeweblichen Veränderungen lag sowohl bei Virus-exponierten jungen als auch bei ausgewachsenen Mäusen zwischen 1:4 und 1:10. Bei den $^3/_4$ bis $^9/_{10}$ der Tierkollektive, in welchen die Versuchsmäuse mit krankhaften geweblichen Befunden des ZNS behaftet waren, traten wiederum nur in der Minderzahl ernstliche und apparente Krankheitszeichen zutage; mit größeren Variationen zwischen den einzelnen Versuchsgruppen betrug der Anteil von apparent und letal erkrankten Jungtieren $^1/_5$—$^2/_5$ und bei ausgewachsenen Mäusen $^1/_{10}$—$^1/_5$. Damit blieben bei den Jungtieren etwa $^1/_2$—$^2/_3$, bei den ausgewachsenen Tieren etwa $^2/_3$ bis $^3/_4$ der zentralnervösen Gewebsschäden ohne auffällige Erscheinungen. Eine Beziehung zwischen den geweblichen Reaktionen und offenbaren Krankheitserscheinungen ließ sich aber daraus ableiten, daß — wie schon gesagt — die parenchymatösen und mesenchymalen Reaktionen bei den apparent erkrankten Tieren besonders stark ausgeprägt waren.

β) Versuchsanordnung zu B

Untersuchungen über morphologische Allgemeinreaktionen (Kernvolumen-Variationen der Nebennierenrinde und lymphatische Gewebsveränderungen) sowie über Bildung Hämagglutinations-hemmender Antikörper (HIRST-Test) und über Gewebsveränderungen im Respirationstrakt der Maus bei apparenter und inapparenter Infektion mit PR 8 (A)-Grippe-Virus.

In dieser Versuchsserie wurden ausgewachsene Mäuse von 6—8 Wochen Lebenszeit mit dem durch 53 Amnionpassagen Hühnerei-adaptierten und weitgehend Maus-apathogenen PR 8 (A)-Grippe-Virusstamm infiziert. Der Hämagglutinationstiter des Stammes betrug 1:1280; jedes Tier erhielt einen Tropfen 1:50 verdünnter virushaltiger Amnionflüssigkeit in oberflächlicher Äthernarkose intranasal verabreicht. Einer weiteren Tierserie applizierte ich diesen Virusstamm unter gleichen Kautelen und Verdünnung in Form von Mäuse-Lungengewebsextrakten, nachdem der Erreger durch 4 Mäuselungen-Blindpassagen wieder Maus-pathogen geworden war. Zur Kontrolle wurden Mäuse desselben Milieus und Alters mituntersucht, welche lediglich Amnionflüssigkeit gesunder Hühnerembryonen erhalten hatten bzw. ohne eine Vorbehandlung in die Untersuchung einbezogen worden waren.

Am 1., 2., 4., 7., 12. und 20. Tag nach der Infektion wurden Gruppen von 9—15 der mit dem Ei-adaptierten Virus infizierten Tiere zur weiteren Untersuchung herangezogen. Die Untersuchungszeitpunkte der mit dem Maus-pathogenen Erreger beschickten Tiere legte ich auf den 1., 2., 4. und 7. Tag nach der Virusinoculation fest. Die Normal-Allantois-Kontrolltiere wurden am 2., 7. und 12. Tag post infect. untersucht.

Zu den gewählten Untersuchungszeitpunkten erfolgte die Ausblutung der Tiere. Die Seren einzelner, häufiger aber von 2—3 Tieren zusammen wurden danach mittels des HIRST-Tests auf Nachweisbarkeit Hämagglutinations-hemmender Antikorper gegen Grippe-A-Viren untersucht. Weiterhin wurden in den Nebennieren aller Tiere nach sofortiger Entnahme dieser Organe und 2 tägiger Fixierung in 5% igem Neutral-Formol von 300 Zellen der äußeren Fasciculata-Bezirke der Kerndurchmesser festgestellt und die prozentuale Verteilung der hierdurch ermittelbaren Kernvolumina aller Versuchsgruppen miteinander verglichen. Schließlich wurde das histologische Verhalten von Lungen- und Trachealgewebe, sowie von parabronchialen Lymphknoten und Milz der Tiere nach Fixierung in 5% igem Neutralformol in HE.- bzw. auch Mucicarmin- und Kresylviolett-gefärbten Paraffinschnitten kontrolliert.

Die Untersuchungsergebnisse sind in einer Übersicht auf den Abb. 4 wiedergegeben. Es ist daraus zu ersehen, daß sowohl nach intranasaler Infektion mit

Maus-pathogenem als auch mit Ei-adaptiertem PR 8 (A)-Grippevirus im Serum der Versuchsmäuse Hämagglutinations-hemmende Antikörper vom 4. Tag nach der Virusinoculation an nachweisbar werden. In allen Kontrollserien verliefen die Antikörper-Untersuchungen negativ. Dies spricht für eine Spezifität der Reaktion des Tests bei Grippe-Virusinfektionen der Maus; der biologische Reaktionskontrakt zwischen den Versuchstieren und dem Erreger ist damit erwiesen. Zum gleichen Zeitpunkt fand ich nach Applikation des apparent Maus-pathogenen Virusstammes in den Nebennierenrinden Änderungen der durchschnittlichen Zellkernvolumina im Sinne von Kernschwellungen; derselbe Befund war am 7. Tag nach der Infektion zu erheben. Die Tiere dieser Versuchsserie starben durchweg zwischen dem 8. und dem 12. Tag nach der Infektion; dadurch wurde eine weitere Verfolgung dieses Phänomens verhindert. Bei den Versuchstieren, denen der Ei-adaptierte Grippe-Virusstamm inoculiert worden war, wurden in weniger starker Ausprägung gleichartige Reaktionen der Nebennierenrinde am 7., 12. und 20. Tag mit Maximum am 12. Tag nach der Virusverabreichung vorgefunden. Nach intranasaler Instillation von Allantoisflüssigkeit normaler Hühnerembryonen blieben derartige Veränderungen aus.

Die histologischen Untersuchungen erbrachten folgende Ergebnisse: 1 Tag nach intranasaler Instillation des Maus-adaptierten PR 8 (A)-Grippe-Virus waren in dem abgeflachten und stellenweise lückenhaften Bronchialepithel vacuolige Zellveränderungen und eosinophile Nekrosen zu erkennen; die Zellkerne waren auffällig polymorph, teils geschwollen, teils geschrumpft, oder auch in Zerfall begriffen. Die Lumina der deutlich erweiterten Bronchien und Alveolargänge enthielten vielfach reichlich krümelig-schlierige eosinophile, mit Kernschutt untermischte Massen. Im peribronchialen Bindegewebe und in den stark ödematös aufgelockerten periarteriellen und perivenösen Gewebsbezirken fanden sich schwarmförmige lymphomonocytäre Zellanhäufungen. Milz- oder Lymphknotenveränderungen wurden nicht nachgewiesen. Diese Veränderungen traten am 2. Tag nach der Infektion noch verstärkt in Erscheinung. Hinzu gesellte sich der Befund einer homogenen Eiweißfüllung großer Alveolarbereiche im Sinne eines Lungenödemes, einer starken venösen und capillären Stase sowie arteriitischer und phlebitischer Gefäßwandveränderungen. In den Lymphknoten der Lungenwurzelbereiche fand sich ein kräftiger Sinuskatarrh. Die Milz ließ sich außer einer Follikelauflockerung eine erhebliche Blutfülle der Sinus erkennen.

4 Tage nach der Infektion war das feingewebliche Bild der Lungen insofern stark verändert, als die Korrelate einer anormalen Organdurchblutung sich erheblich zurückgebildet hatten. Es herrschten jetzt neben peribronchitischen, phlebitischen und arteriitischen Veränderungen Übergänge des Lungenödemes in pneumonische Infiltrationen vor. Das gewebliche Verhalten der Lymphknoten und der Milz entsprach etwa den Befunden des 2. Tages nach der Infektion.

7 Tage nach der Infektion hatten sich die pneumonischen Reaktionen bei den meisten Tieren noch erheblich verdichtet; durch eine inzwischen erfolgte überschießende und teils metaplastische Regeneration des Bronchialepithels und gleichartige Vorgänge an den Alveolardeckzellen traten in den Lungen von Tieren dieser Versuchsgruppe häufig zu den pneumonischen Veränderungen eindrucksvolle proliferative Reaktionen. In Lymphknoten und Milz fanden sich zu diesem Zeitpunkt starke Follikelauflockerungen, Sinuserweiterungen mit Lymphoklasien in den Follikeln und eine deutliche Polymorphie der Zellen des Grundreticulum als Zeichen irritativer Veränderungen.

Bei den Kontrollen des geweblichen Verhaltens von Mäusen, welche mit dem Ei-adaptierten PR 8 (A)-Grippevirusstamm infiziert worden waren, fand sich 1 Tag nach der Infektion eine Abflachung des Epithelbelages der weiten, teils mit Schleim und Detritus gefüllten Bronchien; auch hier konnten plasmatische Vacuolisierungen, Kernpolymorphien und Zelluntergänge festgestellt werden. Ebenfalls waren die Bronchialwandungen und gelegentlich perivasculäre Bezirke — allerdings nur auf schmale Gewebsbezirke beschränkt — von Lymphocyten -und Monocytenwällen umsäumt. Im übrigen waren die Lungen frei von abnormen histologischen Veränderungen. Außer gelegentlichen Zeichen eines Sinuskatarrhs fanden sich an den peribronchialen Lymphknoten keine Besonderheiten. Das Milzgewebe erwies sich histologisch als normal.

2 Tage nach der Infektion waren im wesentlichen gleichartige Reaktionen — gelegentlich etwas kräftiger markiert — nachzuweisen. Bemerkenswert waren außerdem emphysematische Erweiterungen weniger Alveolarbezirke. Im Milzgewebe wurden Follikelauflockerungen und Sinuserweiterungen beobachtet.

Demgegenüber erbrachten die histologischen Untersuchungen 4 Tage nach der Infektion noch deutlicher ausgeprägte Abweichungen vom normalen histologischen Bild. Während die Bronchiallumina im allgemeinen leer waren, fanden sich neben teils recht polymorph-kernigen Epithelregenerationen noch segmentförmige Epithelverluste und vor allem rundzellige Durchsetzungen der Bronchialwandungen und breitflächige peribronchiale sowie perivasculäre, stellenweise auf kleine Alveolarbezirke übergreifende lympho-monocytäre Infiltrationen des aufgelockerten Stützgewebes. Das übrige Lungengewebe ließ lediglich an manchen Stellen auffallende Weitstellungen der Alveolargänge und der zugehörigen Alveolengruppen

Abb. 4. (Seite 82—95) Vergleichende Darstellung. *a*) des histologischen Bildes von Respirationsorganen und lymphatischen Geweben; *b*) hämagglutinationshemmender Antikörper und *c*) der Kernvolumen-Variationen in den äußeren Bereichen der zona fasciculata der Nebennieren bei ausgewachsenen Mäusen nach unterschiedlich langer Infektionsdauer mit PR 8 (A) — Grippevirus

a

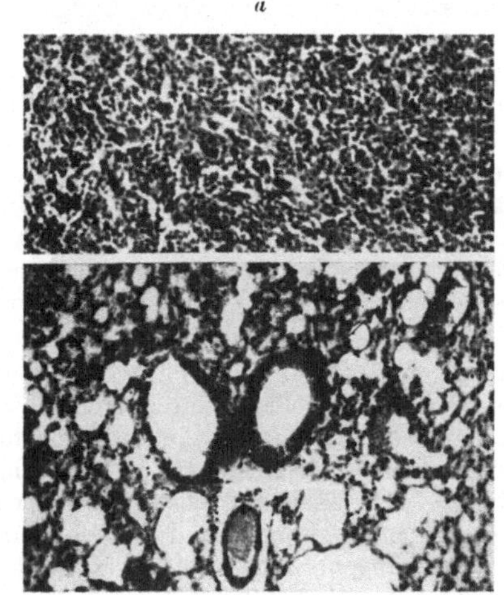

Unbehandelte Kontrollmäuse

erkennen. In den Lymphknoten der Lungenwurzeln fand sich häufig ein Sinus-katarrh; die Milzen boten außer Follikelauflockerungen und Sinuserweiterungen keine Besonderheiten.

7 Tage nach der Infektion waren außer dichten Rundzellen-Mänteln um Bronchien und Gefäße, vereinzelt Schleim-Detritusinhalt in den Bronchiallumina und manchmal kleinen Rundzellen-Ansammlungen in Interalveolarsepten sowie gelegentlichen Erweiterungen von Alveolargruppen kein besonderer Befund im Bereiche des Respirationstraktes zu erheben. Insbesondere hielt sich der Epithelbelag der Bronchien in den Grenzen des histologischen Normalbildes.

In angedeuteter Form waren derartige gewebliche Verhaltensweisen häufig auch 12 und 20 Tage nach der Infektion erkennbar. Das gleiche galt für geringe Reticulumschwellungen, Follikelverbreiterungen und Sinuserweiterungen der Milz oder den gelegentlichen Befund eines Sinuskatarrhs regionärer Lymphknoten. Da derartige Gewebsreaktionen in dieser Prägung aber auch bei den Kontrolltieren vorgefunden werden konnten, sollen sie hier nicht in die Auswertung miteinbezogen werden. Eine Abweichung von diesen Befunden wurde lediglich bei 2 von insgesamt 75 nach Infektion mit dem Ei-adaptierten Grippevirus histologisch untersuchten Versuchsmäusen festgestellt. Diese Tiere starben — als einzige jener Versuchstiere — am 13. bzw. 15. Tag nach der Virusinstillation. Bei ihnen bot sich der histologische Befund ausgedehnter konfluierender, teils abszedierender pneumonischer Prozesse.

Verglichen werden: I) Unbehandelte Kontrolltiere mit
  II) Verhalten nach intranasaler Instillation von Maus-adaptiertem PR8-Grippevirus
  III) Verhalten nach intranasaler Instillation von Maus-apathogenem, Ei-adaptiertem Grippevirus
  IV) Verhalten nach intranasaler Instillation von Allantoisflüssigkeit nicht-infizierter Hühnerembryonen

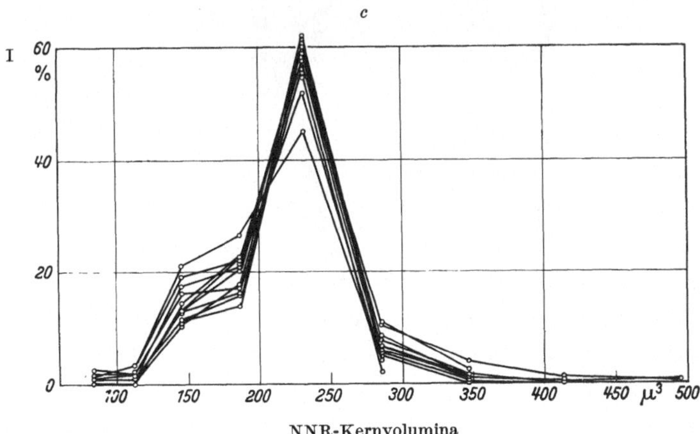

Unbehandelte Kontrollmäuse

II

a

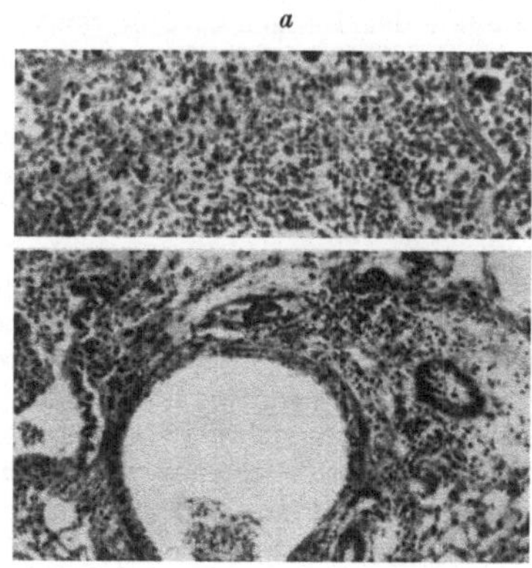

III

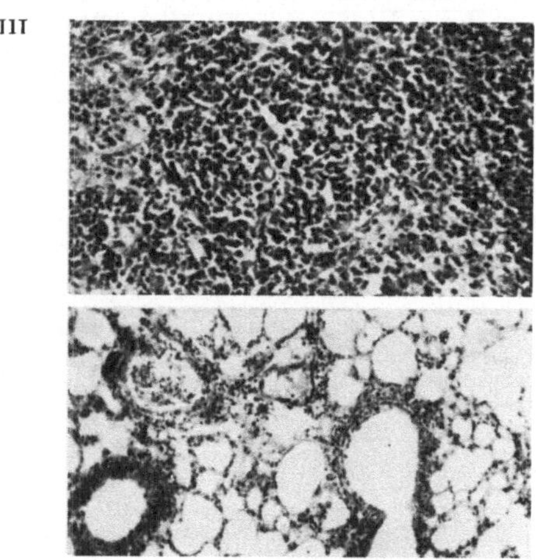

1 Tag nach Inoculation

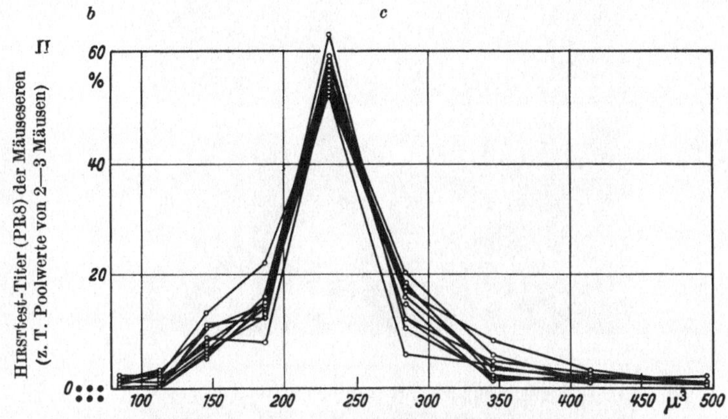

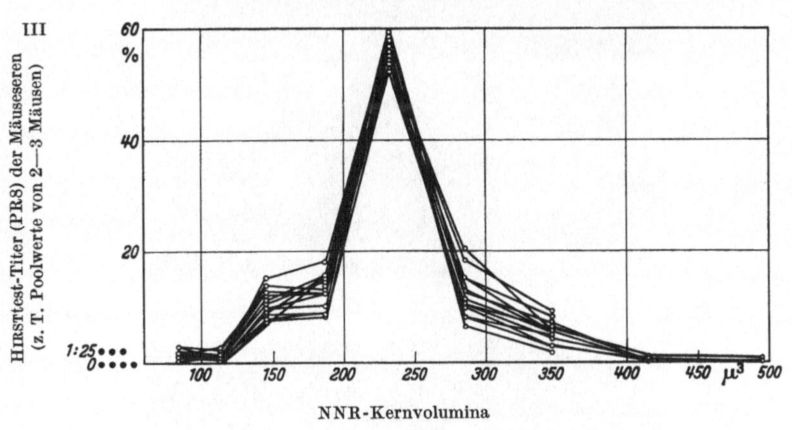

1 Tag nach Inoculation

II
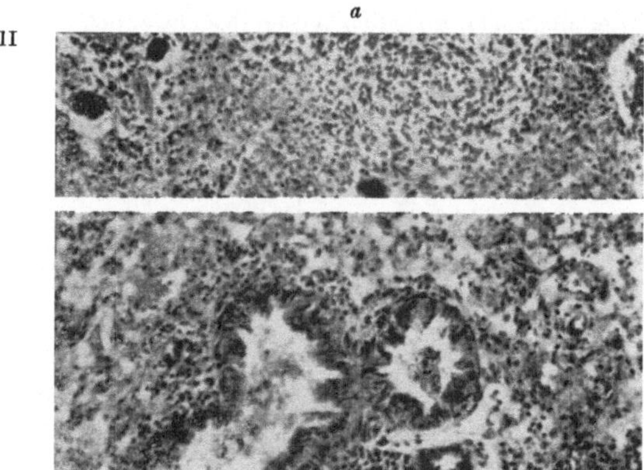

III
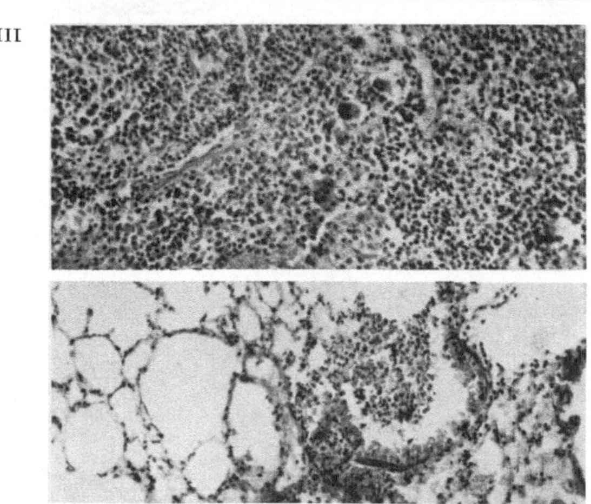

IV
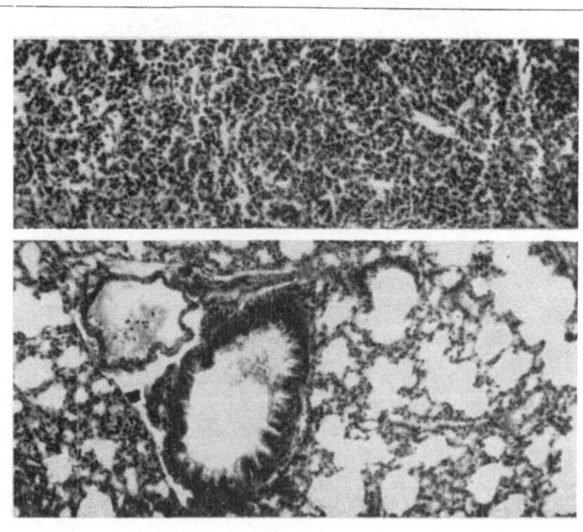

2 Tage nach Inoculation

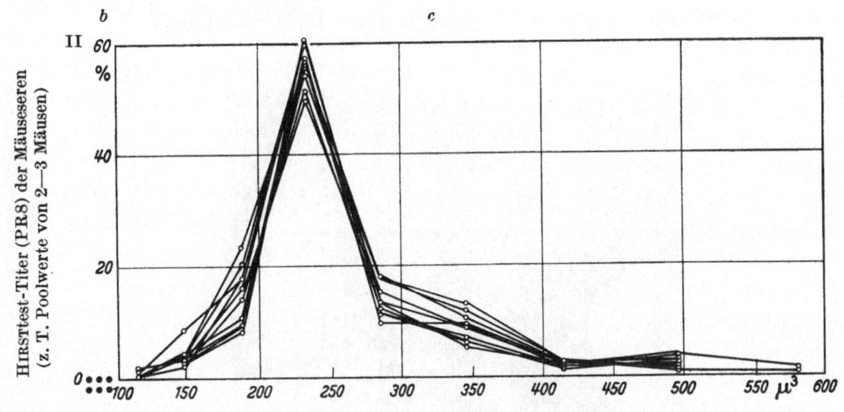

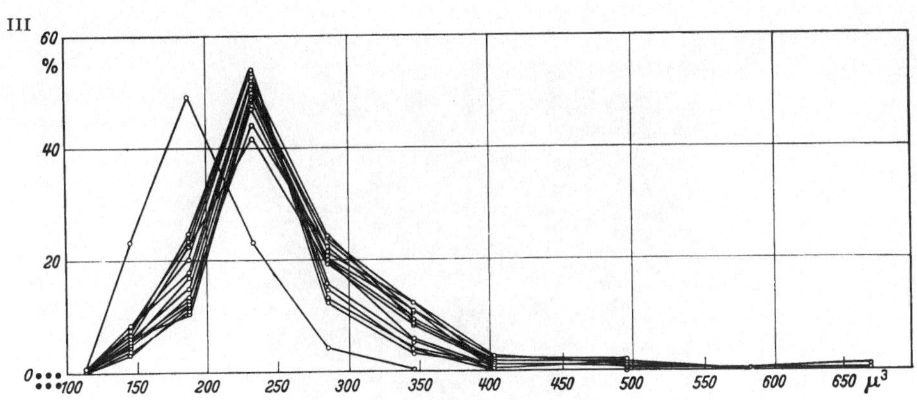

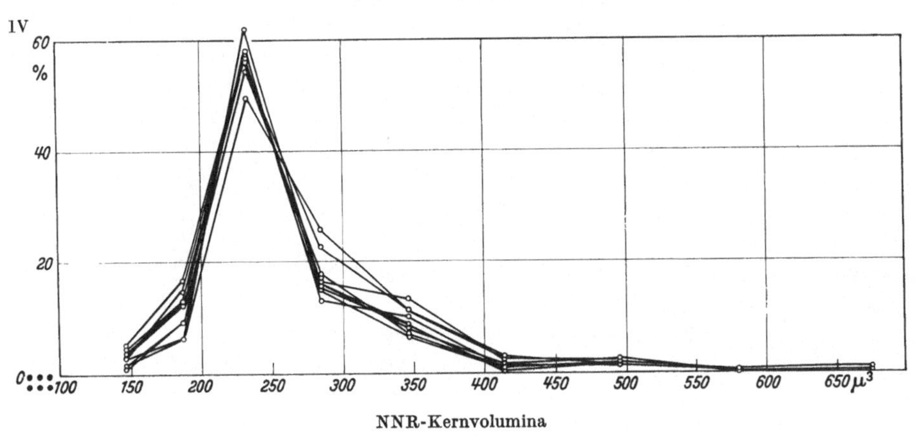

2 Tage nach Inoculation

a

II

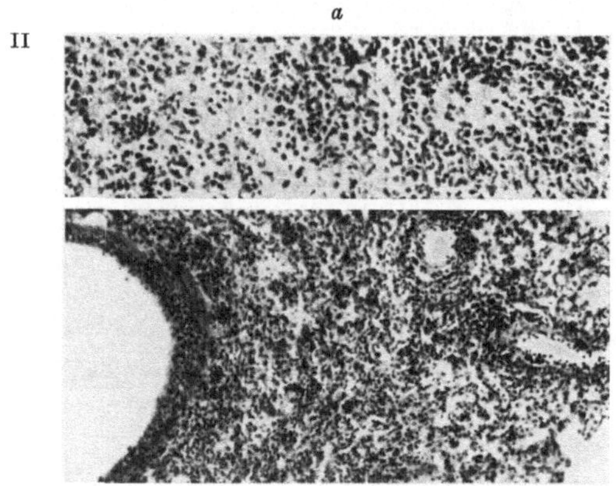

III

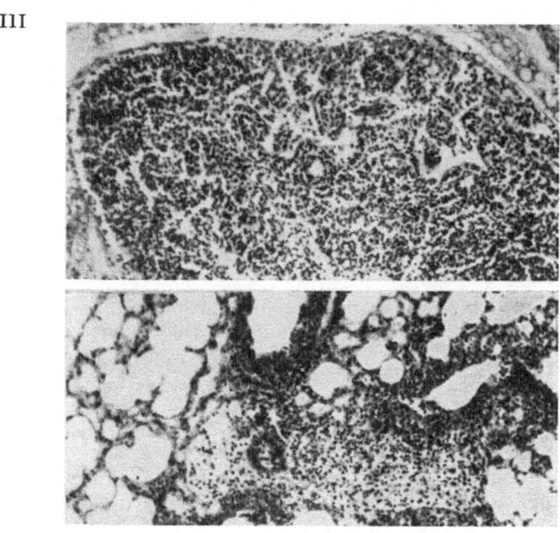

4 Tage nach Inoculation

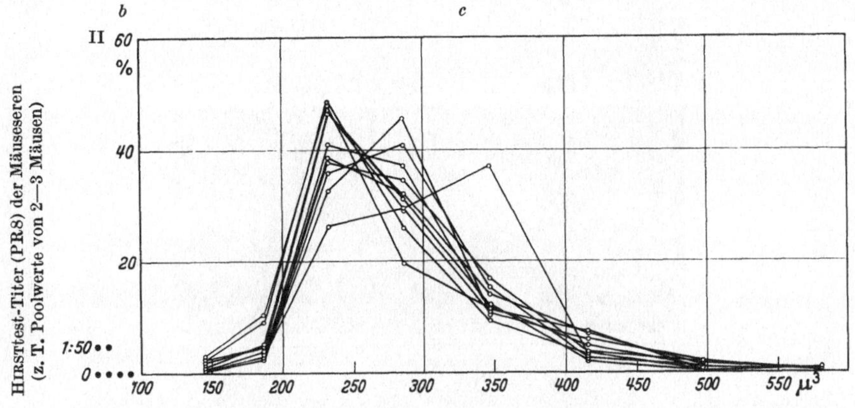

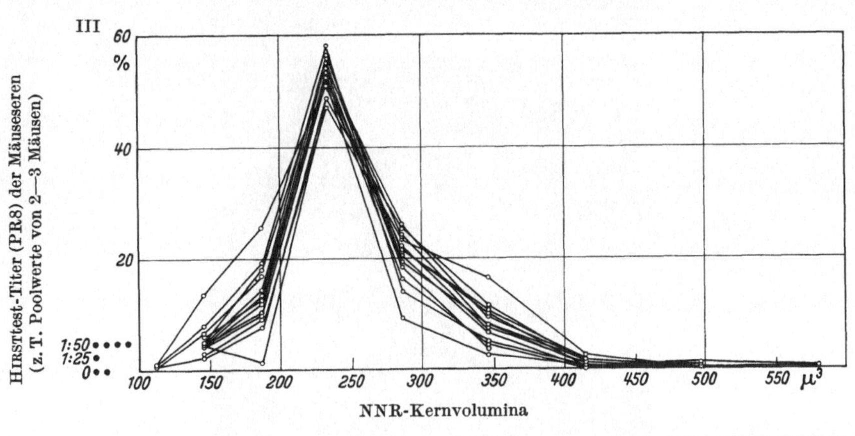

4 Tage nach Inoculation

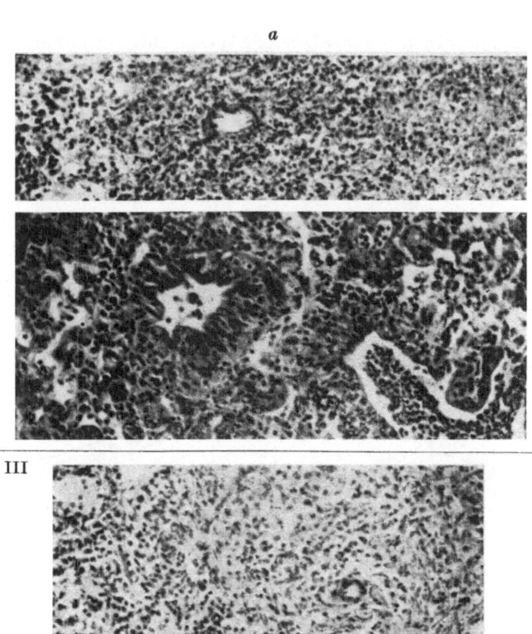

II

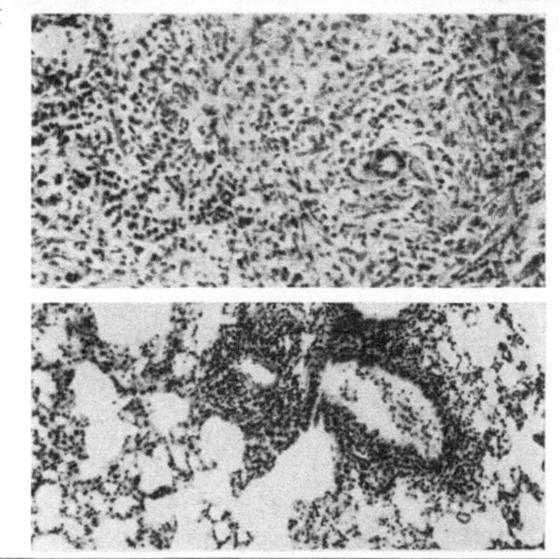

III

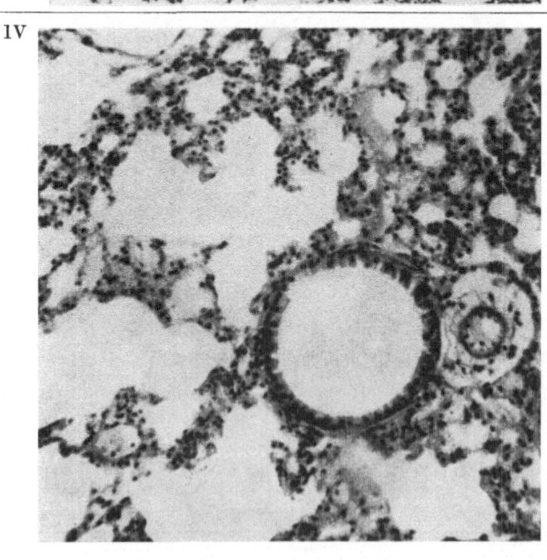

IV

7 Tage nach Inoculation

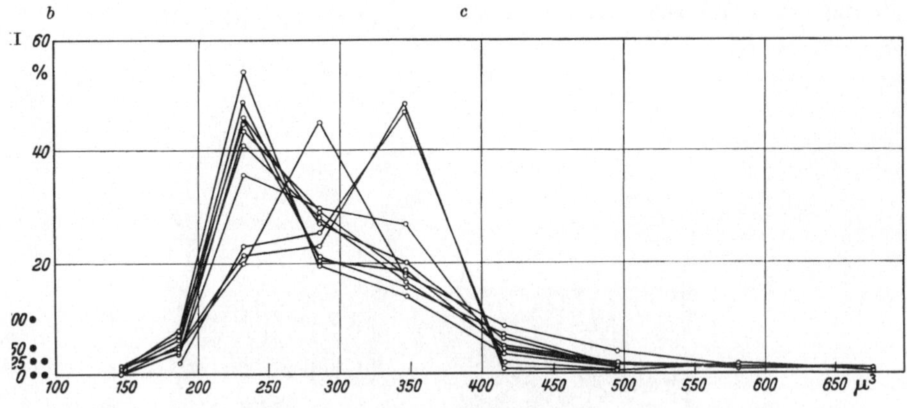

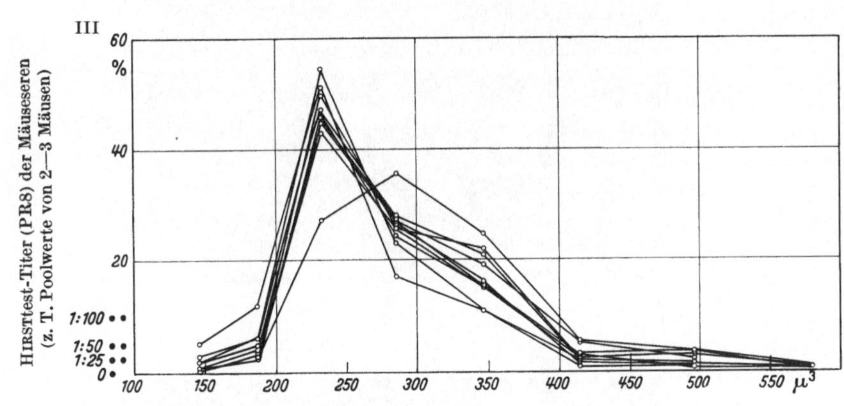

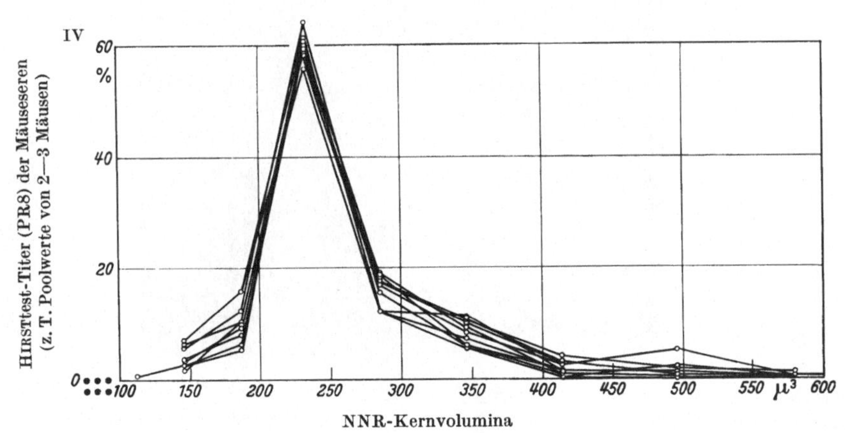

7 Tage nach Inoculation

III

a

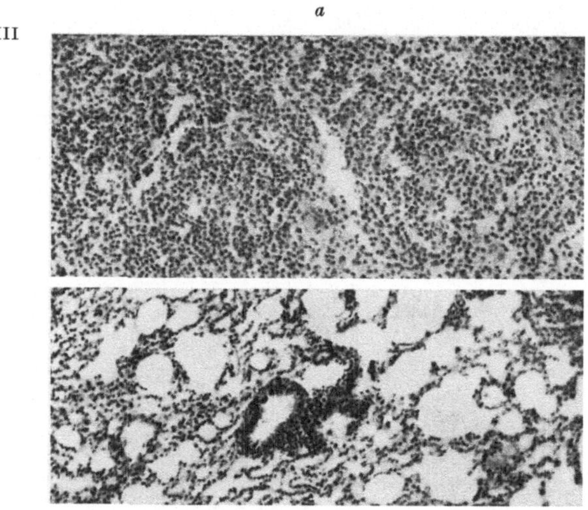

IV

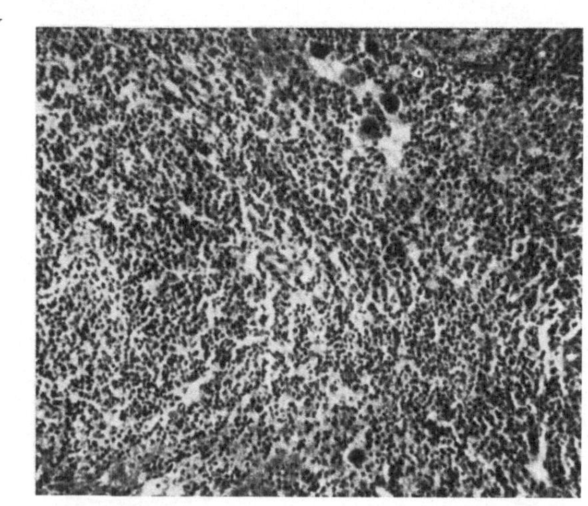

12 Tage nach Inoculation

HIRSTtest-Titer (PR8) der Mäuseseren (z. T. Poolwerte von 2—3 Mäusen)

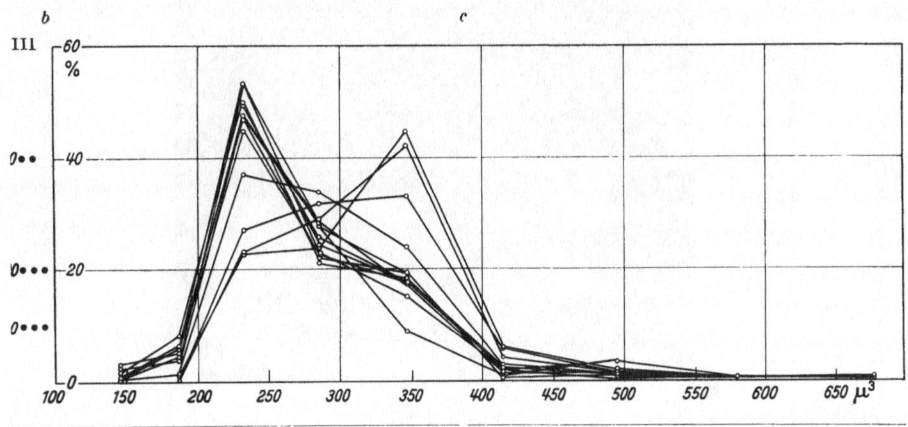

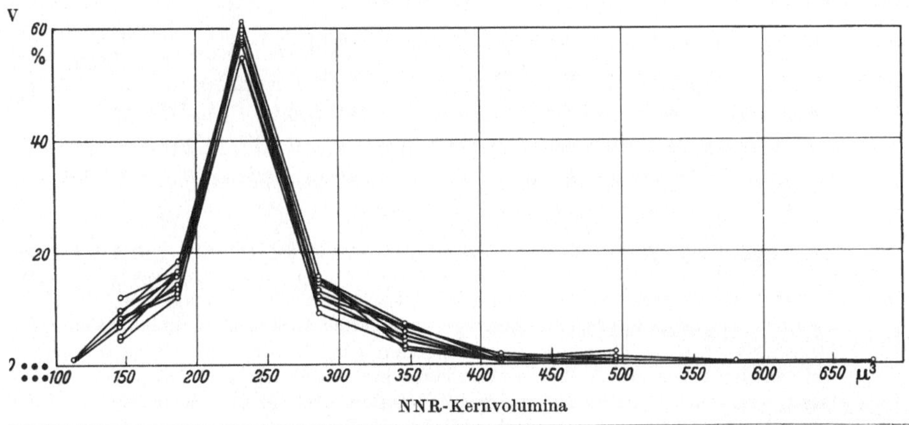

12 Tage nach Inoculation

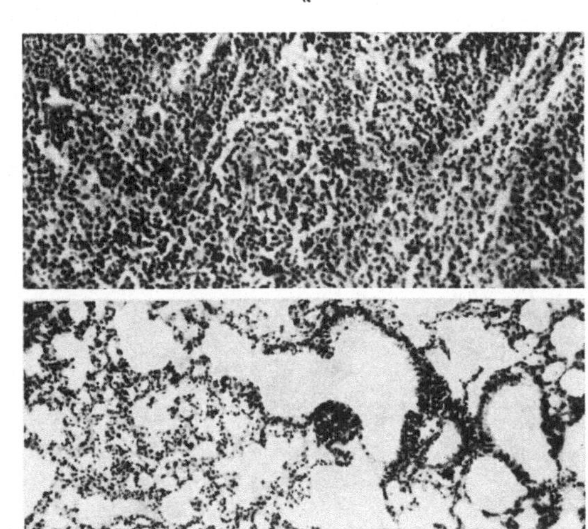

20 Tage nach Inoculation

γ) Versuchsanordnung zu C

Untersuchungen über Veränderungen des Verhältnisses von Protein- und Nucleinsäuregehalt in NaCl-Extrakten der Skeletmuskulatur von Säuglingsmäusen, saugenden Meerschweinchen und ausgewachsenen Mäusen zu verschiedenen Zeitintervallen nach Infektion mit Coxsackie-A_1, A_2 und A_3-Viren, im Zusammenhang mit der Prüfung neutralisierender Antikörper und histologischen Skeletmuskelveränderungen.

Ich ging hier von der vielfach bestätigten Beobachtung aus, daß Coxsackie-A-Viren zwar bei Säuglingsmäusen eine tödlich verlaufende paralytische Erkrankung mit dem geweblichen Substrat einer ZENKERschen Skeletmuskel-Degeneration bewirken, bei ausgewachsenen Mäusen sowie unter anderem auch bei saugenden Meerschweinchen keinen apparent pathogenen Effekt entfalten und nach eigenen Beobachtungen bei diesen Tieren auch keine histologischen Muskelgewebsveränderungen auslösen. Es sollte nun überprüft werden, ob und inwieweit Hinweise für morphologisch und funktionell verborgen bleibende Änderungen im inneren Gefüge der Muskulatur dennoch eintreten und nachgewiesen werden könnten. Das dafür

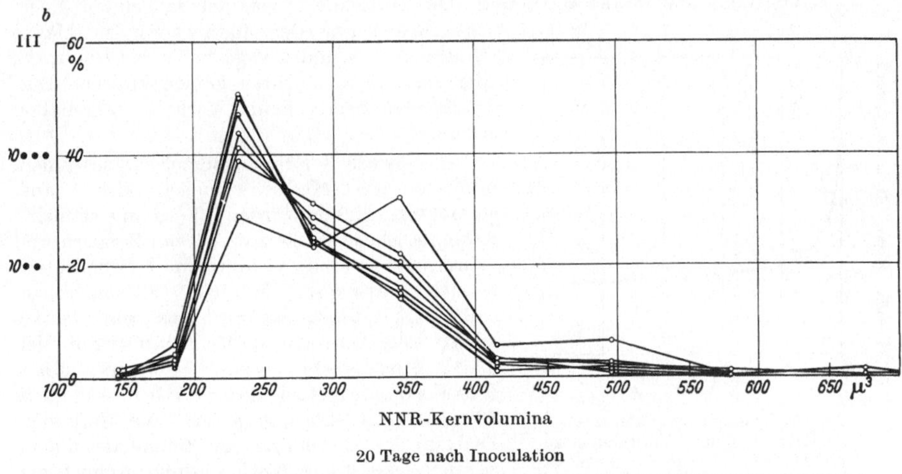

angewandte Untersuchungsprinzip wurde auf den Ergebnissen vorangegangener chemischer, histochemischer und histologischer Untersuchungen an der Skeletmuskulatur von Coxsackie-A_2-virusinfizierten Säuglingsmäusen und saugenden Meerschweinchen [9; 226] aufgebaut. In diesen Studien war festgestellt worden, daß im Muskelgewebe der Säuglingsmaus mit zunehmender Infektionsdauer das Verhältnis von Kalium- zu Natriumionen sich in Form eines Kaliumschwundes und eines Natriumanstieges veränderte [226] und daß sich darüber hinaus bei der mittels hypertonischer NaCl-Lösung vorgenommenen Muskelgewebsextraktion Coxsackie-A-virusinfizierter Säuglingsmäuse bei Vergleich des Protein- mit dem Nucleinsäuregehalt der Extrakte eine relativ vermehrte Proteinextraktion gegenüber gleichen Untersuchungen an Normal-Kontrolltieren erkennen ließ. Da auch bei saugenden Meerschweinchen Muskel-Kaliumsenkungen nach einer Coxsackie-A_2-Virusinfektion *ohne* Verhaltensstörungen der Tiere und *ohne* Änderungen der histologischen Struktur des Muskelgewebes nachgewiesen worden waren, überprüfte ich die Nucleinsäure- und Proteinextrahierbarkeit aus dem Muskelgewebe nach Coxsackie-A-Virusinfektion auch bei saugenden Meerschweinchen und bei ausgewachsenen Mäusen nach. Ich ging dabei von der Vorstellung aus, daß eindeutige Änderungen der Protein- und Nucleinsäure-Extrahierbarkeit gegenüber Normal-Kontrolltieren als Infektionseffekt angesprochen werden dürften. Der

Nachweis eines biologischen Reaktionskontaktes sollte dabei durch zusätzliche Untersuchung der Versuchstier-Seren auf zunehmende Fähigkeit zur Neutralisierung des homologen Virusstammes geprüft werden.

1—2 Tage alte Säuglingsmäuse, 1—3 Tage alte saugende Meerschweinchen und 6—8 Wochen alte ausgewachsene Mäuse wurden mit Coxsackie A_1-, A_2- oder A_3-Virus infiziert. Hierzu erhielten die Säuglingsmäuse 0,01 cm³, die Meerschweinchen 0,2 cm³ und die ausgewachsenen Mäuse 0,1 cm³ einer 1:1000 verdünnten virushaltigen Säuglingsmaus-Muskelsuspension subcutan injiziert; die LD_{50} von 0,01 cm³ des infektiösen Ausgangsmaterials lag für die Säuglingsmaus in den benutzten Suspensionen bei Verdünnungen zwischen 10^6 und $10^{8,5}$ (Methode nach REED u. MUENCH [562a]).

Die Untersuchungen der Säuglingsmäuse erfolgten etwa 24, 40 oder 50 Std nach der Infektion; zum letzten Zeitpunkt hatten die Tiere Strecklähmungen der hinteren Extremitäten und waren moribund. Die Untersuchungen der saugenden Meerschweinchen und der ausgewachsenen Mäuse erfolgte 1, 2, 3 und 4 Tage nach der Infektion. Alle diese Tiere machten keinen kranken Eindruck und ließen keine Verhaltensanomalien erkennen.

Von jeweils 3 Säuglingsmäusen zusammen, bzw. von je 1 Meerschweinchen oder 1 ausgewachsenen Maus wurden 10—20 mg (Feuchtgewicht) Skeletmuskelgewebe von Beugern und Aduktoren aus dem hinteren Extremitätenbereich präpariert. Für jede Untersuchungseinheit (Zeitpunkt, Tierart, Virusstamm) setzte ich so viele Tiere ein, daß ich durchschnittlich 6—11 Einzelwerte erhielt. Nach 4 stündiger Extraktion des Muskelgewebes bei —18° C in 10% iger NaCl-Lösung wurde eine 8 stündige Dialyse des Extraktes im Zellophanschlauch gegen frische 10% ige NaCl- Lösung durchgeführt. In Stichproben versicherte ich mich durch Nachweisversuch von anorganischem und säurelöslichem Phosphor (Molybdänblau-Methode), daß hiernach die niedermolekularen Bestandteile aus den Extrakten entfernt waren. Anschließend erfolgte eine UV-Absorptionsmessung der Extrakte bei den Banden 250—300 mμ. Aus dem Verhältnis der Absorption bei 280 mμ : Absorption 260 mμ ermittelte ich den prozentualen Gesamt-Nucleinsäureanteil an den UV-absorbierenden extrahierten Stoffen. Ich legte diesen Werten Angaben von WARBURG u. CHRISTIAN [728] zugrunde, nach denen der relative Nucleinsäuregehalt als Funktion des Absorptionsquotienten Protein : Nucleinsäure eingesetzt wird (Abb. 5).

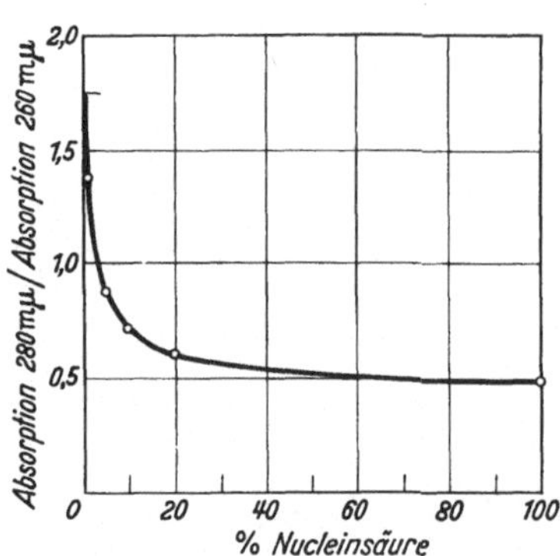

Abb. 5. Funktion von Absorptionsquotient Protein/Nucleinsäuren zu prozentualem Nucleinsäuregehalt einer Mischung beider Stoffgruppen. (Nach: O. WARBURG u. W. CHRISTIAN [728])

Parallel dazu wurde von allen Tieren entsprechendes Muskelgewebsmaterial nach Fixierung in 5% igem Neutralformol in HE.- und Myofibrillenfärbung (HEIDENHAIN) an Paraffinschnitten untersucht. Außerdem wurde die Neutralisationskraft des Serums von jeweils 2 Meerschweinchen zusammen, bzw. von 3 ausgewachsenen Mäusen zusammen 14 Tage nach Infektion gegenüber den homologen Virusstämmen geprüft. Hierzu ermittelte ich im Tierversuch die Depression der LD_{50} durch Zugabe aliquoter Serummengen zu Virusverdünnungen. Für die Bestimmung der Infektionskraft jedes Sammelserum/Virus-Gemisches setzte ich 4 Säuglingsmäuse (insgesamt 576 Tiere) ein.

Die Untersuchungsergebnisse sind in der Abb. 6 dargestellt. Es ist daraus zu ersehen, daß der prozentuale Anteil von Nucleinsäuren an UV-absorbierenden

Substanzen in NaCl-Extrakten von Muskelgewebe saugender Mäuse nach Coxsackie-A_1- und A_2-Virusinfektion absanken; am deutlichsten war dies nach A_1-Infektion zu beobachten. Die festgestellten Unterschiede der Werte gegenüber Normalkontrollen haben nach Ausweis der t-Verteilung den Charakter einer echten Differenz (Tab. 1). Nach A_3-Virusinfektion trat jener Effekt dagegen nicht sicher in Erscheinung. Bei infizierten saugenden Meerschweinchen wurden passager gleichsinnige Verschiebungen — auch nach Coxsackie-A_3-Virusinfektion — vorgefunden. Demgegenüber sprachen die Befunde bei ausgewachsenen Mäusen für eine nur auf die 24-Std-Spanne nach A_1-Virusinfektion beschränkte relative Nucleinsäurevermehrung in den Extrakten und nach Coxsackie-A_2-Virusinfektion für eine gleichartige Schwankung nach 48 Std, der eine deutliche Senkung zur Untersuchungszeit von 24 Std nach der Infektion vorangegangen war.

Tabelle 1. *Statistische Differenzen zwischen dem prozentualen Nucleinsäuregehalt im NaCl-Extrakt von Coxsackie-A-Virus-infizierten Säuglingsmäusen, saugenden Meerschweinchen oder ausgewachsenen Mäusen einerseits und jeweiligen Normalkontrollwerten andererseits*

[Angewandt wurde die Methode der t-Verteilung, „Student" Biometrika 6, 1 (1908)]

Versuch Stunden	Zahl der Versuchstierpools	Mittelwert der Prozent-Nucleinsäure in NaCl-Extrakt von Skeletmuskulatur	t	g (= Sicherheitsquotient)
I. Säuglingsmäuse				
Coxsackie-A_1-Virus				
Normalkontrolle	11	4,24 ± 0,93		
24—27	9	2,18 ± 0,92	5,34	> 1000:1
40—42	7	2,89 ± 0,62	3,46	> 100:1
48—50	6	2,32 ± 0,42	4,73	> 1000:1
Coxsackie-A_2-Virus				
24—27	8	3,65 ± 0,84	1,6	< 20:1
40—42	7	2,64 ± 0,62	3,94	> 1000:1
48—50	11	2,79 ± 0,87	4,15	> 1000:1
Coxsackie-A_3-Virus				
24—27	7	3,67 ± 0,86	1,48	< 20:1
40—42	9	3,31 ± 0,49	2,72	> 20:1
48—50	9	3,40 ± 0,25	2,63	> 20:1
II. Saugende Meerschweinchen				
Coxsackie-A_1-Virus				
Normalkontrolle	10	4,06 ± 0,36		
24	6	3,37 ± 0,19	4,45	> 1000:1
46—48	6	2,87 ± 0,49	3,03	> 100:1
64—72	6	3,15 ± 0,56	4,78	> 1000:1
86—92	6	3,05 ± 0,9	2,96	> 20:1

Tabelle 1 (Fortsetzung)

Versuch Stunden	Zahl der Versuchstierpools	Mittelwert der Prozent-Nucleinsäure in NaCl-Extrakt von Skeletmuskulatur	t	q (= Sicherheitsquotient)
		Coxsackie-A_2-Virus		
24	8	$3,03 \pm 0,55$	6,8	$> 1000{:}1$
46—48	8	$3,5 \pm 0,59$	2,5	$> 20{:}1$
64—72	8	$2,94 \pm 0,48$	7,4	$> 1000{:}1$
86—92	6	$3,27 \pm 0,74$	2,64	$> 20{:}1$
		Coxsackie-A_3-Virus		
24	8	$3,4 \pm 0,24$	4,35	$> 1000{:}1$
46—48	8	$3,68 \pm 0,42$	0,98	∅
64—72	8	$3,22 \pm 0,49$	3,88	$> 100{:}1$
86—92	8	$3,3 \pm 0,58$	3,26	$> 100{:}1$

III. Ausgewachsene Mäuse

Versuch Stunden	Zahl der Versuchstierpools	Mittelwert der Prozent-Nucleinsäure in NaCl-Extrakt von Skeletmuskulatur	t	q (= Sicherheitsquotient)
		Coxsackie-A_1-Virus		
Normalkontrolle	10	$2,49 \pm 0,57$		
24	9	$3,5 \pm 0,3$	4,58	$> 1000{:}1$
48	8	$2,34 \pm 0,47$	0,55	∅
72	8	$2,51 \pm 0,76$	0,7	∅
96	11	$2,75 \pm 0,39$	1,86	$< 20{:}1$
		Coxsackie-A_2-Virus		
24	10	$1,26 \pm 0,3$	4,9	$> 1000{:}1$
48	10	$3,44 \pm 0,8$	3,22	$> 1000{:}1$
72	10	$2,67 \pm 0,58$	0,66	∅
96	10	$2,99 \pm 0,53$	1,93	$< 20{:}1$
		Coxsackie-A_3-Virus		
24	9	$2,63 \pm 0,41$	0,57	∅
48	9	$2,72 \pm 0,47$	0,88	∅
72	10	$3,03 \pm 0,45$	1,5	$< 20{:}1$
96	10	$2,69 \pm 0,22$	0,95	∅

Histologische Muskelgewebsveränderungen waren weder bei Meerschweinchen noch bei ausgewachsenen Mäusen nachgewiesen worden im Gegensatz zu den obligaten schweren Läsionen bei Säuglingsmäusen. Dagegen hatten die Sammelseren infizierter Meerschweinchen und ausgewachsener Mäuse 14 Tage nach der experimentellen Infektion die Fähigkeit gewonnen, 10—$1000\ LD_{50}$ des homologen Virusstammes zu neutralisieren. Bei Kontrolltieren waren Neutralisationseffekte von Sammelseren nicht vorgefunden worden.

Bei einer Gegenüberstellung der Befunde dieser Untersuchungen und der Fragestellungen, von welchen ich ausgegangen war, muß in der Beurteilung der Ergebnisse vor allem anderen einem Umstand Rechnung getragen werden: Bei Tiererkrankungen können — wenn symptomatisch markierte lokale Störungen fehlen — die Korrelate zu dem, was beim Menschen das „allgemeine Krankheitsgefühl" widerspiegelt, verborgen bleiben. Bei Nagetieren sind allerdings Adynamie, Freßunlust, struppiges Fell und Atmungsbeschleunigung als Indicatoren dafür zu verwerten, daß allgemeine Gesundheitsstörungen *ohne* typische Lokalsymptome der jeweiligen Krankheit bestehen. Ich habe deshalb bei meinen Versuchen nur solche Tiere in die Gruppen der inapparenten Infektionsverläufe einbezogen, bei welchen die deutliche Ausprägung von Allgemeinerscheinungen der genannten Art ausgeblieben waren. Man befindet sich aber auch bei solchen Erreger-Wirtsauseinandersetzungen a priori in sehr verschwommenen Grenzbereichen zwischen rudimentären Verlaufsformen der klinischen Krankheit und der inapparenten Infektion im Sinne der „maladie aigue" nach NICOLLE.

Unter Voraussetzung dieser Einschränkung stelle ich die nachfolgende Interpretation meiner Untersuchungsbefunde zur Diskussion:

1. Der natürliche Kontakt junger und ausgewachsener Albinomäuse mit dem MM-Virus hat eine echte Infektion zur Folge, welche sich durch den Nachweis Hämagglutinations-hemmender Antikörper im Serum der Tiere dokumentiert. Im Verlaufe der biologischen Auseinandersetzung zwischen der Maus und dem MM-Virus treten unter anderem bei 75 bis 90% der Tiere im Zentral-Nervensystem histologische Veränderungen in Form von degenerativen oder entzündlichen Reaktionen auf. Bei 10 bis 20% der ausgewachsenen Mäuse und bei 20—40% der Jungtiere werden eindeutige Krankheitszeichen mit nachfolgendem Tod manifest. *Nach MM-Virusinfektion der Maus braucht die Ausbildung beträchtlicher geweblicher Läsionen demnach keineswegs mit offensichtlichen funktionellen Schäden einhergehen. Bei den apparent erkrankten und gestorbenen Mäusen sind jedoch im Vergleich zu den übrigen Tieren Häufungen besonders schwerster und ausgedehnter histologischer Korrelate degenerativer sowie entzündlicher Veränderungen im Zentral-Nervensystem zu beobachten.*

2. Die Albinomaus setzt sich mit dem PR 8 (A)-Grippevirus nicht nur nach intranasaler Applikation eines Maus-adaptierten Stammes dieses Erregers auseinander, sondern hat auch mit einer Ei-adaptierten, Maus-„apathogenen" Variante des Virus einen echten biologischen Reaktionskontakt. Dies wird durch den Anstieg Hämagglutinations-hemmender Antikörper nach intranasaler Infektion des Virus dokumentiert, welcher außer in den hier mitgeteilten Untersuchungen auch von HIRST, von WANG, von MATSUMOTO u. Mitarb. sowie von FRIEDWALD u. HOOK (siehe Kapitel II, 1) beschrieben worden ist. Bei dem von mir angewendeten Infektionsmodus des Maus-pathogenen Erregers in Form eines nur 1:50 verdünnten Lungenextraktes von Passagemäusen treten auch ohne *experimentelle* bakterielle Superinfektionen innerhalb von 4 Tagen eindrucksvolle gewebliche Reaktionen in Erscheinung. Neben den vielfach

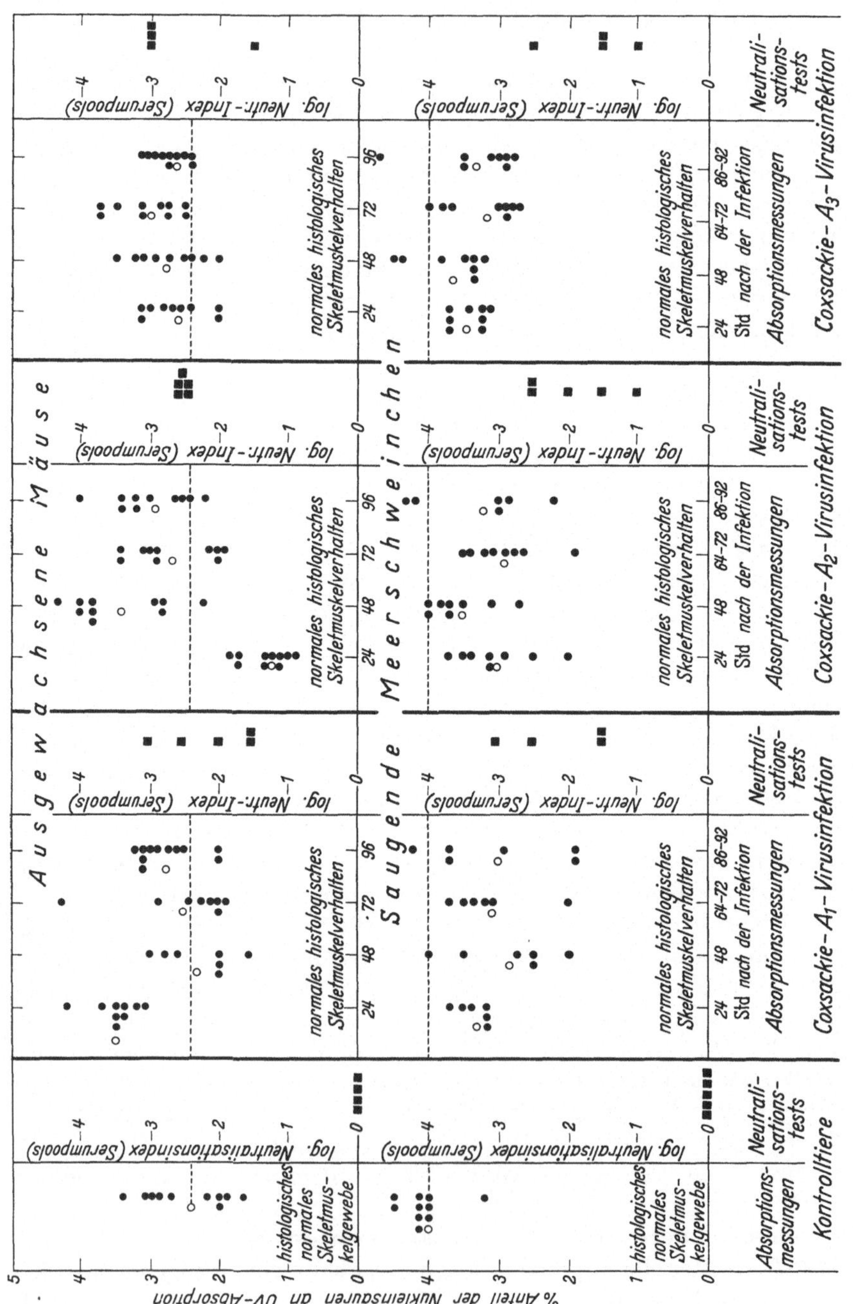

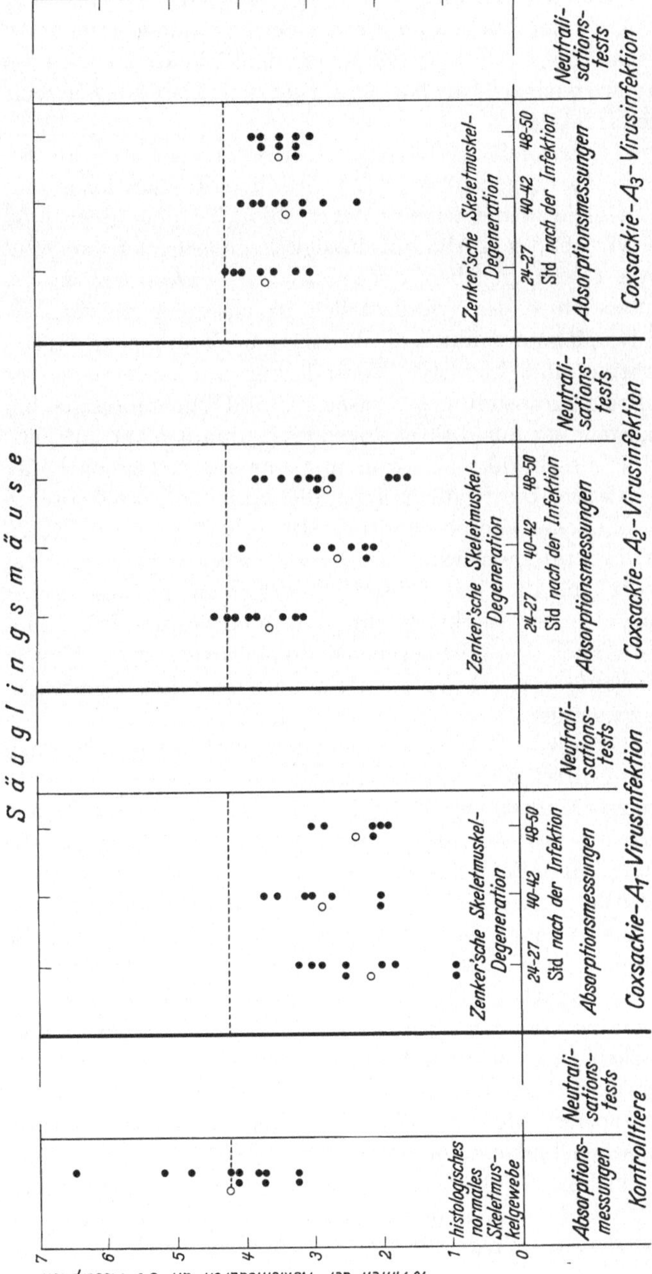

Abb. 6. Vergleichende Darstellung der prozentualen Anteile von Nucleinsäuren an der UV-Absorption von NaCl-Extrakten aus Skeletmuskelgewebe Coxsackie-A₁-, A₂- und A₃-virusinfizierter Säuglingsmäuse, saugender Meerschweinchen und ausgewachsener Mäuse zu verschiedenen Zeitpunkten nach der Infektion, sowie des Nachweises neutralisierender Antikörper im Serum der Tiere, 14 Tage nach der Infektion

Erläuterung zu Abb. 6. • Prozentanteile von Nucleinsäuren an der UV-Absorption von NaCl-Extrakten aus Skeletmuskelgewebe von Säuglingsmäusen (Poolwerte), ausgewachsenen Mäusen und saugenden Meerschweinchen (Einzelwerte). ○ Mittelwerte der einzelnen Versuchsgruppen. - - Mittelwertlinie der Normal-Kontrollen. ■ Neutralisations-Indices von Serumpools Coxsackie-A-Virus-infizierter saugender Meerschweinchen und ausgewachsener Mäuse, 14 Tage nach der Infektion, bzw. Normal-Kontrollwerte beschriebenen degenerativen sowie katarrhalisch-entzündlichen Epithelveränderungen im Bereiche der Luftwege werden Zeichen eindrucksvoller Gefäßwandreaktionen der Lungen im Sinne einer Stase und vermehrten Gefäßwandpermeabilität sowie ausgedehnte entzündliche Reaktionen des Lungenparenchymes nachweisbar. Die schwerkranken Tiere starben 8 bis 12 Tage nach der Infektion.

Es traten nun aber auch im Gefolge einer Verabreichung des Eiadaptierten, Maus-„apathogenen" PR 8 (A)-Virus nach Instillation großer Virusmengen — wie sie in meinen Versuchen mit 1 Tropfen einer 1:50 Verdünnung der virushaltigen Allantoisflüssigkeit mit einem Hämagglutinationstiter von 1:1280 gegeben worden waren — *ohne Krankheitssymptome* der Versuchsmäuse grundsätzlich gleichsinnige Gewebsveränderungen im Respirationstrakt auf. Weitaus im Vordergrund stehen hierbei degenerative und irritative Veränderungen im Bereiche der Tracheal- und Bronchialwandungen; vasculäre und pneumonische Befunde sind demgegenüber nur diskret angedeutet, unmittelbar auf peribronchiale Bezirke beschränkt und von mir nur am 4. Tag nach der Infektion nachgewiesen. Die Ergebnisse parallel laufender histologischer Kontrollen lymphatischer Gewebe und der Milz erlauben keinen Rückschluß auf eine direkte gewebliche Beteiligung dieser Organe an dem infektiösen Geschehen. Erst bei Einsetzen schwerster pneumonischer Prozesse in der Folge der Infektion mit Maus-adaptiertem PR 8 (A)-Grippevirus finden sich im Milzgewebe Veränderungen, wie sie ganz allgemein im Verlaufe von schweren entzündlich-toxischen Vorgängen zur Beobachtung kommen.

Auch die Verfolgung von Nebennierenrinden-Kernvolumenvariationen spiegelt erst mit Auftreten stärkerer entzündlich-pneumonischer oder peribronchitischer Veränderungen Zeichen einer vermehrten allgemeinen Leistungsanforderung des Organismus wider. Unter Berufung auf die zusammenfassende Darstellung der pathologischen Anatomie experimenteller Grippe-Virusinfektionen der Maus durch BIELING u. HEINLEIN [70a] kann ich nach meinen eigenen Untersuchungen folgern, daß die Differenzen zwischen dem geweblichen Verhalten nach Infektion der Maus mit dem Maus-apathogenen bzw. wenigstens schwach-pathogenen PR 8 (A)-Grippevirus und demjenigen nach Infektion mit dem Maus-pathogenen gleichen Virus nicht auf Verschiedenheiten des grundsätzlichen Charakters des primären virusbedingten Gewebs- bzw. Zellschadens beruhen; hierfür spricht die prinzipielle Gleichartigkeit der degenerativen, katarrhalischen und entzündlichen Veränderungen im Tracheal- und Bronchialbereich nach Infektion mit jedem der beiden Virusstämme. Die beträchtlichen Unterschiede der Lungengewebsreaktionen nach der Infektion mit diesen beiden Virusvarianten sind offenbar vorzüglich in einer Förderung oder Abschwächung der Sekundärfolgen der virusbedingten

Zell- bzw. Gewebsvulnerabilität zu suchen. Es ist daraus zu folgern, daß die Unterschiede in der Pathogenität solcher Grippeviren vordringlich in Variationen der Potenz zur Vorschädigung des Gewebes, und damit zu ungleicher Haftfähigkeit der (meist bakteriell bedingten) Sekundärschäden beruhen. *Demnach sind Verschiedenheiten in der Ausbildung geweblicher Veränderungen zwischen apparenten und inapparenten A-Grippe-Virusinfektionen der Maus weniger auf Differenzen im grundsätzlichen Charakter der geweblichen Reaktionsart als vielmehr in Verschiedenheiten der Quantität der Schäden begründet.*

3. Die Säuglingsmaus erkrankt nach einer Coxsackie-A-Virusinfektion unter schweren paralytischen Erscheinungen tödlich; dabei treten obligat ausgedehnte degenerative Skeletmuskelveränderungen auf. Außerdem werden, wie physikalisch-chemische, chemische und histiochemische Untersuchungen des Protein- und Nucleinsäuregehaltes des Skeletmuskelgewebes ergeben haben, nach Infektion mit A_1- und A_2-Virus aus der geschädigten Muskulatur gegenüber dem Skeletmuskelgewebe gesunder Kontrolltiere Nucleinsäuren und Proteine mit hypertonischer NaCl-Lösung leichter extrahierbar. Dabei ist der Protein-Übertritt in den Extrakt stärker vermehrt; es kommt dadurch gegenüber Normalwerten zu einem relativen Absinken der Nucleinsäuren an den UV-absorbierenden Substanzen in den Muskelextrakten.

Bei saugenden Meerschweinchen und bei der ausgewachsenen Maus bleiben morphologische Skeletmuskelveränderungen nach Coxsackie-A-Virusinfektionen aus. Beide Tierspecies reagieren aber auf die Infektion mit Bildung neutralisierender Antikörper im Serum. Nach Ergebnissen UV-spektrographischer Untersuchungen treten in NaCl-Extrakten des Skeletmuskelgewebes bei Coxsackie A_1-, A_2- und A_3-virusinfizierten saugenden Meerschweinchen *ohne* histologische Veränderungen entsprechend den an der Säuglingsmaus erhobenen Befunde ebenfalls passagere Verschiebungen des Protein-Nucleinsäureverhältnisses gegenüber Normalkontrollen auf. Die Befunde gleichartiger Untersuchungen bei der ausgewachsenen Maus weisen nach Coxsackie-A_1 und A_2-Virusinfektion ebenfalls auf vorübergehende Änderungen der Nucleinsäure/Proteinextraktion aus dem Muskelgewebe hin. Die bei diesen Tieren gewonnenen Ergebnisse weichen aber in ihrer Eigenart von den Befunden bei der Säuglingsmaus erheblich ab. Analog den Befunden bei der Säuglingsmaus treten aber auch bei ausgewachsenen Mäusen nach jüngsten Untersuchungen von ALBRECHT [8] nach Coxsackie-A-Virusinfektionen Verschiebungen der sauren und alkalischen Muskel-Phosphatasen gegenüber Normaltieren auf.

Nach den hier vorgelegten Befunden kann unter Bezugnahme auf die bereits angegebenen Voruntersuchungen von ALBRECHT u. GÄDEKE [9] sowie von GÄDEKE u. WALTENBERGER [226] gefolgert werden, daß beim saugenden

Meerschweinchen im Verlaufe einer inapparenten Coxsackie-A-Virusinfektion ohne Abnormitäten des histologischen Verhaltens vorübergehende Änderungen im inneren Gefüge der Skeletmuskulatur eintreten, wie sie auch in dem morphologisch und funktionell schwer geschädigten Muskelgewebe der Coxsackie-A-virusinfizierten Säuglingsmaus nachzuweisen sind.

Versuchen wir die heuristischen und experimentellen Unterlagen über gewebliche Reaktionen bei inapparenten Virusinfektionen zu ordnen, so kommen wir zu folgender

4. Zusammenfassung

Bei inapparenten Virusinfektionen können beträchtliche, für die jeweilige Infektion charakteristische morphologische Veränderungen entstehen und eindeutige gewebliche Läsionen eintreten. Sie entsprechen in ihrer Eigenart grundsätzlich den geweblichen Schäden, wie sie bei klinisch apparenten Erkrankungen im Verlaufe solcher Infektionen nachzuweisen sind. Darüber hinaus können beweisbare charakteristische Abweichungen vom geweblichen Normalverhalten bei inapparenten Virusinfektionen auch außerhalb des Bereiches morphologischer Darstellbarkeit liegen. Bei apparenten Erkrankungen im Verlaufe von Virusinfektionen pflegen die geweblichen Veränderungen nach Ergebnissen des Tierversuches umfangreicher und intensiver ausgeprägt zu sein als bei inapparenten Infektionen. Insgesamt besteht aber die Definition der inapparenten Infektion als „akute Krankheit" nach NICOLLE durchaus zurecht. Die Inapparenz oder Apparenz einer Wirts-Virusbeziehung ist letzten Endes lediglich eine Fiktion auf der Basis der konventionellen Beurteilung des Gesundheitszustandes unter Zugrundelegung des Fehlens oder Vorhandenseins offensichtlicher und störender Funktionsbeeinträchtigungen des Erreger-befallenen Wirtes.

V. Auswirkungen inapparenter Virusinfektionen

In der Definition der inapparenten Infektion gehen wir davon aus, daß ein Geschehen dieser Art eine „immunité plus ou moins durable" hinterläßt. Das ist also eine obligate und sehr erwünschte Auswirkung; sie beansprucht aber das Interesse des Klinikers erst in zweiter Linie, nämlich dann, wenn für ihn epidemiologische Gesichtspunkte zur Geltung kommen. Im übrigen wird sich aber sein Augenmerk auf solche Auswirkungen richten, die in den Bereich der Nosologie hineinragen; unsere Kenntnisse hierüber sind gegenwärtig aber noch sehr lückenhaft. Das liegt wohl in erster Linie daran, daß die Überzahl unterschwelliger Infektionsverläufe weder mit einer klinisch ohne weiteres erkennbaren Beeinträchtigung der organischen Leistungsfähigkeit belastet ist, noch daß auf dem Boden eines solchen Geschehens bleibende Schäden manifest werden. Nach allem, was wir bisher über inapparente Virusinfektionen gesagt haben, brauchen wir uns mit dieser häufigsten und wünschenswerten Verlaufsform nicht mehr zu befassen und können uns den seltenen Abweichungen von diesem Verlaufstyp zuwenden. Die bisher vorgelegten bewiesenen Tatsachen und Indizien sowie die daraus ableitbaren Möglichkeiten erlauben bestenfalls den Entwurf eines Bildes, welches aber zumindest dazu geeignet ist, die Identifikation bisher unbeachteter, auf der Basis einer inapparenten Infektion entstandener Phänomene und Effekte zu erleichtern. Mit einer Vertiefung der Einsicht in derartige Geschehensabläufe werden auch die daraus erlaubten oder gar notwendigen Folgerungen für Epidemiebekämpfungen und nicht zuletzt auch für Gutachtensfragen einen wünschenswerten und sinnvollen Ausbau erfahren können.

1. Klinische Auswirkungen inapparenter Infektionen im infizierten Wirtsorganismus

Das bei einer inapparenten Virusinfektion vorausgesetzte Fehlen klinischer Symptome müßte korrekterweise *alle* möglichen nosologischen Folgen der Erreger-Wirtsauseinandersetzung umfassen. Es bedarf daher eines ausdrücklichen Hinweises, wenn dieser Grundsatz durchbrochen wird. Dies kann bei Krankheitserscheinungen erlaubt sein, welche zeitlich oder kausal mit einem infektiösen Prozeß zwar in unmittelbarem Zusammenhang stehen, von dessen Eigentümlichkeiten aber so sehr abweichen, daß es sich dabei mehr um eine Auswirkung der Infektion als um einen charakteristischen Teilbereich der Infektionskrankheit handelt. Für sie kann auch nicht in jedem Falle die These HÖRINGS [*299*] angewandt werden, daß „die führenden Symptome stets unmittelbarer Ausdruck der Lokalisierung des betreffenden Infektionsstoffes" seien.

Wir haben bereits in Kapitel II, 2 auf Mitteilungen über hämolytische Syndrome in Zusammenhang mit Virusinfektionen hingewiesen. In einem Falle [*484*] handelt es sich um eine hämolytische Anämie bei einer an einem akuten Lupus-erythematodesähnlichen Krankheitszustand leidenden Frau; die kausale Verbindung der Erkrankung mit einer Virusinfektion wurde deshalb zur Diskussion gestellt, weil drei Monate nach Einsetzen der ersten Krankheitszeichen aus dem Blut der inzwischen ausgeheilten Patientin ein *Newcastle-disease*-Virus isoliert worden war. Diese Beobachtung berechtigt, isoliert betrachtet, keineswegs zu einer ursächlichen Verknüpfung der klinischen hämolytischen Krankheit mit der nachgewiesenen Virämie; sie ist jedoch im Zusammenhang mit anderen Beobachtungen bemerkenswert. Es gelang BETKE u. Mitarb. [*64, 67*] bei

zwei Kindern mit erworbener hämolytischer Anämie in enger zeitlicher
Koincidenz mit der schweren klinischen Erkrankung eine *Coxsackie*-A-
Virusinfektion nachzuweisen; dabei ergaben sich Hinweise dafür, daß
die Hämantikörper und neutralisierende Serumantikörper bei den Kindern in gegenläufigem Verhältnis zueinander standen. Ob und inwieweit
derartigen Zusammentreffen eine durchaus vorstellbare und von den
Autoren [67] diskutierte pathogenetische und ätiologische Verknüpfung
über den Weg einer Hämantikörperbildung durch den Infektionsimpuls
unterlegt werden darf, müssen weitere Untersuchungen zeigen. Bewiesen
ist dagegen die ätiologische Bedeutung einer Virusinfektion für einen
anämisierenden Prozeß bei der infektiösen Blutarmut der Pferde, die als
„toxisch-hämolytische hyperchrome Infektanämie" [554; 650] mit Innen-
(HEINZ-)körperbildung [461] angesprochen wird. Hier ist dieser Vorgang
aber das typische klinische Symptom des infektiösen Geschehens und
daher nach dem oben Gesagten von den „Auswirkungen" im weiteren
Sinne abzugrenzen; es läßt sich aber gerade an diesem Beispiel der
fließende Übergang innerhalb solcher Kategorisierungsversuche erkennen.

Auch die bei infektiösen Auseinandersetzungen eintretenden Stoff-
wechselverschiebungen tragen häufig mehr die Prägung einer Auswirkung
als unmittelbaren Bestandteiles des infektiösen Prozesses. Aus Mitteilungen von BIRK [74, 75], DROESE u. STOLLEY [173, 174, 174a], GRAFE [248];
KRAINICK u. Mitarb. [405, 406], LELONG u. Mitarb. [418a] sowie von
STRIECK u. WILSON [674] ist zu ersehen, daß die mit fieberhaften
Erkrankungen einhergehenden Störungen des Gesamtstoffwechsels, des
Eiweißumsatzes, der Stickstoff-, Mineral- und Fettbilanz, bzw. der Fett-
ausscheidung und auch des Glucosehaushaltes ebenso bei afebrilen Infek-
tionsprozessen, bzw. in fieberfreien Vorstadien von Infektionskrankheiten
(Masern, Windpocken, Pockenschutzimpfung, Scharlach) auftreten und
daß es sich dabei um „einander gleichgeordnete . . . . . . Symptome der
erfolgten Infektion des Körpers" handelt (BIRK). Bei besonders labilen
oder empfindlichen Individuen können solche Störungen dann die einzigen klinischen Manifestationen eines Wirts-Erregerkontaktes darstellen.
Dies ist, wie bereits in Kapitel III, 3 vermerkt, von DROESE u. STOLLEY
[173; 174] sowie von KRAINICK, DEBATIN u. ZIERL [406] für Fettbilanz-
störungen bei Säuglingen mit bisweilen dadurch ausgelösten Durchfall-
symptomen und von KRAINICK u. Mitarb. auch für behandlungsbedürftige
Blutzuckerschwankungen bei diabetischen Kindern im Gefolge eines
Scharlachkontaktes ohne nachfolgende klinische Erkrankung nachgewiesen worden.

Die Frage, ob und inwieweit Beobachtungen von sogenannter „konstitutioneller Hyperthermie" [487a, b] ein inapparenter oder sonstiger
unterschwellig ablaufender Infektionsprozeß zugrunde liegen kann,
gehört sowohl mangels diesbezüglicher Befunde als auch wegen der

Unvereinbarkeit einer natürlichen Limitierung inapparenter Infektionen mit der unbegrenzten Dauer solcher Temperaturerhöhungen in den Bereich der Spekulation.

Eine aus verschiedenen Gründen bemerkenswerte Erscheinung im Verlaufe mancher Virusinfektionen ist die bisweilen irreführende Manifestation von sogenannten „Komplikationen" ohne den zugehörigen als typisch deklarierten Symptomenkomplex. Während bei der Poliomyelitis zentralnervöse Läsionen jeglicher Art noch als Ausweitungen der Reaktionen innerhalb eines und desselben Organsystems angesehen werden können und die in Kapitel IV angegebenen zusätzlich möglichen Organbeteiligungen (z. B. Herzmuskelschäden) gegenüber den neurologischen Irritationen in den Hintergrund treten, bestimmen bei anderen Virusinfektionen bisweilen Schäden in höchst differenten Parenchymen das gesamte Krankheitsgeschehen. Es handelt sich dann eigentlich nicht um Komplikationen, sondern vielmehr um einen Ausdruck unterschiedlicher aber durchaus charakteristischer Manifestationen des jeweiligen Erregers. So können meningeale Reizzustände oder encephalitische Krankheitsbilder ohne die „klassischen" parotitischen Symptome bei einer Mumpsvirusinfektion gefunden werden [*408; 440; 485; 756*]. Gegenüber anderen Virusinfektionen mit einer ebenfalls möglichen zentralnervösen Beteiligung in Form einer Encephalitis (z. B. Masern, Varicellen, Vaccine-Virusinfektion u. a. m.) muß in diesem Zusammenhang die Mumpsvirusinfektion aus zwei Gründen hervorgehoben werden: Einmal sind bei dieser Infektion die ätiologischen Klärungsversuche atypischer Verlaufsformen durch eine gut ausgebaute virologische und vor allem serologisch-diagnostische Technik gegenwärtig relativ erfolgreich; bei den übrigen in Frage kommenden, (sero-)diagnostisch bisher nicht so gut erfaßbaren Virusinfektionen sind schon aus diesem Grunde Manifestationen der als typisch erklärten klinischen Erscheinungen meist Voraussetzung zur Erkennung der Ätiologie einer nachfolgenden oder zusätzlichen „komplizierenden" Encephalitis. Weiterhin ist bei der Überzahl solcher bisweilen mit encephalitischen Reaktionen einhergehenden, akut verlaufenden Virusinfektionen der Kontagionsindex sehr hoch (Masern, Varicellen). Hierdurch besteht die größte Wahrscheinlichkeit, daß eine zentralnervöse Irritation nur als Begleitprozeß des „typischen" Krankheitsverlaufes imponiert. Bei Mumpsviruserkrankungen dagegen steht die Parotitis zwar nach ihrer Häufigkeit im Vordergrund, die übrigen möglichen klinischen Manifestationen (Encephalitis, Pankreatitis, Orchitis) beanspruchen aber ebenfalls — einzeln oder gemeinsam nachweisbar — einen, wie wir heute wissen, nennenswerten Anteil an den Wirts-Erregerauseinandersetzungen; auf die Bedeutung dieser Gegebenheit kommen wir noch einmal zurück. Nun sind solche Krankheitsbilder zwar weder dem Begriff der inapparenten Infektion noch deren Auswirkungen unterzuordnen; sie weisen aber doch ausdrücklich auf die grundsätzliche Möglichkeit derartiger, von Fall zu Fall auch asymptomatischer Begleitkomponenten im Rahmen eines typischen klinischen Verlaufes, oder aber einer insgesamt inapparent verlaufenden Infektion hin.

Die letztgenannte Situation kann unseres Erachtens gelegentlich als Grundlage für die sogenannte „Aktivierungshypothese" der postvaccinalen Encephalitis [489] in Anspruch genommen werden. Dieser Vorstellung ist auf Grund epidemieartiger, mit Besonderheiten der jeweiligen Lymphe keineswegs zu erklärender regionaler Häufungen von postvaccinalen Encephalitisfällen [66; 241; 347; 702] neben der auf dem Postulat einer direkten Vaccineviruswirkung aufgebauten „Vaccinetheorie" [95; 413; 444, 445; 626; 734] ausreichender Diskussionsrückhalt gegeben. Es wird dabei eine zufällig zum Zeitpunkt der Vaccinierung bestehende unterschwellig verlaufende Virusinfektion vorausgesetzt; die mit dem Vaccinationsprozeß eintretende erhöhte Entzündungsbereitschaft des Wirtsorganismus wird dabei als Ursache einer Änderung der ökologischen Situation zwischen diesem Erreger und dem vaccinierten Wirt in Richtung einer Ausbildung der encephalitischen Reaktionsform angenommen. Dabei gelegentlich gelungene Isolierungen von Virusstämmen, welche der Vaccinegruppe nicht angehören [69; 715], werden als Stütze für diese Vorstellung herangezogen.

Eine analoge Konzeption könnte ebenfalls für die Pathogenese von virusbedingten Erkältungskrankheiten entwickelt werden. Auch hierbei ist es vorstellbar, daß — wie dies oft beobachtet wird — physische Belastungen eine Modifizierung schon bestehender Wirts-Erregerbeziehungen auslösen; ob dies nun über Temperatursenkungen [107], über Luftfeuchtigkeitszunahme [433] oder über die Auswirkung von „stress"-Situationen [369] in Gang gesetzt wird, ist eine sekundäre Frage.

Die zunehmenden Bestrebungen nach aktiven Immunisierungen gegen Infektionen mit niederen Kontagionsindices unter Zuhilfenahme des inaktivierten Erregers rücken einen ähnlich gelagerten Fragekomplex in den Bereich klinischer Interessen. Von KRECH [410a] sind für die Poliomyelitis experimentelle Hinweise dafür erbracht worden, daß aus einer Antigen/Antikörper-Bindung die Freisetzung aktiven Poliomyelitis-Virus dadurch möglich wird, daß man dem Antigen/Antikörper-Komplex eine inaktivierte Vakzine aus dem homologen Virus zusetzt; es wird dabei — vorerst ohne präzisere Erklärungsmöglichkeit — vermutet, daß ein solcher „liberation effect" auf das aktive Virus einer größeren Affinität des Antikörpers zu dem inaktiven Antigen zuzuschreiben sei. Die Folgerungen, welche aus diesem echten Aktivierungsphänomen in bezug auf Auswirkungen einer Impfung inapparent infizierter Individuen zu berücksichtigen sind, können nicht übersehen werden.

Diese vorerst weitgehend hypothetischen Erörterungen brauchen aber eine Besprechung der Auswirkungen inapparenter Infektionen deshalb nicht zu belasten, weil *nach* einer der oben skizzierten „Aktivierungen" das Postulat der Inapparenz hinfällig wird und vor bzw. ohne ihren Eingriff die unmittelbare Auswirkung gegenstandslos bleibt.

Dagegen ist eine vorerst vereinzelte tierexperimentelle Beobachtung des Effektes inapparenter Virusinfektionen auf Tumoren [*693*] bedeutsam. Bei diesen Untersuchungen wurde festgestellt, daß eine Infektion mit dem für die Ratte apparent nicht pathogenen *Egypt*-101-Virus bei solchen Tieren das Wachstum eines Implantationscarcinomes zu hemmen schien, bzw. daß in der Folge der Infektion die Geschwülste gegenüber nicht-infizierten Kontroll-Tumorratten in erheblichem Maße degenerative („onkolytische") Veränderungen aufwiesen.

Auf der Suche nach echten Auswirkungsmöglichkeiten einer inapparenten Infektion stoßen wir fernerhin auf das Problem der apparenten Spätfolgen einer ehedem unterschwellig verlaufenden Virus-Wirtsbeziehung, zu welchen von Fall zu Fall auch postinfektiöse Krankheiten im Sinne der sogenannten „Allomorphosen" [*247*] gerechnet werden müssen. Auch hierüber sind unsere gegenwärtigen Kenntnisse noch sehr spärlich; die bereits vorhandenen Befunde sind jedoch wertvolle Fingerzeige dafür, in welcher Richtung die Aufmerksamkeit wachzuhalten sein wird.

So sind in den kürzlich veröffentlichten Ergebnissen planmäßiger Nachuntersuchungen [*505*] von 102 Kindern, welche subklinische meningoencephalitische Attacken als Begleitprozesse unterschiedlicher Virusinfektionen durchgemacht hatten, bedenklich oft psychische Anormalitäten nachgewiesen worden; derartige Befunde traten allerdings im Laufe der weiteren Entwicklung betroffener Individuen mit zunehmender Reife in den Hintergrund. Über psychische Symptome im Verlaufe der Poliomyelitis ist von BAPPERT [*47*] anhand eines Untersuchungsgutes von 133 Patienten berichtet worden. Nachuntersuchungen von 66 Poliomyelitispatienten durch LUFT u. MÜLLER [*447*] haben in 20 Fällen Entwicklungen endokriner Störungen (Menstruationsstörungen, körperliche und sexuelle Entwicklungsstörungen, Senkung der Glucosetoleranz, Hypertrichosis u. a. m.) sowie in 36 Fällen psychische Abnormitäten (Störungen der Gesamtpersönlichkeit, organisch-neurasthenische Bilder u. a. m.) erkennen lassen. Die Ausbildung einer Dystrophia adiposo-genitalis in der Folge einer leichten Poliomyelitiserkrankung wurde auch von DEGLI ESPOSTI [*184*] bei einem fünfjährigen Kinde beobachtet. Die Autoren bezeichneten die anatomische Grundlage solcher Minderleistungen als unbekannt und vermuteten die Existenz von „entzündlichen Veränderungen" im Hypothalamusbereich. Hier halfen die bereits mehrfach zitierten neurohistologischen Befunde und katamnestisch-klinischen Vergleichsstudien von BAKER u. Mitarb. [*39—41; 110; 464; 465*] eine Lücke schließen, indem sie die Diskrepanz zwischen ausgedehnten Läsionen in allen Gehirnbereichen und den teils geringgradigen oder gar fehlenden funktionellen Ausfällen im akuten Krankheitsstadium aufdeckten.

Eine folgerichtige Überlegung aus solchen Befunden, die noch durch den Nachweis zentralnervöser postpoliomyelitischer Angiopathien [*330*] erweitert worden sind, führt zu der sinngemäß von BODECHTEL [*83*] u. a. angeschnittenen Frage, ob und inwieweit degenerative zentralnervöse Prozesse unklarer Ätiologie auf dem Boden inapparenter Infektionsgeschehen entstanden sein können. Hier sind uns zur Zeit noch Antworten vorenthalten, deren Bedeutung klar auf der Hand liegt.

Grundsätzlich gleichwertige, ebenfalls noch ungelöste Probleme ergeben sich für die Mumpsvirusinfektion. So wiesen BALLEW u. MASTERS [*42*] anhand von 19 Beobachtungen auf den Zusammenhang zwischen einer Testikelatrophie mit einer zurückliegenden Postpubertäts-Parotitis hin; und JOHN [*336*] stellte fest, daß von 164 diabetischen Kindern, bei welchen der Krankheitsmanifestation eine Infektion vorausgegangen war, die Mumpserkrankung mit 37 Fällen am häufigsten vertreten war. Auch hier zeichnen sich also Fragestellungen ab, deren Klärung zweifellos durch die ausreichende Berücksichtigung und Verfolgung inapparenter Infektionen gefördert werden kann.

Für derartige Ausgangspunkte ließen sich — besonders für die mit Parenchymfibrosen einhergehenden Krankheitsbilder ungeklärter Ätiologie von Lebercirrhosen ohne anamnestische Hinweise bis zu dem „Schwielenherz" des Säuglings [*667, 668*] — noch zahlreiche Beispiele anführen. Hierüber ist die Diskussion bereits in breitem Fluß.

Wir wollen uns aber noch einem letzten Diskussionspunkt zuwenden: Von BEGEMANN [*55*] ist nachgewiesen worden, daß häufige Antigenbeschickungen eines Organismus (Infekte, häufige Impfungen u. a. m.) dazu in der Lage sind, durch die fortwährende Irritation retikulärer und lymphatischer Gewebe schließlich eine Entgleisung proliferativer Reaktionen in die Wege zu leiten, deren morphologisches Substrat einer Lymphogranulomatose entsprechen kann. Eine Gegenüberstellung der nicht zu übersehenden Zunahme klinisch erkannter Leukose- und Lymphogranulomatosefälle im Kindesalter mit den Beobachtungen BEGEMANNS gibt der Hypothese Raum, daß eine Verbreiterung des „antigenen Umweltspektrums" im Kindesalter eine diesbezügliche Belastung des Antikörper bildenden Apparates, gelegentlich mit einer vom Organismus nicht mehr beherrschten Fehlleistung in der oben genannten Form zur Folge haben könnte. Zunehmende Wohnenge, häufiger Milieu- und Kontaktwechsel, Mangel an Abgrenzung des kindlichen Lebensraumes (fehlende Kinderzimmer, frühe Kindergartenaufnahme), größere

Nahrungsvielfalt (exotische Nahrungszugaben), erhebliche Verkehrssteigerungen mit „Plankton"-Wechsel, Lärm, Staubschicht, CO der Städte u. a. m. zerstören durch dauernde mikrobielle Neueinbrüche in zunehmendem Maße auch die Konstanthaltung infektiöser Einflüsse, mit denen sich der Organismus zu einem guten Teil ohne eine manifeste Erkrankung auseinandersetzt. Der Vorteil einer vielfältigen „stillen Feiung" würde dabei nach dem bisher Gesagten mit dem Risiko einer Reiz- oder Reaktivitätserkrankung des Antikörperbildenden Apparates eingetauscht.

Alle diese angeführten Beispiele bewiesener Tatsachen und hypothetischer Möglichkeiten sind vorerst noch dürftige Markierungspunkte eines uns zur Zeit kaum erschlossenen Systems, welches im steten Wirken zwischen Individuum und Umwelt die biologischen Lebensgemeinschaften formt. Es ist zu erhoffen, daß mit der zunehmenden Rationierung, Verbesserung und vor allem mit einem sinnvollen Ausbau der Laboratoriumsdiagnostik der klinischen, prophylaktischen und sozialen Medizin Zugänge in Erkenntnisbereiche frei gemacht werden, innerhalb derer sich danach auch eine helfende ärztliche Tätigkeit auswirken kann.

2. Apparente Infektionen oder deren Folgen als Auswirkungen eines engen Kontaktes mit einem inapparent infizierten Individuum

Die Übertragung von Infektionen über die engstmögliche natürliche Verbindung zwischen zwei Individuen, nämlich dem Kontakt des mütterlichen mit dem kindlichen Organismus während der Schwangerschaft ist altbekannt; Berichte über kongenitale Virusinfektionen häufen sich aber erst seit wenigen Jahren im Schrifttum. Unter den intrauterin erworbenen manifesten Viruskrankheiten stehen, wenn man von der Poliomyelitis [*2; 31; 103; 337; 613, 644; 646; 705; 751; 768* u. a. m.] absieht, die in Kapitel II, 4 angeführten generalisierten herpetischen Infektionen neugeborener Kinder [*203; 426; 469; 556; 558; 745; 758*], die Befunde einer Cytomegalie [*6; 51; 136; 161; 276; 368; 718*] sowie Beobachtungen fetaler Vaccine-Virusinfektionen [z. B. *449; 586*] im Vordergrund; wir finden ferner kasuistische Mitteilungen von pränatal erworbener lymphocytärer Choriomeningitis [*389*] und einer *Coxsackie*-A-Virusmyositis [*209*]. Derartigen Fällen einer floriden Virusinfektionskrankheit stehen die Folgezustände abgelaufener intrauteriner Virusinfektionen in Form von Mißbildungen gegenüber. Seit dem erstmaligen Hinweis von GREGG [*250*] im Jahre 1941 auf einen kausalen Zusammenhang zwischen Linsentrübungen bei Neugeborenen und einer Rötelinfektion der Mütter während der ersten drei Schwangerschaftsmonate ist ein beträchtliches Material an klinischen Mitteilungen und experimentellen Befunden zu diesem Thema vorgelegt worden. Die Zusammenstellungen kasuistischer Berichte durch BOURQUIN [*94*], KAMERBEEK [*351*] und KÜNTZEL [*414*] entheben uns der Notwendigkeit einer Aufführung von Einzelheiten der einschlägigen, bereits recht umfangreichen Literatur. Ein für unsere Betrachtung wesentliches Ergebnis dieser Übersichtsdarstellungen über die Häufigkeit und Erscheinungsformen der Virusembryopathien sagt aus (KÜNTZEL), daß nach unseren heutigen Kenntnissen die Manifestationen einer Mißbildung des Kindes durch eine Virusinfektion der Mutter während der ersten drei Schwangerschaftsmonate am häufigsten durch das Rötelnvirus droht; danach folgen das Poliomyelitisvirus und hiernach mit Abstand in engeren Abstufungen Mumps-, Masern-, Grippe- und andere Viren. Die experimentellen Prüfungen der hierfür verantwortlichen Reaktionen sind durch SCHEIDEGGER [645] und vor allem durch TÖNDURY [689, 690] zusammengefaßt worden. Aus den Berichten dieser Autoren ist zu ersehen, daß die virusbedingten Störungen keineswegs erregerspezifisch sind. Vielmehr stellen sie „dem Embryo adäquate Schädigungen dar" (TÖNDURY); entsprechend der jeweiligen Entwicklungs-„phasenspezifischen Empfindlichkeit" der verschiedenen Gewebe und Organe differiert die Lokalisation der Entwicklungsschäden je nach dem Angriffszeitpunkt während der Embryonalentwicklung („Stundenplan" der Mißbildungen — BOURQUIN). Schließlich verweist TÖNDURY nachdrücklich auf die Möglichkeit eines intrauterinen Absterbens solcherart geschädigter Früchte hin.

Die aus den angegebenen Befundermittlungen ersichtlichen drei Möglichkeiten

1. des Abortes als Folge von Virusinfektionen frühschwangerer Frauen,

2. der Entwicklungsstörung und späteren Mißbildung des Kindes aus der gleichen Ursache oder

3. der manifesten Virus-Infektionskrankheit des Neugeborenen bei Spätschwangerschafts- oder Dauerinfektionen

sind grundsätzlich nicht daran gebunden, daß sich der mütterliche Organismus mit dem jeweiligen Erreger in Form der klinisch apparenten Infektionskrankheit auseinandersetzt. Die letztgenannte Form scheint nach den oben angeführten Berichten besonders bei Infektion mit jenen Viren (Herpes, Cytomegalie) einzutreten, wo fakultativ ein Dauerkontakt mit dem humanen Wirt angenommen werden kann, wo also keine inapparente Infektion im Sinne unserer Definition vorliegt. Offensichtlich kann auch eine Vaccineviruskrankheit (RUCKES) eines Neugeborenen ohne Erkrankung, jedoch erwiesenem Umgebungs-Viruskontakt der Mutter auftreten, ferner eine Coxsackie-A-Viruserkrankung (FREUDENBERG u. Mitarb.) oder eine Choriomeningitis (KOMROWER u. Mitarb.) durch Übertragung von der inapparent infizierten Mutter bei dem Kind manifest werden; und ebenfalls berichtet TWINING McMATH [705] von einer Neugeborenen-Poliomyelitis, wobei der homologe Virusstamm aus dem Stuhl der klinisch völlig gesunden Mutter isoliert worden war. Aus der Darstellung von KÜNTZEL [414] geht hervor, daß die Annahme inapparenter Virusinfektionen während der Frühschwangerschaft mit den angegebenen fatalen Auswirkungen durchaus nicht von der Hand zu weisen ist, und von Fall zu Fall zu Recht besteht. Auf der anderen Seite ist allerdings — wie wir schon sagten (Kapitel III, 4) — bekannt, daß eine Schwangerschaft a priori dazu geeignet ist, eine Virusinfektion in den Bereich der klinischen Krankheit zu steigern; und schließlich ist aus der Zusammenstellung Küntzels zu ersehen, daß die Häufigkeit von Virusembryopathien — bezogen auf die bisher ermittelte jeweilige Ätiologie — unabhängig von den Kontagionsindices der betreffenden Infektionen zu sein scheint. Endlich darf das gegensätzliche Phänomen der Geburt gesunder Kinder von virusinfektionskranken Müttern, wie dies für die Graviditätspoliomyelitis von Freeth [207], Hürney [323], Klein u. Sittig [377], Setälä [612] und Shelokow u. Mitarb. [612a] berichtet worden ist, und wobei die Möglichkeit einer diaplacentaren Virus- und Antikörperbeschickung des Kindes im Sinne einer „natürlichen Simultanimpfung" zu erwägen ist, nicht außer acht gelassen werden. In der Beobachtung von Shelokow u. Mitarb. ist dies durch Virusisolierung und Antikörpernachweis bei dem gesunden Kind belegt worden.

Es ist also nach allem, was bisher über diese Fragestellungen an zuverlässigen Unterlagen existiert, keine ausreichende Vorstellung über viele Einzelheiten der Beziehungen zwischen dem mütterlichen sowie dem fetalen Organismus und dem Erreger im Verlaufe einer Virusinfektion während einer Gravidität möglich. Grundlagenerkenntnisse sind jedoch erbracht und der Blick auf die sich ergebenden Probleme gelenkt.

Ein ebenfalls sehr inniger, wenn auch zeitlich beschränkter Kontakt zwischen zwei Organismen wird durch eine parenterale Übertragung von Gewebsmaterial geschlossen — also bei Bluttransfusionen, Gewebe-Implatationen und parenteraler Verabreichung von Zellmaterial. Die Durchsicht der Literatur nach Übertragungen von Infektionskrankheiten durch Bluttransfusionen erbringt nun eine zunächst verblüffende Feststellung: Es finden sich zwar zahlreiche Mitteilungen von Übertragungen infektiöser Hepatitis; wir brauchen uns aber aus den bereits in Kapitel II, 4 genannten Gründen damit nicht weiter auseinanderzusetzen. Im übrigen sind aber Berichte von transfusionsbedingten Virusinfektionsübertragungen Raritäten. Das mag zum Teil daran liegen, daß Veröffentlichungen dieser Art aus naheliegenden Gründen einer verständlichen Zurückhaltung der Bekanntgabe unterworfen sind; die Mitteilungen von de Vos u. Kuipers [722] über eine Mononucleose-Übertragung und von Wood [750], der über eine Bacillus-*Bang*-Infektion durch eine Bluttransfusion berichtet, lassen aber vermuten, daß das Ausbleiben über Berichte der Transfusionsinfektionen mit den akut verlaufenden cyclischen Virusinfektionen, also auch der Übertragungen inapparenter Infektionen, auch andere Gründe haben muß. Mangels besserer Kenntnisse sind wir hier auf Vermutungen angewiesen. Wir können annehmen, daß bei Viruskrankheiten mit hohem Kontagionsindex (z. B. Masern) die als Blutspender in Frage kommenden (erwachsenen!) Personen durch einen zurückliegenden Kontakt mit derartigen Erregern mit entsprechender Immunität gar nicht als Überträger in Aktion treten können. Und bei Viruserkrankungen mit niederem Kontagionsindex ist es durchaus nicht abwegig, daran zu denken, daß in der hier diskutierten Situation nicht nur der Erreger, sondern auch die neu gebildeten Antikörper des Spenders mitübertragen werden, und daß der Empfänger durch diese „Simultanimpfung" seinerseits die erfolgte Infektion inapparent absolviert. Solide Kenntnisse über derartige Ereignisse fehlen uns aber noch gänzlich.

Die sinngemäß gleichen, in ihrem Gewicht aber noch erheblich stärkeren Bedenken müssen bei einer parenteralen Übertragung tierischer Gewebe — seien es geschlossene gewebliche Verbände oder Zellsuspensionen — berücksichtigt werden. Dies ist nach dem bisher Gesagten so eindeutig, daß an dieser Stelle nicht in die gegenwärtige Debatte [*50* u. a. m.] über „Wert oder Unwert" [*641*] einer therapeutischen Anwendung solcher Manipulationen eingegriffen werden muß.

3. Berücksichtigungen inapparenter Verlaufsformen in der Epidemiologie von Virusinfektionen

Es liegt nicht in der Absicht dieser Darstellung, eine Analyse der epidemiologischen Auswirkungen inapparenter Infektionen auf den Gang eines Krankheitszuges vorzulegen, nachdem DE RUDDER [*589*] sich damit bereits in beispielhafter Form auseinandergesetzt hat. Vielmehr soll hier nur auf einige grundsätzliche Folgerungen einer praktischen Berücksichtigung inapparenter Verlaufsformen von Virusinfektionen verwiesen werden.

Der Vorteil, dessen das einzelne Individuum durch eine inapparente Virusinfektion in Form eines Immunitätsschutzes ohne die Notwendigkeit einer symptomatisch markierten Auseinandersetzung mit dem jeweiligen Erreger teilhaftig wird, erweist sich bei einer Projektion in die weiteren Dimensionen einer epidemiologischen Sicht als zweischneidig. Dem Gewinn einer Morbiditätsreduktion in infektionsbelasteten Gebieten steht die Unsicherheit einer Ausbreitungskontrolle der verantwortlichen infektiösen Agentien gegenüber. Die zuverlässige Beherrschung von solchen Krankheitsausbreitungen könnte deshalb nur durch hermetischen Abschluß gegenüber der Umwelt erreicht werden; so erlöschen nahezu alle epidemischen Infektionskrankheiten auf Schiffen bei längerem Aufenthalt auf hoher See [*238*], eine Beobachtung, die als Grundlage für die Quarantäne gelten darf. Die Verwirklichung einer solchen Maßnahme ist aber für die Verhältnisse an Land in der Praxis nicht möglich. Die einer Quarantäne diametral entgegengesetzte Situation läge bei einer höchstgradigen Kontaktinnigkeit empfänglicher Individuen mit einer „Präzession der Durchseuchung" [588; 589] in das frühe Säuglingsalter bei noch wirksamer diaplacentar übermittelter passiver Immunität vor; in deren Folge könnte sich dann eine optimale „milieubedingte Präzession der stillen Feiung" (DE RUDDER) entwickeln. Auch die Schaffung dieser Situation — die zwar unter primitiven Lebensverhältnissen für eine Anzahl von Virusinfektionen verwirklicht sein kann, dafür aber mit einer hohen Gefährdung gegenüber anderen Infektionskrankheiten belastet ist — ist utopisch. So verbleibt für die realen Gegebenheiten nur die Nutzung eines Kompromisses zwischen diesen Extremen. Die willkürliche Beeinflussung der von Fall zu Fall verschieden stark betonten integrierenden Komponenten einer derartigen Situation ist bei den Epidemien cyclisch verlaufender Viruskrankheiten das Grundprinzip der Seuchenbekämpfung. Der dabei zu erhoffende Erfolg hängt wiederum von einer sachgemäßen Beurteilung der Wirksamkeit und Grenzen angewandter Maßnahmen ab, deren Wert durch die ausreichende Berücksichtigung des Phänomens der inapparenten Infektion mitbestimmt wird. Dies ist nur dann möglich, wenn man sich stets der Dualität einer Auswirkung inapparenter Infektionen bewußt bleibt. Es besteht zwar großes Interesse daran, daß die zu schützenden Individuen sich mit dem jeweiligen Erreger subklinisch auseinandersetzen, um eine protektive Immunität zu erlangen; die praktische Konsequenz hieraus ist die Schutzimpfung in Form der aktiven Immunisierung, oder aber wenigstens die Einsicht, daß für Viruskrankheiten mit niederem Kontagionsindex schwache Infektionsimpulse in kontinuierlicher Folge einen unvergleichlich besseren Epidemieschutz verleihen als eine hochgezüchtete „sanitation". Auf der anderen Seite ist zu befürchten, daß inapparent infizierte Lebewesen die Rolle eines Überträgers von Krankheiten übernehmen. Auf den Menschen bezogen heißt das: Wir sehen einen großen Unterschied darin, ob eine Virusinfektion von Fall zu Fall unterhalb der Schwelle klinischer Erscheinungen absolviert werden kann oder ob andere Wesen unserer Lebensgemeinschaft, ohne selbst klinisch zu erkranken, unsere Gesundheit durch Übertragung von infektiösen Agentien bedrohen. Und umgekehrt hat die Veterinärmedizin den Menschen in analogen Situationen zu fürchten. Wenn also — um entsprechende Beispiele zu nennen — die humanmedizinische Seuchenhygiene zahlreiche Vogelarten als inapparent infizierte Wirte und damit als Reservoire von verschiedenen encephalitogenen Viren zu fürchten hat [18; 29; 51a; 127; 303; 637] und Insekten sowie Milben lediglich eine Überträgerrolle als Vektoren spielen, so wird der Mensch als selbst nur inapparent infizierter Überträger der Maul- und Klauenseuche angeschuldigt [712]. Darüber hinaus ist aber bei Infektionskrankheiten mit niederem Kontagionsindex zusätzlich die Überträgerfunktion von inapparent infizierten Individuen der eigenen Species zu berücksichtigen.

Die ökologische Beurteilung infektiöser Beziehungen läuft damit stets Gefahr, in eine — wie auch immer geartete und von welchen Motiven auch immer getragene — Einseitigkeit gedrängt zu werden — wenigstens was ihre Konsequenzen betrifft. Und eine solche Einseitigkeit der auf ein ausgewähltes Subjekt bezogenen Konsequenz muß zwangsläufig einen oft ebenso aufwendigen wie bei Virusinfektionen häufig wenig sinnvollen Eingriff [58a] in die Harmonie und Geschlossenheit einer Lebensgemeinschaft animalischer Individuen darstellen, ob dies nun in Form von Massenvernichtungen von Überträger-Individuen, von mehr oder minder wirksamen Sperr- und Abriegelungsversuchen, von Desinfektions- und Sanierbestrebungen und anderem mehr geschieht. Die bisher geschaffenen Möglichkeiten lassen in zahlreichen Situationen keine andere Wahl, als sich solcher primitivsten und recht eigentlich naturfeindlichen Formen einer Epidemiebekämpfung zu bedienen; *das Bestreben der Weiterentwicklung einer prophylaktischen Medizin sollte aber stets dahin gehen, sich von einer Vergewaltigung der Natur abzuwenden und sich statt dessen ihrer Hilfe zu bedienen.* In dem Phänomen der inapparenten Infektion ist uns hierfür ein wertvoller Fingerzeig gegeben. Ihre Nutzung oder Nachahmung mittels der aktiven Immunisierung ist nicht nur eine naturnahe, sondern auch eine wirksame Form der Epidemiebekämpfung.

4. Die Berücksichtigung der inapparenten Infektion in der Gesetzgebung und bei Gutachtensfragen

Das Reichsgesetz betr. Bekämpfung gemeingefährlicher Krankheiten vom 30. 6. 1900, die Verordnung des Reichsministers des Innern betr. Bekämpfung übertragbarer Krankheiten vom 1. 12. 1938, sowie der § 35 der 3. Durchführungsverordnung zum Gesetz über die Vereinheitlichung des Gesundheitswesens vom 30. 3. 1935 geben die Grundlagen zu einer behördlichen Erfassung von infektiösen Krankheiten. Dabei wird eine Abstufung der Meldepflichten nach Erkrankungsverdacht, Erkrankungsausbruch oder Tod vorgenommen. Aus der Liste der 6 gemeingefährlichen Krankheiten (Aussatz, Cholera, Fleckfieber, Gelbfieber, Pest und Pocken) sowie der 22 „übertragbaren Krankheiten" ist zu ersehen, daß die Auswahl mit besonderer Rücksicht auf die Folgen der Krankheit für das Einzelindividuum vorgenommen worden ist. Es sind beispielsweise weder Mumps noch Röteln — Krankheiten mit hoher Kontagiosität und allerdings verschieden hohem Kontagionsindex — angeführt. Der Gesetzgeber geht dabei zweifellos davon aus, das Einzelindividuum nur dann, wenn die Wahrscheinlichkeit einer ernstlichen und lebensbedrohenden Gefährdung öffentliche Maßnahmen berechtigt, unter sein Gebot zu stellen. Die Einreihung der im Gesetz bezeichneten Erkrankungen könnte außerdem vermuten lassen, daß die Gesetzgebung sich weniger von den Gesichtspunkten einer *Infektions*übertragung als vielmehr einer *Krankheits*übertragung leiten ließ. So wird für die hochkontagiöse Diphtherie und den Keuchhusten sowie für Encephalitiden („übertragbare Gehirnentzündung") in der Verordnung des RMdI vom 1. 12. 1938 lediglich die Meldung von Erkrankungen oder Sterbefällen gefordert. Indessen erlaubt eine Registrierung, welche sich gerade bei der Diphtherie und bei Keuchhusten nur auf die gesicherten Erkrankungen stützt, eine weitaus bessere Beurteilung der eventuell notwendigen Bekämpfungsmaßnahmen als eine Erfassung von verdächtigen Fällen. Auf der anderen Seite sind die innerhalb des vergangenen Jahrzehntes gewonnenen Kenntnisse über die Virusembryopathien in hohem Maße dazu geeignet, zumindest eine Einbeziehung von Rötelnerkrankungen in der Überwachung der Gesundheitsbehörde zu erwägen; und außerdem könnte das gleiche Phänomen als Anlaß dazu dienen, sich mit Maßnahmen zu einer Erfassung inapparenter Virusinfektionen zu befassen. Die amtliche Statistik von Infektionskrankheiten ist also bei der gegenwärtigen Form der Handhabung einer Krankheitserfassung für eine präzise epidemiologische Auswertung einer *Infektions*ausbreitung lückenhaft. Wenn man von dem Problem der Virusembryopathien und von Folgen inapparenter Infektionsverläufe absieht, gibt sie aber — und darauf mußte es hier besonders ankommen — ein überschlägiges Bild über den pathogenen Effekt eines infektiösen Agens innerhalb der Bevölkerung bzw. erfaßter empfänglicher Individuen eines beobachteten Gebietes, und erlaubt damit die Abschätzung der Notwendigkeiten entsprechender Bekämpfungsmaßnahmen. Auf dieser Basis steht auch die Mehrzahl der in den Jahren nach 1945 erlassenen, länderverschiedenen Erweiterungen der Verordnungen zur Erfassung von übertragbaren Krankheiten innerhalb des westdeutschen Bundesgebietes; hierfür ist der Runderlaß des Sozialministers von Nordrhein-Westfalen über „Ermittlungen und Berichterstattung beim Ausbruch übertragbarer Krankheiten" vom 3. 12. 1948 besonders hervorzuheben. Auch hier handelt es sich allerdings verständlicherweise um eine verbesserte Krankheits- und weniger um eine Infektionsüberwachung. Zweifellos ist aber gerade die rechtzeitige Erkennung des Beginnes einer epidemischen Infektionshäufung für eine Beschränkung ihrer Ausbreitung nicht ohne Bedeutung; es wäre daher neben der Beachtung anderer Kriterien eine Erfassung inapparenter Infektionsverläufe, soweit dies überhaupt möglich ist, wünschenswert. Das hängt nun zum Teil von der Handhabung einer Meldepflicht verdächtiger Erscheinungen ab. Die Ausführungsbestimmungen zu den oben genannten Gesetzen und

Verordnungen lassen dafür ausreichenden Raum. Es wird dabei festgelegt, daß ein „Krankheitsverdacht sich nicht nur aus der Art der Krankheitserscheinungen, sondern auch aus der epidemiologischen Lage ergibt, die unbestimmte Krankheitszeichen gegebenenfalls schwerwiegender beurteilen läßt". Und als „ansteckungsverdächtig" werden solche Personen bezeichnet, „bei denen zwar Krankheitserscheinungen noch nicht vorliegen, bei denen aber infolge ihrer nahen Berührung mit Kranken die Besorgnis gerechtfertigt ist, daß sie den Ansteckungsstoff in sich aufgenommen haben". Die in diesen Formulierungen ausgesprochene grundsätzliche Möglichkeit einer Verfolgung unterschwelliger Infektionsverläufe hat einen festen Rückhalt für die Durchführung dazu notwendiger Untersuchungen durch die Verordnung vom 12. 12. 1938 (Reichsminist. Bl. inn. Verwaltg. 2158); hiernach ist der Arzt zur Ermittlung des „Ausbruches einer Krankheit" bzw. eines „begründeten Verdachtes" im Falle einer vermuteten Meldepflicht „verpflichtet, wenn nötig auch in weiterem Umfang als es in § 35 der 3. Durchführungsverordnung (siehe oben) vorgesehen ist, Ermittlungen anzustellen".

Die praktische Bedeutung inapparenter Infektionsverläufe liegt nach allem bisher Gesagten für zahlreiche Wirts-Erregerauseinandersetzungen auf der Hand. Die Möglichkeit ihrer Verfolgung im Rahmen der öffentlichen Gesundheitsfürsorge ist auf Grund der bestehenden Verordnungen und Bestimmungen gegeben. Eine Erlangung breiterer Kenntnisse über derartige Probleme wird also wesentlich von der Initiative und der Anerkennung eines Nutzens derartiger Einblicke und damit einer zu erhoffenden Zusammenarbeit zwischen Gesundheitsbehörde, Klinik und Laboratorium abhängen.

Mit zunehmender Einsicht in die Probleme der inapparenten Infektion wird auch der medizinische Gutachter verpflichtet sein, die Möglichkeiten eines solchen Geschehens zu berücksichtigen. In der Vielfalt einbeziehbarer Berührungspunkte gutachterlicher Tätigkeit mit der inapparenten Infektion dürften besonders Berufskrankheiten nach Ziffer 26 (Pflege-, Wohlfahrts-, Laboratoriumsbeschäftigte u. a.) sowie nach Ziffer 27 (Tierhaltung-, Pflege u. a.) der 4. Verordnung über Ausdehnung der Unfallversicherung auf Berufskrankheiten vom 29. 1. 1943 beachtenswert sein. Dabei muß allerdings grundsätzlich entschieden werden, ob eine inapparente Infektion mit ihren durchaus möglichen Folgen (Kapitel V, 1, 2) als *Krankheit* anzusehen ist; denn eine entschädigungspflichtige Berufskrankheit wird im Sinne der RVO (VO vom 16. 12. 1936) nur dann anerkannt, wenn (unter anderen Bedingungen) „bei dem Versicherten ein bestimmter Krankheitszustand vorliegt". Die Bedeutung dieser Frage sollte nicht unterschätzt werden. Es würde den Rahmen dieser Darstellung sprengen, auf Einzelheiten einzugehen; es sei daher als Beispiel nur auf die Fülle der in Betracht zu ziehenden Folgen hingewiesen, welche bei Ausbildung eines apparenten Defektzustandes nach einer unterschwelligen Auseinandersetzung mit einem encephalitogenen Virus Gegenstand einer Diskussion werden können, wenn die Infektion während einer Betätigung in der Tierpflege, der Laboratoriumsarbeit oder der Krankenbetreuung u. a. m. erfolgt sein kann. Auch die bereits erwähnten (Kapitel V, 1) Untersuchungsergebnisse von NILSBY [505] unterstreichen die praktische Bedeutung solcher Fragen. Ein nicht minder gewichtiges Streitobjekt wird dem Gutachter auch mit der Frage nach einer Aktivierung subklinischer Infektionszustände durch äußere, vermeidbare Einflüsse (Vaccinationen, Infektionen, Traumen, Überanstrengungen u. a. m.) zur Entscheidung vorgelegt. Die Bearbeitung derartiger Fragestellungen läßt immer wieder erkennen, wie wichtig es für die Gewinnung eines möglichst gerechten Bildes ist, ob in der Erfassung der Vorgeschichte, in der Darstellung der Symptomatik und in den Ergebnissen der Diagnostik alle Sachbestände, die eine zweckdienliche Auskunft geben können, berücksichtigt worden sind. Das ist von vornherein nur dann zu erwarten, wenn der Arzt in entsprechenden Situationen der Möglichkeit einer inapparenten Infektion Rechnung trägt und sich der in ihr schlummernden Auswirkungen bewußt ist. Auch hier zeigt sich meines Erachtens mit aller Deutlichkeit, daß das Problem der inapparenten Infektion keineswegs lediglich ein akademischer Diskussionsgegenstand, sondern ein nicht zu unterschätzendes Wirkungsprinzip der praktischen Medizin ist. Die Rückschau auf ihre möglichen Auswirkungen erbringt die folgende

5. Zusammenfassung

Außer dem wünschenswerten Folgezustand in Form einer Immunität gegen den betreffenden Erreger kennen wir heute eine Anzahl von gesundheitsschädigenden Auswirkungen einer inapparenten Infektion. So sind neben vereinzelten Fällen von hämolytischer Anämie mit erheblicher Hämantikörperbildung auch apparente Stoffwechselstörungen und in deren Folge besonders beim Säugling Durchfallserkrankungen und Ernährungsstörungen bekannt. Es besteht darüber hinaus berechtigter Verdacht, daß inapparente Virusinfektionen gelegentlich Ursache klinisch manifester Spätschäden, wie z. B. postencephalitischer Schäden nach subklinischer Auseinandersetzung mit encephalitogenen Viren oder aber Fertilitätsstörungen bzw. Inselorganschäden mit einer diabetischen Erkrankung nach Mumpsvirusinfektion sein können. Der nosologischen Auswirkung inapparenter Virusinfektionen ist auch die „Aktivierungshypothese" postvaccinaler Encephalitiden zuzuordnen. Endlich erscheint eine Diskussion über die Frage berechtigt, ob und inwieweit eine

Häufung von apparenten und inapparenten Infektionen Anstoß zu der Manifestation von Systemerkrankungen des RES im Sinne einer „Reaktivitätserkrankung des antikörperbildenden Apparates" geben könnte. Inapparente Virusinfektionen schwangerer Frauen sind als Ursache von Mißbildungen oder von Viruserkrankungen neugeborener Kinder zu berücksichtigen. Die Gefahr einer Erregerübertragung von unterschwellig infizierten Organismen auf anders empfängliche Individuen ist auch bei Inoculation von Gewebeanteilen oder Zellmaterial zu befürchten; sie hat aber nach unseren bisherigen Kenntnissen über echte inapparente Infektionen der hier vorgelegten Definition keine wesentliche Bedeutung für die Bluttransfusion. Wenn das Phänomen der inapparenten Infektion für das befallene Individuum neben dem geringen Risiko eines bleibenden Spätschadens den Vorteil der „stillen Feiung" enthält, so verschleiern andererseits derartige Infektionsverläufe den Zug einer Erregerausbreitung innerhalb einer Lebensgemeinschaft; auch die im wesentlichen auf eine *Krankheits-* und nicht auf eine *Infektions*erfassung abgestimmte gesundheitsbehördliche Überwachung gibt in der praktischen Handhabung vorerst keine wesentliche Hilfestellung zu einer besseren Erfassung derartiger Wirts-Erregerbeziehungen. Die vielschichtigen Probleme der klinischen, sozialen und prophylaktischen Medizin, vor welche die inapparente Infektion uns stellt, läßt ihre vermehrte Beachtung als wünschenswert erscheinen.

Literatur

1 ABEL, R.: Überblick über die geschichtliche Entwicklung der Lehre von der Infektion, Immunität und Prophylaxe. KOLLE u. WASSERMANN: Handb. d. pathogenen Mikroorganismen, Bd. 1/I. 3. Aufl. Jena—Berlin—Wien 1927, 1.

2 ABRAMSON, H., M. GREENBERG and M. C. MAGGE: Poliomyelitis in the newborn infant. J. Pediatrics **43**, 167 (1953).

3 ACKERMAN, W. W., and R. B. JOHNSON: Some energy relations in a host-virus system. J. of Exper. Med. **97**, 315 (1953).

4 ACKERMAN, W. W., and H. KURTZ: Observations concerning a persisting infection of HeLa cells with poliomyelitis virus. J. of Exper. Med., **102**, 555 (1955).

5 ADAMSON, J. D., J. P. MOODY, F. W. PEARL, R. A. SMILLEE, J. C. WIKS and W. J. WOOD: Poliomyelitis in the Arctic. Canad. Med. Assoc. J. **61**, 339 (1949).

6 AHVENAINEN, E. K.: Inclusions disease or generalized salivary gland virus infection. Report of five cases. Trans. 10. Scand. Congr. of Path. and Bacteriol. Acta path. scand (Køpenh.) Suppl. **93**, 159 (1952).

7 AINSLIE, J. D.: Increase in virulence of the Lansing strain of poliomyelitis virus with passage in mice. J. of Immun. **67**, 331 (1951).

8 ALBRECHT, W.: Das Verhalten der alkalischen und sauren Phosphatase im Muskel der mit Coxsackie-Viren infizierten ausgewachsenen Maus. Z. Naturforsch. **11** b, 633 (1956).

9 ALBRECHT, W., u. R. GÄDEKE: Weitere chemische, histiochemische und histologische Untersuchungen über Veränderungen in Geweben von Säuglingsmäusen nach Coxsackie-Virusinfektion. Z. Naturforsch. **11** b, 241 (1956).

10 ALEXANDER, R. A., and P. J. DUTOIT: The immunization of horses and mules against horsesickness by means of the neurotropic virus of mice and guinea-pigs. Ondersteport J. Vet. Sci. and An. Husb. **2**, 375 (1934).

11 ANDERSON, J. F., and J. GOLDBERGER: The period of infectivity of the blood in measles. J. Amer. Med. Assoc. **57**, 113 (1911).

12 ANDERSON, S. G.: The mechanism of the union between influenza virus and susceptible cells. Austral. J. Exper. Biol. a. Med. Sci. **25**, 83 (1947).

13 ANDERSON, S. G.: Mucins and mucoids in relation to influenza virusaction. I. Inactivation by RDE and by viruses of the influenza group of the serum inhibitor of haemagglutination. Austral. J. Exper. Biol. a. Med. Sci. **26**, 347 (1948).

14 ANDERSON, S. G.: Experimental rubella in human volunteers. J. of Immun. **62**, 29 (1949).

15 ANDERSON, G. W., and J. L. RONDEAU: Absence of tonsils as a factor in the development of bulbar poliomyelitis. J. Amer. Med. Assoc. **155**, 1123 (1954).

16 ANDERSON, G. W., G. ANDERSON, A. E. SKAAR and F. SANDLER: The risk of poliomyelitis after tonsillectomy. Ann. of Otol. **59**, 602 (1950).

17 ANDERSON, G. W., G. ANDERSON, A. SKAAR and F. SANDLER: Poliomyelitis in Pregnancy. Amer. J. Hyg. **55**, 127 (1952).

18 ANDERSON, S. G., M. DONNELLEY, W. J. STEVENSON, N. J. CALDWELL and M. EAGLE: Murray valley encephalitis: surveys of human and animal sera. Med. J. Austral. **4**, 110 (1952).

19 ANDERSON, G. W., and A. E. SKAAR: Poliomyelitis occuring after antigen injections. Pediatrics **7**, 741 (1951).

20 APPLEBY, J. C.: The isolation and properties of a modified strain of neurotropic influenza A virus. Brit. J. Exper. Path. **33**, 280 (1952).

21 ARAKAWA, S.: Weitere Untersuchungen über das Virus der Masern. Z. Hyg. **139**, 227 (1954).

22 ·ARAKAWA, S., u. T. SATO: Impfversuch des ins Maushirn fixierten Masernvirus an Affen. Yokohama med. Bull. **5**, 412 (1954).

23 ARMSTRONG, C. H.: Successful transfer of Lansing strain of poliomyelitis virus from the cotton rat to the white mouse. Publ. Health Rep. **54**, 2302 (1939).

24 ARMSTRONG, C. H.: Poliomyelitis and the weather. Proc. Nat. Acad. Sci. **38**, 613 (1952).

25 ARMSTRONG, C. H., and R. D. LILLIE: Experimental lymphocytic choriomeningitis of monkeys and mice produced by a virus encountered in studies of the 1933 St. Louis Encephalitis Epidemic. Publ. Health Rep. **49**, 1019 (1934).

26 ARNOLD, W.: Die bakterielle Allgemeininfektion bei der malignen Diphtherie und ihre pathogenetische Bedeutung. Dtsch. med. Wschr. **1949**, 356.

27 ARONSON, ST. M., and G. SHWARTZMAN: Histopathogenesis of cortisonealtered experimental poliomyelitis. Observations on the Syrian hamster inoculated intracerebrally with strain MEF_1. Amer. J. Path. **29**, 381 (1953).

28 ARONSON, S. M., and G. SHWARTZMAN: Pathology of muscles changes in experimental poliomyelitis enhanced with aid of cortisone. Arch. of Path. **56**, 557 (1953).

29 ASAHI, O., Y. EBI and E. TABUCHI: The relationship between small micratory birds and Japanese encephalitis. Jap. J. Bact. 8, 309 (1953).

30 ASCHOFF, L.: Über den Krankheitsbegriff und verwandte Begriffe. Dtsch. med. Wschr. **1909**, 1417.

31 ASHÖLTER, C., u. R. BILLICK: Über einen Fall von Poliomyelitis anterior acuta während der Schwangerschaft mit mongoloidem Kind. Zbl. Gynäk. **73**, 1732 (1951).

32 ATANASIU, P., J. BASSET et L. ATANASIU: Sur l'interférence, dans la maladie de newcastle de l'embryon de poulet, entre le virus homologue pressé, chauffé, formolé et les liquides normaux. Ann. Inst. Pasteur 88, 769 (1955).

33 AURICCHIO, L.: Su gli eventuali rapporti tra poliomieliti ed alcune zoonosi in animali domestici e da cortile. Minerva med. (Torino) **1954**, 486.

34 AYCOCK, W. L.: Seasonal and age studies of poliomyelitis and what they suggest. Amer. J. Publ. Health **20**, 41 (1930).

35 AYCOCK, W. L.: Epidemiological significance of behavior of poliomyelitis in warm climates. Hawaii Med. J. **1948**, 461.

36 AYCOCK, W. L.: The role of the upper respiratory mucous membrane in the pathogenesis of poliomyelitis. Laryngoscope **59**, 335 (1949).

37 AYCOCK, W. L.: The epidemiology of Paralysis in Poliomyelitis. Arch. Virusforsch. **4**, 537 (1952).

38 BAKER, J. A., and R. B. LITTLE: Leptospirosis in cattle. J. of Exper. Med. **88**, 295 (1948).

39 BAKER, A. B., and S. CORNWELL: Poliomyelitis X: The cerebellum. Arch. of Neur. **71**, 455 (1954).

40 BAKER, A. B., S. CORNWELL and I. A. BROWN: Poliomyelitis: VI. The Hypothalamus. Arch. of Neur. **68**, 16 (1952).

41 BAKER, A. B., S. CORNWELL and F. TICHY: Poliomyelitis IX: Cerebral Hemispheres. Arch. of Neur. **71**, 435 (1954).

42 BALLEW, J. W., and W. H. MASTERS: Mumps: a cause of infertility. I. Present considerations. Fertility a. Sterility **5**, 536 (1954).

43 BANG, F. B.: Cellular pathology of virus infections as seen with the electron microscope. Ann. New York Acad. Sci. **54**, 892 (1952).

44 BANG, F. B.: The development of the virus of Newcastle disease in epithelial and fibroblast cells in tissue culture. Bull. Johns Hopkins Hosp. **92**, 291 (1953).

45 BANG, F. B.: The development of Newcastle virus in cells of the chorio-allantoic membrane as studied by thin sections. Bull. Johns Hopkins Hosp. **92**, 309 (1953).

46 BANG, F. B.: Pathology of the cell infected with viruses morphological and biochemical aspects. Federat. Proc. **14**, 619 (1955).

47 BAPPERT, W.: Über psychische Erscheinungen bei Poliomyeloencephalitis. Mschr. Kinderheilk. **100**, 180 (1952).

48 BASHE, W. J., jr., T. GOTLIEB, G. HENLE and W. HENLE: Studies on the prevention of mumps. VI. The relationship of neutralizing antibodies to the determination of susceptibility and to the evaluation of immunization procedures. J. of Immun. **71**, 76 (1953).

49 BATWELL, M. B., R. E. DENEL, N. MATUMATO and A. B. SABIN: Status and significance of inapparent infection with virus of japonese B-Encephalitis in Japan in 1946. Amer. J. Hyg. **51**, 1 (1950).

50 BAUER, K. F.: Über Begriff und Entwicklung der Frischzelltherapie. Dtsch. med. Wschr. **1954**, 246.

51 BEATTY, E. C., jr., and CH. R. HAWES: Cytomegaly of the adrenal gland. Amer. J. Dis. Child. **89**, 463 (1955).

51a BEAUDETTE, F. R., J. J. BLACK, C. B. HUDSON and J. A. BIVINS: Equine encephalomyelitis in pheasants from 1948 to 1951. J. Amer. Vet. Med. Assoc. **121**, 478 (1952).

52 BÉCLÈRE, A., CHAMBON et MÉNARD: Etudes sur l'immunité vaccinale et le pouvoir immunisant du serum de genisse vaccine. Ann. Inst. Pasteur **10**, 1 (1896); Ann. Inst. Pasteur **13**, 81 (1899).

53 BEDNARA, M.: Die Beeinflussung des Virus fixe durch Hyaluronidase. Z. Hyg. **138**, 467 (1954).

54 BEEMAN, E. A., R. M. COLE and R. J. HUEBNER: Studies in man of neutralizing antibodies against group A Coxsackie (Herpangina) viruses. Prevalence of antibodies in community in 1949 and 1950. Amer. J. Hyg. **56**, 215 (1952).

55 BEGEMANN, H.: Klinische und experimentelle Beobachtungen am immunisierten Lymphknoten. Freiburger Med. Monographien, Bd. 1, Freiburg 1953.

56 BEHREND, R. CH.: Exogene Faktoren in der Pathogenese der Poliomyelitis. Stuttgart: G. Thieme 1956.

57 BELL, J. A., D. BECK and R. J. HUEBNER: Epidemiologic studies of Q-fever in southern California. J. Amer. Med. Assoc. **142**, 868 (1950).

58 BELLER, K.: Infektion, Infektionskrankheiten und Seuchen. Studium gen. **6**, 5 (1953).

58a BELLER, K.: Das Problem der Virusvernichtung außerhalb der Wirtsorganismen. Medizinische **1956**, 371.

59 BELLER, K., u. R. BIELING: Die Viruskrankheiten der Haus- und Laboratoriumstiere. II. Aufl. Leipzig: J. A. Barth 1950.

60 BELLER, K., u. E. SCHWARZMAIER: Untersuchungen über die ansteckende Blutarmut der Pferde. I. Zur Epidemiologie und Diagnostik der ansteckenden Blutarmut. Erfahrungen in Hessen über einen Zeitraum von 7 Jahren. Arch. Tierheilk. **76**, 24 (1941).

61 BENNHOLDT-THOMSEN, C.: Epidemiologisch-serologische Untersuchungen beim Keuchhusten. Mschr. Kinderheilk. **62**, 64 (1934).

62 BENNHOLDT-THOMSEN, C.: Entwicklungsbeschleunigung des Großstadtkindes. B. DE RUDDER u. F. LINKE: Biologie der Großstadt. S. 42. Dresden und Leipzig: Th. Steinkopff 1940.

63 BERNKOPF, H.: Study of infectivity and haemagglutination of influenza virus in deembryonated eggs. J. of Immun. **65**, 571 (1950).

*63*a BESREDKA, A.: Die lokale Immunisierung. Spezifische Verbände. Übers. von G. BLUMENTHAL. Johann Ambr. Barth 1926.

64 BETKE, K.: Akute erworbene hämolytische Anämie in Zusammenhang mit einer Virusinfektion. Ann. paediatr. (Basel) **182**, 40 (1954).

65 BETKE, K., u. R. GÄDEKE: Cytologische und histologische Untersuchungen über retukuläre Gewebsreaktionen bei experimenteller Infektion mit Viren der EMC-Gruppe. III. Kongreß der Internat. Europäischen Haematolog. Gesellschaft, Rom 3.—6. Oktober 1951.

66 BETKE, K., u. H. KAISER: Epidemische Häufung von Erkrankungen mit encephalomyelitischem Symptomenbild in Südbaden 1951. Mschr. Kinderheilk. **100**, 392 (1952).

67 BETKE, K., H. RICHARZ, H. SCHUBOTHE u. O. VIVELL: Beobachtungen zu Krankheitsbild, Pathogenese und Ätiologie der akuten erworbenen hämolytischen Anämie (LEDERER-Anämie). Klin. Wschr. **1953**, 373.

68 BIELING, R.: Die biologische Infektionsabwehr des menschlichen Körpers. Wien: F. Deuticke 1944.

69 BIELING, R.: Die Biologie der Viruskrankheiten. Dtsch. Z. Nervenheilk. **167**, 516 (1952).

70 BIELING, R.: Die Viruskrankheiten des Menschen, aus: Viruskrankheiten 1. 4. Aufl. S. 26. Leipzig: J. A. Barth 1954.

*70*a BIELING, R., u. H. HEINLEIN: Die Grippe. Ergebnisse experimenteller Untersuchungen. Leipzig: J. A. Barth 1949.

71 BINGEL, K. F.: Ätiologische Untersuchung zu einer benignen epidemischen Meningitis. Z. Hyg. **132**, 173 (1951).

72 BINGEL, K. F., u. W. HEID: Epidemiologische Untersuchungen zu einer epidemischen Virusmeningitis. Z. Hyg. **132**, 202 (1951).

73 BINGEL, K. F., u. M. SCHUSTER: Klinische, ätiologische und epidemiologische Untersuchungen über eine epidemische Virusmeningitis. Dtsch. med. Wschr. **1950**, 1652.

74 BIRK, W.: Über den Stoffwechsel des Kindes im Fieber. Münch. med. Wschr. **1924**, 1745.

75 BIRK, W.: Über das Zustandekommen der Stickstoffverluste im Fieber. Münch. med. Wschr. **1926**, 1147.

76 BLANC, G., CAMINOPETROS et MANOUSSAKIS: Quelques recherches expérimentales sur la Dengue. Arch. Inst. Pasteur Hellénique **2**, 162 (1928).

77 BLANC, G., et L. A. MARTIN: Réceptivité du lapin aux virus de la poliomyélite épidémique. C. r. Acad. Sci. (Paris) **227**, 242 (1948).

78 BLANC, G., et L. A. MARTIN: Conservation du virus poliomyélitique chez le Mérion (Meriones Shawi). C. r. Acad. Sci. (Paris) **230**, 1545 (1950).

79 BLANC, G., et L. A. MARTIN: Réceptivité du lapin au virus poliomyélitique. C. r. Soc. biol. (Paris) **144**, 48 (1950).

80 BLANC, G., et J. BRUNEAU: De l'infection inapparente a l'infection apparent avec le virus de la pneumopathie du cobaye. Ann. Inst. Pasteur **75**, 566 (1948).

81 BLANC, G., et L. A. MARTIN: Premiers essais de prophylaxie de la poliomyélite par virus vivant fixé au lapin. Innocuité de la méthode. Bull. Acad. Nat. Méd. (Paris) Sér. 3, **137**, 230 (1953).

82 BLATTNER, R. J.: Effect of cortisone on experimental poliomyelitis infection. J. of Pediatr. **41**, 369 (1952).

83 BODECHTEL, G.: Die nucleären Atrophien — ein postpoliomeylitisches Zustandsbild. Dtsch. Z. Nervenheilk. **158**, 439 (1948).

84 BODIAN, D.: The virus, the nerve cell, and paralysis: a study of experimental poliomyelitis in the spinal cord. Bull. Johns Hopkins Hosp. **83**, 1 (1948).

85 BODIAN, D.: Poliomyelitis: Pathologic anatomy; I. Internat. Poliomyelitis Conference, 62. Philadelphia, London, Montreal: J. B. Lippincott 1949.

86 BODIAN, D.: Experimental studies on passive immunization against poliomyelitis. I. Protection with human gamma-globulin against intramuscular inoculation and combined passive and active immunization. Amer. J. Hyg. **54**, 132 (1951).

87 BODIAN, D.: Pathogenesis of Poliomyelitis. Amer. J. Publ. Health **42**, 1388 (1952).

88 BODIAN, D.: Experimental studies on passive immunization against poliomyelitis. II. The prophylactic effect of human gamma-globulin on paralytic poliomyelitis in cynomolgus monkeys after virus feeding. Amer. J. Hyg. **56**, 78 (1952).

89 BODIAN, D.: Experimental studies on passive immunization against poliomyelitis. III. Passive-active immunization and pathogenesis after virus feeding in chimpanzees. Amer. J. Hyg. **58**, 81 (1953).

90 BODIAN, D.: Increased incidence and selective localization of experimental poliomyelitic paralysis after concomitant intravascular virus inoculation and intramuscular infection of cortison or gelatin. Federat. Proc. **12**, 1436 (1953).

91 BODIAN, D., and R. S. PAFFENBARGER jr.: Poliomyelitis infection in households. Frequency of viremia and specific antibody response. Amer. J. Hyg. **60**, 83 (1954).

92 BOLIN, V. S., J. A. ANDERSON and G. R. LEYMASTER: Experimental intraocular infection of guinea pig with mumps virus. Proc. Soc. Exper. Biol. a. Med. **75**, 166 (1950).

93 BORING, W. D., D. M. ANGEVINE and D. L. WALKER: Factors influencing host-virus interactions I. A comparison of viral multiplication and histopathology in infant, adult, and cortisone-treated adult mice infected with the conn.-5 strain of coxsackie virus. J. of Exper. Med. **102**, 753 (1955).

94 BOURQUIN, J. B.: Les malformations du nouveau-né causées par des viroses de la grossesse, et plus particulièrement par la rubéole (Embryopathie rubéoleuse.) Thèse de Genève 1948.

95 v. BOUWDIJK-BASTIAANSE, F. S.: On the difference between the encephalomyelitis following revaccination during partial immunity, and the wellknown picture after primary vaccination. (Clinico-pathological observations.) Fol. psychiatr. néerl. **58**, 147 (1955.)

96 BOWERS, V. M., and D. N. DANFORTH: Significance of Poliomyelitis during Pregnancy: An Analysis of Literature and Presentation of 24 New Cases. Amer. J. Obstetr. **65**, 34 (1953).

97 BRAIN, R. T.: The demonstration of herpetic antibody in human sera by complement-fixation and the correlation between its presence and infection with herpes virus. Brit. J. Exper. Med. **13**, 166 (1932).

98 BRAMBELL, F. W. R., W. A. HEMMINGS and M. HENDERSON: Antibodies and embryos. London: Athlone press 1951.

99 BRAMBELL, F. W. R., W. A. HEMMINGS and W. T. ROWLANDS: The passage of antibodies from the maternal circulation into the embryo in rabbits. Proc. Roy. Soc. B. **135**, 390 (1948).

100 BRAMBELL, F. W. R., W. A. HEMMINGS, M. HENDERSON, H. J. PARRY and W. T. ROWLANDS: The route of antibodies passing from the maternal to the foetal circulation in rabbits. Proc. Roy. Soc. B. **136**, 131 (1949).

101 BRAMBELL, F. W. R., W. A. HEMMINGS, M. HENDERSON and W. T. ROWLANDS: The accumulation of antibodies in the stomach contents of foetal rabbits. Proc. Roy. Soc., B. **138**, 195 (1951).

102 BREIG, A.: Zum Infektionsverlauf der Kinderlähmung. München: Urban u. Schwarzenberg 1949.

103 BREITENBERG, H.: Die übertragbare Kinderlähmung in Schwangerschaft und Geburt. Wien. med. Wschr. **1952**, 87.

104 BREUNING, M., u. FR. FRITZSCHE: Über die Häufigkeit der Listeriose bei Neugeborenen. Untersuchungen an der Universitäts-Frauenklinik Leipzig. Geburtsh. u. Frauenheilk. **14**, 1113 (1954).

105 BRIDRÉ et BOQUET: Sur la vaccination autoclaveuse par virus sensibilisé; durée de l'immunitè, application de la vaccination. C. r. Acad. sci. (Paris) **96**, 762 (1913).

106 BRIEGER, V., u. P. EHRLICH: Beiträge zur Kenntnis der Milch immunisierter Tiere. Z. Hyg. **13**, 336 (1893).

107 BRIODY, B. A., W. A. CASSEL, J. LYTLE and M. FEARING: Adaptation of influenza virus to mice. I. Genetic and environmental factors affecting an A prime strain of influenza virus. Yale J. Biol. a. Med. **25**, 391 (1953).

108 BROWN, G. C., and J. D. AINSLIE: Relationship between serum antibodies with poliomyelitis virus. J. of Exper. Med. **93**, 197 (1951).

109 BROWN, G. C., D. E. CRAIG and A. KANDEL: Effect of benzimidazole on experimental poliomyelitis in mice and monkeys. Proc. Exper. Biol. a. Med. **83**, 408 (1953).

110 BROWN, I. A., and H. BERRIS: Poliomyelitis: XII. Clinical evaluation of hypothalamic involvement. A. M. A. Arch. Neur. Psych. **72**, 60 (1954).

111 BRUTON, O. C.: Agammaglobulinemia. Pediatrics **9**, 722 (1952).

112 BRUTON, O. C., L. APT, D. GITLIN and C. A. JANEWAY: Absence of Serum Gamma Globulin. Amer. J. Dis. Childr. **84**, 632 (1952).

113 BRYCE, L. M., and F. M. BURNET: Natural immunity to staphylococcal toxin. J. of Path. **35**, 183 (1932).

114 BUDDINGH, G. J., D. I. SCHRUM, J. C. LANIER and D. J. GUIDRY: Studies of natural history of herpes simplex infections. Pediatrics **11**, 595 (1953).

115 BUGHER, J. C.: The use of baby mice in Yellow Fever studies. Amer. J. Trop. Med. **21**, 299 (1941).

116 BURNET, F. M.: Variation in influenza viruses. Handbuch der Virusforschung, II. Ergänzungsbd., 47. Wien: Springer 1950.

117 BURNET, F. M., and S. G. ANDERSON: The T-antigen of guinea pig and human red cells. Austral. J. Exper. Biol. **25**, 213 (1947).

118 BURNET, F. M., and D. R. BULL: Changes in influenza virus associated with adaptation to passage in chick embryos. Austral. J. Exper. Biol. **21**, 55 (1943).

119 BURNET, F. M., and J. D. STONE: The receptor-destroying enzyme of V. cholerae. Austral. J. Exper. Biol. **25**, 227 (1947).

120 BURNET, F. M., and S. W. WILLIAMS: Herpes simplex: a new point of view. Med. J. Austral. **1**, 637 (1939).

121 BURROWS, M. T.: Is Poliomyelitis a Disease of the Lymphatic System? Arch. Int. Med. **48**, 33 (1931).

122 BYRD, C. L.: Influence of infection with Lansing strain of poliomyelitis virus on pregnant mice. J. of Neuropath. **9**, 202 (1950).

123 CAIRNS, H. J. F., and M. EDNEY: Quantitative aspects of influenza virus multiplication. I. Production of „incomplete" virus. J. of Immun. **69**, 155 (1952).

124 CANTACUZENES, J.: Corpus scriptorum historiae Byzantinae, ed. Niebuhr Bonn 1882. Zit. nach O. LUBARSCH: Untersuchungen über die Ursachen der angeborenen und erworbenen Immunität. Z. klin. Med. **18**, 422 (1891).

125 CASALS, J., P. K. OLITZKY and A. B. SABIN: Homotypic complement-fixing antibody in monkeys infected with type 2 poliomyelitis virus by the oral route. J. of Exper. Med. **96**, 55 (1952).

126 CATHALA, J., et P. STRAUS: Prévention de la rougeole par la gamma-globuline. Arch. franc. pédiatr. **9**, 881 (1952).

127 CHAMBERLAIN, R. W., and R. K. SIKES: Laboratory investigations on the role of bird mites in the transmission of eastern and western equine encephalitis. Amer. J. Trop. Med. **4**, 106 (1955).

128 CHAPTAL, J., P. CAZAL, R. JEAN, CL. CAMPO, R. LOUBATIÈRE et H. BONNET: Les réticulites diffuses infectieuses d'origine viral: nouveaux aspects de la pathologie réticulo-histiocytaire. 12 cas observés chez le nourrisson et l'enfant. Presse méd. **1953**, 573.

129 CHEEVER, F. S.: Multiplication of Coxsackie virus in adult mice exposed to roentgen radiation. J. of Immun. **71**, 431 (1953).

130 CHRISTENSEN, P. E., H. SCHMIDT, H. O. BANG, V. ANDERSEN, B. JORDAL and O. JENSEN: An epidemic of measles in Southern Greenland, 1951. Measles in virgin soil. II. The epidemic proper. Acta med. scand. (Stockh.) **144**, 430 (1953).

131 CLARK, E. M., and A. J. RHODES: Poliomyelitis in Canadian Eskimos. Laboratory studies. III. Lansing antibody levels in Baffin Island Eskimos. Canad. J. Med. Sci. **30**, 390 (1952).

132 CLÉMENT, R.: Prévention et atténuation de la rougeole. Presse méd. **1955**, 117.

133 COHRS, P.: Das Nervensystem bei Viruskrankheiten der Haustiere. Verh. dtsch. Ges. Path. **1955**, 38. Tg. 420.

134 COHRS, P.: Persönl. Mitteilung.

135 COLE, R. I.: Experimenteller Beitrag zur Typhusimmunität. Z. Hyg. **46**, 371 (1904).

136 COLEBATCH, J. H.: Clinical picture of severe generalized viral infection in the newborn. Med. J. Austral. **1955**, 377.

137 COLLE: zit. in Medicina practica sive methodes cognoscendorum et curandorum omnium affectum malignorum et pestilentiam, Pisa 1617. in HAESER: Lehrbuch der Geschichte der epidemischen Krankheiten.

138 COOKE, J. V.: Scarlet fever. II. The development of toxin sensitivity of the skin in infants and its relation to the presence of antitoxin in the blood. Amer. J. Dis. Childr. **35**, 762 (1928).

139 COX, H. R.: Viral and rickettsial toxins. Annual Rev. Microbiol. **7**, 197 (1953).

140 CURTH, A., u. E. LORENZ: Der Einfluß kleiner Diphtherietoxinmengen auf Schick-Reaktion und Antitoxingehalt des Blutes. Ein Beitrag zur Kritik der Schick-Probe. Z. Kinderheilk. **54**, 38 (1932).

141 CZICKETI, H.: Gibt es familiäre Disposition für Poliomyelitis? Schweiz. med. Wschr. **1948**, 1092.

142 DALLDORF, G.: Die Viren der Coxsackiegruppe. Münch. med. Wschr. **1952**, 2114.

143 DALLDORF, G.: The sparing effect of Coxsackie virus infection on experimental poliomyelitis. J. of Exper. Med. **94**, 65 (1951).

144 DALLDORF, G.: From clostridium welchii to the coxsackie-viruses: Changing microbiology (The William Henry French Lecture). J. Mount Sinai Hosp. **19**, 396 (1952).

145 DALLDORF, G., and R. GIFFORD: Clinical and epidemiologic observations of Coxsackie-virus infections. N. England J. Med. **244**, 868 (1951).

146 DALLDORF, G., and G. M. SICKLES: An unidentified filtrable agent isolated from the feces of children with paralysis. Science (Lancaster, Pa.) **108**, 61 (1948).

147 DANIELS, J. B., A. M. PAPPENHEIMER and SH. RICHARDSON: Observations on encephalomyelitis of mice (DA strain). J. of Exper. Med. **96**, 517 (1952).

148 Dascomb, H. E., C. V. Adair and N. Rogers: Serologic investigations of herpes simplex virus infections. J. Labor. a. Clin. Med. **46**, 1 (1955).

149 Davidsohn, I., and J. M. Mora: Appendicitis in measles. Arch. of Path. **14**, 757 (1932).

150 Dean, D. J.: Development of a mouse colony free from Theiler-virus. Annual Rep. Div. Laborat. N. Y. State Dep. Health 1948.

151 Dean, D. J.: Postnatal immunity in mouse encephalomyelitis. J. of Immun. **68**, 549 (1952).

152 Dean, D. J., and G. Dalldorf: The susceptibility of the hamster to mouse encephalomyelitis virus. J. of Exper. Med. **88**, 645 (1948).

153 Degkwitz, R.: Über Versuche mit Masernrekonvaleszentenserum. Z. Kinderheilk. **25**, 134 (1920).

154 Degkwitz, R.: Über Masernrekonvaleszentenserum. Z. Kinderheilk. **27**, 171 (1921).

155 Delaunay, A.: Lieux de formation des anticorps. Verh. I. Internat. Allergie-Kongr. **1951**, 214.

156 Depoux, R., and A. Isaacs: Interference between Influenza and Vaccinia viruses. Brit. J. Exper. Path. **35**, 415 (1954).

157 Dettel, R. E. jr., M. B. Bawell, M. Matumoto and A. B. Sabin: Status and significance of inapparent infection with virus of Japanese B encephalitis in Korea and Okinawa in 1946. Amer. J. Hyg. **51**, 13 (1950).

158 Dick, G. F., and G. H. Dick: A skin test for susceptibility to scarlet fever. J. Amer. Med. Assoc. **82**, 265 (1924).

159 Dick, G. W. A., and F. L. Gee: Immunity to yellow fever nine years after vaccination with 17D vaccine. Trans. Roy. Soc. Trop. Med. (Lond.) **46**, 449 (1952).

160 Dickie, H. A., and M. E. Murphy: Laboratory infection with histoplasma capsulatum. Amer. Rev. Tbc. **72**, 690 (1955).

161 Diezel, P. B.: Mikrogyrie infolge cerebraler Speicheldrüsenvirusinfektion im Rahmen einer generalisierten Cytomegalie bei einem Säugling. Zugleich ein Beitrag zur Theorie der Windungsbildung. Virchows Arch. **325**, 109 (1954).

162 Doerr, R.: Die Entwicklung der Virusforschung und ihre Problematik. Handbuch d. Virusforschung Bd. I, S. 42. Wien: Springer 1938.

163 Doerr, R.: Die Entwicklung der Virusforschung und ihre Problematik. Art und Lokalisation der anatomischen Veränderungen, Organo- und Cytotropismen. Handbuch d. Virusforschung Bd. I, S. 81 ff. Wien: Springer 1938.

164 Doerr, R.: Allgemeine Beurteilung der Immunitätsverhältnisse bei Viruskrankheiten. „Natürliche Resistenz“ und erworbene Immunität. Handbuch d. Virusforschung Bd. I, S. 86 ff. Wien: Springer 1938.

165 Doerr, R.: Die Lehre von den Infektionskrankheiten in allgemeiner Darstellung. Lehrbuch der inneren Med., 5. Aufl., S. 110. Berlin: Springer 1942.

166 Doerr, R.: Mensch und Tier als Virusträger und Virusausscheider. Handbuch d. Virusforschung, Ergänzungsband I, S. 88 ff. Wien: Springer 1944.

167 Doerr, R.: Mensch und Tier als Virusträger und Virusausscheider. Herpes febriles. Handbuch d. Virusforschung, Ergänzungsband I, S. 152. Wien: Springer 1944.

168 Doerr, R.: Die Infektion als Gast-Wirt-Beziehung mit besonderer Berücksichtigung der tierpathogenen Virusarten. Arch. Virusforsch. **2**, 87 (1944).

169 Doerr, R.: Immunitätsforschung, Bd. IV, Antikörper II, S. 156. Wien: Springer 1949.

170 Dolgopol, V. B., and M. D. Cragan: Myocardial changes in Poliomyelitis. Arch. of Path. **46**, 202 (1948).

171 Dougherty, T. F., and A. White: Functional alterations in lymphoid tissue induced by adrenal cortical secretion. Amer. J. Anat. **77**, 81 (1945).

172 DRAKE, M. L., C. MING and VINELAND: Gamma Globulin in Epidemic Hepatitis. Comparative value of two dosage levels, apparently near the minimal effective level. J. Amer. Med. Assoc. **155**, 1302 (1954).

173 DROESE, W.: Über die Fettoleranz der Säuglinge. Klinisch-experimentelle Untersuchung des Gallensäuren- und Lipasengehaltes in Duodenalsaft. Ann. Pediatr. **178**, 121 (1952).

174 DROESE, W., u. H. STOLLEY: Die Ausnutzungskoeffizienten von Gesamtfett, Fettsäuren und Phosphatiden gesunder und infektkranker Säuglinge, ein Maßstab für die Stoffwechselvorgänge im Ablauf einer parenteralen Infektion. Klin. Wschr. **1955**, 726.

*174*a DROESE, W., u. H. STOLLEY: Untersuchungen über den Fettstoffwechsel im Säuglingsalter. I. Mitteilung: Gesamtfett-, Fettsäuren- und Phosphatidbilanzen bei Säuglingen mit parenteralen Infektionen, ein Beitrag zur Pathogenese der parenteral bedingten Ernährungsstörungen im Säuglingsalter. Z. Kinderheilk. **77**, 532 (1956).

175 DUBLIN, W. B., and C. P. LARSON: Pathologic findings in Poliomyelitis. Amer. J. Clin. Path. **13**, 15 (1943).

176 v. DUNGERN, E.: Die Antikörper, Jena 1903.

177 DUNHAM, W. B., and FR. M. EWING: Apparent multiplication of the Lansing Poliomyelitis virus in cortisone treated chick embryos. J. Bacter. **65**, 224 (1953).

178 EARLE, I. P.: Influence of the ingestion of collostrum on the proteins of the blood sera of young foals, kids, lambs and pigs. J. Agric. Res. **51**, 479 (1935).

179 EHRLICH, P.: Über Immunität durch Vererbung und Säugung. Z. Hyg. **12**, 183 (1892).

180 ENDERLEIN, G.: Bakterien-Cyclogenie. Berlin-Leipzig 1925.

181 ENDERS, J. F., J. STOKES, E. P. MARIS and W. BERENBERG: Attenuation of virulence with retention of antigenicity of mumps virus after passage in the embryonated egg. J. of Immun. **54**, 283 (1946).

182 ENRIGHT, J. B., and W. W. SADLER: Presence in human sera of complement fixing antibodies to virus of sporadic bovine encephalomyelitis. Proc. Soc. Exper. Biol. a. Med. **85**, 466 (1954).

183 ESPINOZA, S., y J. DANERI, N.: Estudio anatomo-patologico de treinta y ocho casos de poliomielitis anterior aguda. Rev. chil. Pediatr. **23**, 409 (1952).

184 degli ESPOSTI, A.: Syndroma di Fröhlich doppo poliomielite. Clin. pediatrica **31**, 635 (1949).

185 ESSER-TRIMBERGER, I., u. W. KLÖNE: Die spezifische Diagnose der Mumpsinfektion. Z. Hyg. **137**, 452 (1953).

*185*a EUARGIUS, in: HAESER, Lehrbuch der Geschichte der epidemischen Krankheiten. S. 47.

186 FALLON, R. J.: Serological epidemiology of poliomyelitis distribution of immunity to poliomyelitis virus. Lancet, **1956**, 65.

187 FARMER, A. D.: Poliomyelitis in identical twins. Med. J. Austral. **1**, 141 (1955).

188 FELTZ, E. T., B. MANDEL and E. RACKER: Susceptibility of mice free of Theilers virus (TO strain) to infection with TO virus. J. of Exper. Med. **98**, 427 (1953).

189 FENDEL, H.: Eine toxoplasmotische Zwillingsgeburt. Virchows Arch. **327**, 293 (1955).

190 FENNER, F.: The epizootic behaviour of mouse-pox (infectious ectromelia). Brit. J. Path. **29**, 69 (1948).

191 FENNER, F.: The clinical features and pathogenesis of mouse-pox. (Infectious ectromelia of mice.) J. of Path. **60**, 529 (1948).

192 FENNER, F.: The pathogenesis and pathology of viral diseases. New York: Columbia Univ. Press 1950.

193 FEYRTER F.: Über das Wesen des Zoster. Virchows Arch. **325**, 70 (1954).

194 FINDLAY, G. M., M. S. ALCOCK and R. O. STERN: The virus etiology of one form of lymphocytic meningitis. Lancet **1936**, 630.

195 FINDLAY, G. M., and E. M. HOWARD: The transmission of neurotropic yellow fever virus to rats. Ann. Trop. Med. Parasit. **45**, 220 (1951).

196 FINDLAY, G. M., and E. M. HOWARD: The susceptibility of rats to Rift Valley fever in relation to age. Ann. Trop. Med. Parasit. **46**, 33 (1952).

197 FINKELDEY, W.: Über Riesenzellbefunde in den Gaumenmandeln, zugleich ein Beitrag zur Histopathologie der Mandelveränderungen im Maserninkubationsstadium. Virchows Arch. **281**, 323 (1931).

198 FISCHER, W.: Über die Diagnose der Masern im Prodromalstadium. Eigenartige Befunde am lymphatischen Apparat des Appendix. Beitr. path. Anat. **91**, 474 (1933).

199 FISCHL, R.: Haben sich Krankheitsbilder und Infektiosität der Masern geändert? Dtsch. med. Wschr. **1929**, 1540.

200 FLEXNER, S., P. F. CLARK and F. R. FRASER: Epidemic poliomyelitis-passive human carriage of the virus of poliomyelitis. J. Amer. Med. Assoc. **60**, 201 (1913).

201 Fox, J. P., and H. A. PENNA: Behavior of 17 D yellow fever virus in rhesus monkeys. Relations to substrain dose and neural or extraneural inoculation. Amer. J. Hyg. **38**, 152 (1943).

202 Fox, M. J., L. SENNETT and J. F. KUZMA: Cardiac manifestations of poliomyelitis. Lancet **1953**, II, 323.

203 FRANCE, N. E., and M. J. WILMERS: Herpes simplex hepatitis and encephalitis in new-born twins. Lancet **1953**, 1181

204 FRANCIS, TH. jr.: Parasitism and disease in bacterial and mycotic infections of man. Philadelphia, London, Montreal: J. B. Lippincott Co. 1948.

205 FRANCIS, TH. jr., J. J. QUILLIGAN jr. and E. MINUSE: Identifications of another epidemic respiratory disease. Science (Lancaster, Pa.) **112**, 495 (1950).

206 FRAUCHIGER, E., u. G. SCHMIDT: Poliomyelitisgleiche Liquorbefunde bei Kühen in Gehöften mit Fällen von menschlicher Kinderlähmung. Schweiz. med. Wschr. **1949**, 316.

207 FREETH, A.: Geburt in einer eisernen Lunge. Med. Klin. **1948**, 90.

208 FRESEN, O.: Die Pathomorphologie des retothelialen Systems. Verh. dtsch. Ges. Path. **37**, 26 (1953).

209 FREUDENBERG, E., F. ROULET u. R. NICOLE: Kongenitale Infektion mit Coxsackie-Virus. Ann. paediatr. (Basel) **178**, 150 (1952).

210 FRICK, E.: Experimentelle Untersuchungen zur Frage der zentralen Genese der Diphtherie. Dtsch. Z. Nervenheilk. **160**, 237 (1949).

211 FRIEDEMANN, U.: Epidemiologische Fragen im Lichte der neuen Forschung. Jahreskurse ärztl. Fortbildung **17**, 13 (1926).

212 FRIEDEMANN, U.: Das Diphtherieproblem. Klin. Wschr. **1928**, 433, 481.

213 FRIEDEMANN, U.: Die Bedeutung der latenten Infektionen für die Epidemiologie. (Theoretische Infektkettenlehre.) Zbl. Bakter. Abt. I Orig. **110**, Beih. S. 2, (1928).

214 FRIEDEWALD, W. F., and E. W. HOOK: Influenza virus infection in the hamster. A study of inapparent virus infection and virus adaptation. J. of Exper. Med. **88**, 343 (1948).

215 FRIEDLÄNDER, M., D. H. MOORE, R. LOVE, R. A. BROWN and H. KOPROWSKI: Studies with the electron microscope of virus-host relationships in Ehrlich ascites tumor cells. I. The identification and structure of anopheles A virus. J. of Exper. Med. **102**, 361 (1955).

216 FROSCH: zit. nach HOTTINGER, A.: Die Diphtherie. Handbuch Inn. Med. IV. Aufl. Bd. I/2, S. 1243ff. Springer 1952.

217 FUST, B.: Die unspezifische Provokation manifester Virusinfektionen. Handbuch der Virusforschg. I. Ergänzungsbd., S. 195. Wien: Springer 1944.

218 GÄDEKE, R.: Morphologische Grundlagen neuerer Anschauungen über das Krankheitsbild der Poliomyelitis. Virchows Arch. **322**, 563 (1952).

219 GÄDEKE, R.: Glomeruläre und tubuläre Nephrose der Säuglingsmaus nach experimenteller Infektion mit Viren der Coxsackie-A-Gruppe. Naturwissenschaften **39**, 71 (1952).

220 GÄDEKE, R.: Kidney lesions in suckling mice following group A Coxsackie virus infection. Arch. of Path. **54**, 276 (1952).

221 GÄDEKE, R.: Experimentelle Untersuchungen über Frühreaktionen der Ratte nach Infektion mit dem MM-Virus. Verh. dtsch. Ges. Path. **38**, 128 (1955).

222 GÄDEKE, R.: Analytische Studien über die Absterbeordnung weißer Mäuse nach experimenteller Infektion mit dem MM-Virus. Naturwissenschaften **42**, 216 (1955).

223 GÄDEKE, R., H. BAYER, B. HAMMEL, S. KANZLER u. F. SCHOENBERG: Vergleichende experimentelle Untersuchungen über das Verhalten des Skeletmuskelgewebes der Albinomaus nach Infektion mit murinen Parapoliomyelitisviren, mausadaptierten und „klassischen" Poliomyelitisviren. I. Mitteilung: Untersuchungen mit dem MM-Virus. Arch. Virusforsch. **5**, 310 (1954).

224 GÄDEKE, R., u. K. BETKE: Die Wirkung von Viren der Para-Poliomyelitis-Gruppe auf die lymphatischen Organe der Maus. Z. Naturforsch. **7b**, 401 (1952).

225 GÄDEKE, R., H. KANZLER, S. KANZLER u. F. SCHOENBERG: Vergleichende experimentelle Untersuchungen über das Verhalten des Skeletmuskelgewebes der Albinomaus nach Infektion mit murinen Parapoliomyelitisviren, mausadaptierten und „klassischen" Poliomyelitisviren. II. Mitteilung: Untersuchungen mit dem Lansing- und dem Leon-Virus. Arch. Virusforsch. **6**, 302 (1955).

226 GÄDEKE, R., u. H. WALTENBERGER: Histologische, histochemische und chemische Untersuchungen an der Skeletmuskulatur von Säuglingsmäusen und saugenden Meerschweinchen zur Frage der Pathogenität der Coxsackie-A-Viren. Z. Naturforsch. **7b**, 524 (1952).

227 GAJDUSEK, D. C., M. L. ROBBINS and F. C. ROBBINS: Diagnosis of herpes simplex infections by the complement fixation test. J. Amer. Med. Assoc. **149**, 235 (1952).

228 GALLOWAY, TH. C.: Relationship of tonsillectomy to poliomyelitis. J. Amer. Med. Assoc. **151**, 1180 (1953).

229 GANASINSKI, R.: Istota zmian histopatologicznych w mózgu i rdzeniu owiec zakażonych ustalonym zarazkiem wścieklizny. Ann. Univ. Mariae Curie Sklodowska Sect. DD. Vet. Med. **7**, 133 (1954).

230 GEBHARDT, L. P., and J. D. WORDEE,: Possible dissemination of poliomyelitis virus by carriers. Amer. J. Dis. Childr. **76**, 192 (1948).

231 GELPERIN, A., and W. HAMPTON: The ecology of infectious hepatitis. J. Chronic. Dis. **2**, 1327 (1955).

232 GENZ, U.: Ein pathologisch-anatomischer Beitrag zur Typologie der Diphtherie. Mschr. Kinderheilk. **100**, 462 (1952).

233 GERBER, P., R. L. WOOLRIDGE, J. R. SEAL and S. R. ZIEGRA: Epidemic Influenza B and C in Navy recruits during winter of 1951—52. Proc. Soc. Exper. Biol. a. Med. **81**, 624 (1952).

234 GILDEMEISTER, E., u. J. AHLFELD: Experimentelle Studien mit Herpesvirus an der weißen Maus. Zbl. Bakter. I. **139**, 325 (1937).

235 GINS, H. A.: Beiträge zur Pathogenese und Epidemiologie der Infektionskrankheiten. Leipzig: Thieme 1935.

236 GINSBERG, H. S., and F. L. HORSFALL jr.: Interference between mumps
virus and pneumonia virus of mice (PVM). Fate of mumps virus in the mouse lung.
J. of Immun. **67**, 369 (1951).

237 GLEES, M.: Beiderseitiges Mikrophtalmus bei nachgewiesener konnataler
Toxoplasmose. Klinische und histologische Beobachtungen. Ophtalmologica
(Basel) **126**, 361 (1953).

238 GLEITSMANN: Die Seuchen im Seeverkehr. München 1928.

239 GLENNY, A. T., and H. J. SÜDMERSEN: Notes on the production of immunity
to diphteria toxin. J. of Hyg. **20**, 176 (1921).

240 GÖNNERT, R.: Virus- und Krebsentstehung. Verh. dtsch. Ges. Path. **38**, 327
(1954).

241 GOETERS, W., u. A. STECHERN: Gehäuftes Auftreten von postvakzinaler
Encephalitis in der Provinz Nordrhein-Westfalen im Jahre 1946. Arch. Kinderheilk. **135**, 73 (1948).

242 GOLDBLUM, N., and J. L. MELNICK: Complement fixing antibodies to type 2
(Lansing) Poliomyelitis virus in a normal population of a subtropical area. J. of
Exper. Med. **96**, 175 (1952).

243 GORET, P., F. LUCAM, L. JOUBERT, CH. FLACHAT et R. HENRY: Remarques
sur la sensibilité du furet au virus de l'hépatite contagieuse du chien. C. r. Soc. Biol.
(Paris) **146**, 1201 (1952).

244 GOTTSTEIN, A.: Über gesetzmäßige Erscheinungen bei der Ausbreitung
einiger endemischer Krankheiten. Berl. klin. Wschr. **1896**, 345.

245 GOTTSTEIN, A.: Die Lehre von den Epidemien. Berlin: Springer 1929.

246 GOTTSTEIN, A.: Epidemiologie; Grundbegriffe und Ergebnisse. Leipzig u.
Wien: F. Deuticke, 1937.

247 GRÄFF, S.: Der morphologische Ablauf der Infektionskrankheiten und
seine Beziehungen zur Klinik. Dtsch. med. Wschr. **1941**, 424.

248 GRAFE, E.: Die Krankheiten des Stoffwechsels und ihre Behandlung.
Berlin: Springer 1931.

249 GRANT, J.: Post-inoculation poliomyelitis. Brit. Med. J. **4827**, 66 (1953).

250 GREGG, N. M.: Congenital cataract following German measles in the mother.
Trans. Ophthalm. Soc. Austral. **3**, 35 (1942).

251 GREGORY, G.: Über die Menschenpocken. Analekten über Kinderkrankheiten. Stuttgart: Brodhag 1837.

252 GUNDEL, M.: Grundlagen der Ätiologie der Infektionskrankheiten. In:
Die ansteckenden Krankheiten, S. 1ff. Stuttgart: Thieme 1950.

253 HAAS, V. H.: Some relationship between lymphocytic choriomeningitis
(LCM) virus and mice. J. Inf. Dis. **94**, 187 (1954).

254 HAAS, R., W. KELLER u. W. KIKUTH: Grundsätzliches zur aktiven Schutzimpfung gegen Poliomyelitis. Dtsch. med. Wschr. **1955**, 273.

255 HABEL, K.: Vaccination of human beings against mumps: Vaccine ad-
ministered at the start of an epidemic. I. Incidence and severity of mumps in
vaccinated and control groups. Amer. J. Hyg. **54**, 295 (1951).

256 HABEL, K.: Mechanism of active induced immunity with attenuated
living vaccines. „Intern. Sympos.: The dynamics of virus and rickettsial diseases",
S. 259. New York, Toronto: Blakiston Comp. Inc. 1954.

257 HAGEMANN, U., H. SIMON u. A. BIENENGRÄBER: Die Listeriose der Früh-
geburten. (Beitrag zur Histogenese und Pathergie.) Zbl. Path. **90**, 17 (1953).

258 HAHN, B.: Über Diphtheriedurchseuchung und Diphtherieimmunität.
Dtsch. med. Wschr. **1912**, 1366.

259 HALE, J. H., and L. H. LEE: Transplacental passage of antibody to Japanese B encephalitis virus. J. of Path. **68**, 631 (1954).

260 HALLAUER, C.: Die Hämagglutination durch Virusarten. (Phänomen von G. K. HIRST.) Handbuch d. Virusforschung II. Ergänzungsbd. S. 141 (1950).

261 HALLAUER, C., u. F. MAGRASSI: Die erworbene Immunität gegen Virusinfektionen. Handb. Virusforschg. II. Wien: Springer 1939.

262 HAMMON, W. McD.: Immunity in poliomyelitis. Bacter. Rev. **13**, 135 (1949).

263 HAMMON, W. McD., L. L. CORIELL, N. J. CAMDEN and J. STOKES jr.: Evaluation of red cross gamma globulin as a prophylactic agent for poliomyelitis. 1. Plan of controlled field tests and results of 1951 pilot study in Utah. J. Amer. Med. Assoc. **150**, 739 (1952).

264 HAMMON, W. McD., L. L. CORIELL and J. STOKES jr.: Evaluation of red cross gamma globulin as a prophylactic agent for poliomyelitis. 2. Conduct and early follow-up of 1952 Texas and Iowa-Nebraska studies. J. Amer. Med. Assoc. **150**, 750 (1952).

265 HAMMON, W. McD., L. L. CORIELL, N. J. CAMDEN, P. F. WEHRLE, CHR. R. KLIMT and J. STOKES jr.: Evaluation of red cross gamma globulin as a prophylactic agent for poliomyelitis. 3. Preliminary report of results based on clinical diagnoses. J. Amer. Med. Assoc. **150**, 757 (1952).

266 HAMMON, W. McD., and G. SATHER: Neutralization test survey with three types of poliomyelitis viruses in children of San Francisco, Mexico city and Guam. Amer. J. Hyg. **57**, 185 (1953).

267 HAMMON, W. M., L. L. CORIELL, E. H. LUDWIG, R. M. McALLISTER, A. E. GREENE, G. E. SATHER and P. F. WEHRLE: Evaluation of red cross gamma globulin as a prophylactic agent for poliomyelitis. J. Amer. Med. Assoc. **156**, 21 (1954).

268 HANNOUN, S. C.: Action de certains inhibiteurs enzymatiques sur la multiplication du virus de la grippe. C. r. Acad. Sci. (Paris) **235**, 1445 (1952).

269 HANSEN, F.: Die Impfreaktion bei Erstimpflingen nach Schutzpockenimpfung mit der 2-Schnitt-, Punkt- oder Subcutanimpfung. Persönl. Mitteilg. u. wissensch. Ausstellung der 55. Tag. Dtsch. Ges. Kinderhk. Freiburg September 1955.

270 HANSON, R. P., E. UPTON and C. A. BRANDLY: Pneumopathogenicity of Newcastle disease virus for adult white mice. J. Bacter. **62**, 545 (1951).

271 HARRINGTON, A.: Paralytic Poliomyelitis following injury. Lancet **1**, 987 (1951).

272 HATHAWAY, B. M.: Generalized dissemination of giant cells in lymphoid tissue in prodromal stage of measles. Arch. of Path. **18**, 819 (1935).

273 HAUDUROY, P.: Les ultravirus pathogènes et saprophytes. Paris: Masson édit. 1934.

274 HAUDUROY, P.: Une notion fort peu connue en virologie: celle des „virus endormis". Schweiz. Akad. Med. Wiss. **8**, 537 (1952).

275 HAUDUROY, P.: Les virus endormis. „Problèmes actuels de virologie". Paris: Masson Cie. 1954.

276 HAYMAKER, W., B. R. GIRDANY, J. STEPHENS, R. D. LILLIE and G. H. FETTERMAN: Cerebral involvement with advanced periventricular calcification in generalized cytomegalic inclusion disease in the newborn. A clinico-pathological report of a case diagnosed during life. J. of Neuropath. **13**, 562 (1954).

277 HEEPE, FR., E. LAMBRECHT u. J. MODEREGGER: Über die Häufigkeit abortiver Verlaufsformen der epidemischen Hepatitis. Klin. Wschr. **1954**, 1039.

278 HEINLEIN, H.: Die Verlaufsformen der Diphtherie. Nach experimentellen Untersuchungen am Meerschweinchen. Klin. Wschr. **1949**, 721.

279 HEINLEIN, H.: Die allgemeine Pathologie der Viruskrankheiten beim Menschen. Verh. dtsch. Ges. Path. **38**, 56 (1955).

280 HEINLEIN, H., J. KORTH, W. FLACKE u. A. ZIMMER: Die Pathogenese der Organschädigung bei experimenteller Diphtherie. Z. exper. Med. **123**, 511 (1954).

281 HELLMANN, T.: Studien über das lymphoide Gewebe. Beitr. path. Anat. **68**, 333 (1921).

282 HEMPT, A.: 20jährige Ergebnisse des abgekürzten Wutschutzverfahrens beim Menschen. Arch. Virusforsch. **3**, 111 (1943).

283 HENGEL, R., G. A. KAUSCHE, A. LAUR u. K. RABENSCHLAG: Das Q-Fieber. Erg. inn. Med. N. F. **5**, 219 (1954).

284 HENLE, G., W. HENLE and S. HARRIS: The use of complementfixation technic in the analysis of two institutional outbreaks of mumps. Pediatrics **1**, 593 (1948).

285 HENLE, G., W. HENLE, K. K. WENDELL and P. ROSENBERG: Isolation of mumps virus from human beings with induced apparent or inapparent infections. J. of Exper. Med. **88**, 223 (1948).

286 HENLE, G., J. STOKES jr., J. S. BURGOON, W. J. BASHE jr., C. F. BURGOON and W. HENLE: Studies on the prevention of mumps. IV. The effect of oral spraying of attenuated active virus. J. of Immunol. **66**, 579 (1951).

287 HENNESSEN, W. A., u. R. SAUTHOFF: Vergleichende Untersuchungen auf neutralisierende und komplementbindende Antikörper in Seren poliomyelitis- vakzinierter Menschen. Z. Hyg. **142**, 516 (1956).

288 HENOCH, E.: Lehrbuch der Kinderkrankheiten, Kap. 3, Berlin 1887, II. Aufl.

289 HERRMAN, C.: The relative immunity of infants under five month of age to the infection with measles. Arch. of Pediatr. **40**, 678 (1923).

290 HERZBERG, M.: Giant cells in the lymphoid tissue of the appendix in the prodromal stage of measles: Report of an isolated case. J. Amer. Med. Assoc. **98**, 139 (1932).

291 HILLEMAN, M. R., J. H. WERNER, H. E. DASCOMB and R. L. BUTLER: Epidemiologic investigations with respiratory disease virus RI-67. Amer. J. Publ. Health **45**, 203 (1955).

292 HILLEMAN, M. R., J. H. WERNER, H. E. DASCOMB, R. L. BUTLER and M. T. STEWART: Epidemiology of ri (RI-67) group respiratory virus infections in recruit populations. Amer. J. Hyg. **62**, 29 (1955).

293 HILLEMAN, M. R., J. H. WERNER and R. L. GAULD: Influenza antibodies in the population of the U.S.A. An epidemiological investigation. WHO-Monograph. series No. **20**, 25 (1954).

294 HIRST, G. K.: Studies on the mechanism of adaption of influenza virus to mice. J. of Exper. Med. **86**, 357 (1947).

295 HIRST, G. K.: Comparison of influenza virus strains from three epidemics. J. of Exper. Med. **86**, 367 (1947).

296 HITCHER, S. B., and E. P. JOHNSON: A virus of low virulence for immunizing fowls against Newcastle disease (avian pneumoencephalitis). Vet. Med. **43**, 525 (1948).

297 HOCHSINGER, K.: Über Masern ohne Hautausschlag. Fortschr. Med. **45** (1927).

298 HODES, H. L.: Effect of pregnancy upon the immunity of mice vaccinated against St. Louis encephalitis virus. J. of Pediatr. **41**, 766 (1952).

299 HÖRING, F. O.: Klinische Infektionslehre. Einführung in die Pathogenese der Infektionskrankheiten. Berlin-Göttingen-Heidelberg: Springer 1948.

300 HÖRING, F.: Der Genius epidemicus. Ärztl. Wschr. **1955**, 749.

301 v. HOFF: Zit. n. DE RUDDER, B.: Die akuten Zivilisationsseuchen.

302 Hofman, B.: Over een virusreceptorvernietigende eigenschap van speeksel en haar mogelijke betekenis voor de infectie met poliomyelitisvirus. Verh. Inst. Prevent. Geneesk. **21**, 1 (1953).

303 Holden, P.: Transmission of eastern equine encephalomyelitis in ring-necked pheasants. Proc. Soc. Exper. Biol. a. Med. **88**, 607 (1955).

304 Honig, E. I., J. L. Melnick, P. Isacson, R. Parr, I. L. Myers and M. Walton: An endemiological study of enteric virus infections. Poliomyelitis, Coxsackie, and ophan (Echo) viruses isolated from normal children in two socio-economic groups. J. of Exper. Med. **103**, 247 (1956).

305 Horsfall, F. L. jr.: Interference and physical-chemical blockade. Intern. Symposium „The dynamics of virus and rickettsial infections“. 395 ff. New York-Toronto: Blakiston Comp. Inc.: 1954.

306 Horsfall, F. L. jr.: Reproductions of influenza viruses. Quantitative investigations with particle enumeration procedures on the dynamics of influenza A and B virus reproduction. J. of Exper. Med. **102**, 441 (1955).

307 Horstmann, D. M.: Acute poliomyelitis, relation of physical activity at the time of onset to the course of disease. J. Amer. Med. Assoc. **142**, 236 (1950).

308 Horstmann, D. M.: The epidemiology and pathogenesis of poliomyelitis. Bull. New York Acad. Med. Ser. 2, **29**, 910 (1953).

310 Horstmann, D. M., and R. W. McCollum: Poliomyelitis virus in human blood during the „minor illness“ and the asymptomatic infection. Proc. Soc. Exper. Biol. a. Med. **82**, 434 (1953).

311 Horstmann, D. M., R. W. McCollum and A. D. Mascola: Viremia in human Poliomyelitis. J. of Exper. Med. **99**, 355 (1954).

312 Horstmann, D. M., R. W. McCollum and A. D. Mascola: The incidence of infection among contacts of poliomyelitis cases. J. Clin. Invest. **34**, 1573 (1955).

313 Horstmann, D. M., and J. L. Melnick: Poliomyelitis in chimpanzees. Studies in homologous and heterologous immunity following inapparent infection. J. of Exper. Med. **91**, 573 (1950).

314 Horstmann, D. M., and L. M. Kraft: Poliomyelitis and other antibody pattern in natives of Tahiti and Raiatea. J. of Immun. **75**, 249 (1955).

315 Horstmann, D. M., R. Ward and J. L. Melnick: The isolation of poliomyelitis virus from human extraneural sources; persistence of virus in stools after acute infection. J. clin. Investigations **25**, 278 (1946).

316 Howe, H. A., and D. Bodian: Isolation of poliomyelitis virus from the throat of children without symptoms. Amer. J. Hyg. **45**, 219 (1947).

317 Howe, H. A., and D. Bodian: Poliomyelitis in Cynomolgus monkeys following oral infection. Amer. J. Hyg. **48**, 99 (1948).

318 Howe, H. A., and R. S. Ecke: Experimental poliomyelitis without paralysis. Proc. Soc. Exper. Bio. a. Med. **37**, 125 (1937).

319 Hsia, D. Y. Y., M. Lonsway jr. and S. S. Gellis: Gamma Globulin in prevention of infectious hepatitis; studies on use of small doses in family outbreaks. New England J. Med. **250**, 417 (1954).

320 Huber, H. G.: Bemerkungen zur Poliomyelitis-Endemie 1938 in Chemnitz und Umgebung. Mschr. Kinderheilk. **78**, 277 (1939).

321 Hudson, N. P., and C. B. Philip: Infectivity of blood during the course of experimental yellow fever. J. of Exper. Med. **50**, 583 (1929).

322 Huebner, R. J., Ch. Armstrong and E. A. Beeman: Studies of Coxsackie-Viruses. J. Amer. Med. Assoc. **144**, 609 (1950).

323 Hürney, L.: Erkrankt das Kind bei Graviditätspoliomyelitis? Schweiz. med. Wschr. **1942**, 51.

324 Hurst, E. W.: Infection of the rhesus monkey and the guinea-pig with the virus of equine encephalomyelitis. J. of Path. **42**, 271 (1936).

325 Hutchison, J. H.: Congenital Agammaglobulinaemia. Lancet **6895**, II, 844 (1955).

326 Hyde, J. B., and B. Campbell: Virus as a primary plasmacytogenic agent in brain tissue. J. of Neuropath. **10**, 408 (1951).

327 Imamura, A., H. Ono, Z. Endo and J. Kawamura: Studies on the etiology of scarlet fever. Jap. J. Exper. Med. **12**, 601 (1934).

328 Imamura, A., H. Ono, Z. Endo and J. Kawamura: Studies on the etiology of scarlet fever. Jap. J. Exper. Med. **13**, 341 (1935).

329 Ivanovics, G., S. Horvath u. E. Szöllösy: Über die Adsorptionsfähigkeit der Innenoberfläche der Blutgefäße für das Influenzavirus und verwandte Virusarten. Naturwissenschaften **20**, 482 (1954).

330 Jacob, H.: Poliomyelitisstudien. 1. Die postpoliomyelitischen Angiopathien als mögliche Grundlage „postpoliomyelitischer Zustandsbilder“ und Nachkrankheiten. Dtsch. Z. Hervenheilk. **169**, 340 (1953).

331 Jacob, H.: Die Anteilnahme des Zentralnervensystems bei Viruserkrankungen des Menschen. Verh. dtsch. Ges. Path. **38**, 433 (1955).

332 Jancsó, N., u. A. Jancsó-Gabor: Speicherung arteigener und artfremder Proteine in den Zellen des Retikuloendothels. Experientia (Basel) **8**, 465 (1952).

333 Jenner, E.: An inquiry into the causes and effects of the variolae vaccinae, a disease discovered in some of the western countries of England, particularly Gloucestershire and known by the name of cowpox. London 1798.

334 Jezierski, A.: Préparation du sérum contre la poliomyélite sur l'âne. — Séparation de l'immuno-gamma-globuline et sa valeur. Ann. Inst. Pasteur **89**, 206 (1955).

335 Jörg, J. Ch. G.: Handbuch zum Erkennen und Heilen der Kinderkrankheiten. Leipzig: C. Cnobloch 1826.

336 John, H. J.: Statistical study of 6000 cases of diabetes. Ann. Int. Med. **33**, 925 (1950).

337 Johnson, J. F., N. Y. Binghamton and Ph. M. Stimson: Clinical Poliomyelitis in the early neonatal period. Report of a case. J. of Pediatr. **40**, 733 (1952).

338 Johnsson, T.: Studies on the etiology of Bornholm disease (epidemic pleurodynia). II. Epidemiological observations. Arch. Virusforsch. (Wien) **5**, 401 (1954).

339 Jürgens, G.: Grundlagen der Epidemiologie. Leipzig: J. A. Barth 1936.

340 Jürgens, G.: Wesen und Entstehung der Seuchen. Med. Klin. **1940**, 65.

341 Jungeblut, C. W.: The power of normal human sera to inactivate the virus of Poliomyelitis in its relation to blood grouping and to exposure. J. of Immun. **24**, 157 (1933).

342 Jungeblut, C. W.: A preliminary note on the isolation of human poliomyelitis virus from the heart of fetal case of the disease. 3. Europ. Internat. Poliomyelitis Kongreß, Amsterdam 1950.

343 Jungeblut, C. W., and G. Dalldorf: Epidemiological and experimental observations on the possible significance of rodents in a suburban epidemic of poliomyelitis. Amer. J. Publ. Health **33**, 169 (1943).

344 Jungeblut, C. W., and L. W. Smith: Blood grouping in poliomyelitis. Its relation to susceptibility and the neutralizing property of coagulescent sera. J. of Immun. **23**, 35 (1932).

345 Jungeblut, C. W., and M. A. Stevens: Attemps to isolate poliomyelitis virus from the paralyzed muscle of patients during acute stage of the disease. Amer. J. Clin. Path. **20**, 701 (1950).

346 Jurow, S. S., and V. B. Dolgopol: Interstitial pneumonia and focal myocarditis in poliomyelitis. Amer. J. Med. Sci. **226**, 393 (1953).

347 Kaiser, M.: Die Basler Fälle von Encephalitis post vacc. vom österreichischen Standpunkt aus gesehen. Schweiz. med. Wschr. **1946**, 1075.

348 Kalm, H.: Zum Verständnis des Lähmungsverlaufes bei der Heine-Medinschen Krankheit. Dtsch. Z. Nervenheilk. **167**, 187 (1952).

349 Kalm, H.: Zur histologischen Diagnose Poliomyelitis im Tierexperiment. Arch. Virusforsch. (Wien) **6**, 183 (1955).

350 Kalter, S. S., J. E. Prier and H. Zaman: Virus proliferation in hypoxic mice and chick embryos. J. of Exper. Med. **102**, 475 (1955).

351 Kamerbek, A. E. H. M.: Het Rubella-problem in het licht van Nederlandse ervaringen. Dissert. Leiden 1949. Leiden: Stenvert Kroese 1949.

352 Karelitz, S., u. B. Schick: Masernschutzimpfung mit Erwachsenenserum, reaktiviert durch Exposition mit Masern. Wien. med. Wschr. **1932**, 1395.

353 Keidan, S. E., K. McCarthy and J. C. Haworth: Fatal generalized vaccinia with failure of antibody production and absence of serum gamma globuline. Arch. Dis. Child. **28**, 110 (1953).

354 Keller, W.: Zum Begriff der Parallergie. Z. Kinderheilk. **57**, 591 (1935).

355 Keller, W.: Grundsätzliches zur Frage der Keuchhustenvaccination. Mschr. Kinderheilk. **68**, 67 (1937).

356 Keller, W.: Über die „Vorkrankheit" der Poliomyelitis. Kinderärztl. Prax. **10**, 249 (1939).

357 Keller, W.: Disposition und Dispositionsprophylaxe der Poliomyelitis. Münch. med. Wschr. **1942**, 679.

358 Keller, W.: Poliomyelitis. (Theoretischer Teil.) Mschr. Kinderheilk. **98**, 81 (1950).

359 Keller, W.: Die Schicksalsgemeinschaft von Mensch und Tier als Grundlage einer Infektionslehre. Klinische Vorlesungen der Kinderhk.

360 Keller, W., u. R. Sauthoff: Antikörperbestimmungen beim Menschen nach Impfung mit der Poliomyelitisvaccine der Behringwerke (Charge 7). Klin. Wschr. **1955**, 732.

361 Keller, W., u. R. Sauthoff: Über die Bildung neutralisierender Antikörper beim Menschen nach Poliomyelitisschutzimpfung mit der Behringvakzine. Dtsch. med. Wschr. **1955**, 1329.

362 Keller, W., u. W. Schaefer: Untersuchungen zur Ätiologie der postvakzinalen Erkrankungen des Zentralnervensystems. Jb. Kinderheilk. **125**, 253 (1929)

363 Keller, W., u. E. Schomerus: Zur Frage der biologischen Heilung der Tuberkulose. Z. Tbk. **97**, 163 (1951).

364 Keller, W., u. O. Vivell: Poliomyelitis-ähnliche Krankheitsbilder und ihre Erreger beim Menschen. Erg. inn. Med. N. F. **5**, 1 (1954).

365 Keller, W., u. O. Vivell: Zur Frage der klinischen und epidemiologischen Bewertung der Poliomyelitis-Komplementbindungsreaktion. Arch. Kinderheilk. **153**, 80 (1956).

366 Kempe, C. H.: Passive immunity to vaccinia in newborn infants: I. Placental transmission of antibodies. II. Response to vaccination of newborn infants. Yale J. Biol. a. Med. **24**, 328 (1952).

367 Kempe, C. H., and S. S. Benenson: Vaccinia. Passive immunity in newborn infants. I. Placental transmission of antibodies. II. Response to vaccinations. J. of Pediatr. **42**, 525 (1953).

368 Kidder, L. A.: Cerebral and visceral inclusion of infancy. Amer. J. Clin. Path. **22**, 870 (1952).

369 KILBOURNE, E. D.: The influence of cortisone on experimental viral infection. I. Prolongation of survival time and suppression of inflammation in chick embryos infected with influenza B virus. J. of Immun. **74**, 57 (1955).

370 KILBOURNE, E. D., and F. L. HORSFALL: Lethal infection with Coxsackie virus of adult mice given Cortisone. Proc. Soc. Exper. Biol. a. Med. **77**, 135 (1951).

371 KILBOURNE, E. D., and F. L. HORSFALL: Studies of herpes simplex virus in newborn mice. J. of Immun. **67**, 321 (1952).

372 KILBOURNE, E. D., and I. TATENO: In vitro effects of cortisone on multiplication of influenza B virus. Proc. Soc. Exper. Biol. a. Med. **82**, 274 (1953).

373 KILHAM, L., and H. W. MURPHY: Propagation of mumps virus in suckling mice and in mouse embryo tissue cultures. Proc. Soc. Exper. Biol. a. Med. **80**, 495 (1952).

374 KING, L. S.: Experimental encephalitis. Some factors affecting infection with certain neurotropic viruses. J. of Exper. Med. **72**, 573 (1940).

375 KITAYAMA, T., S. SUNAKAWA and H. FUKUMI: Studies on the host-cell range of influenza and newcastle disease viruses. Jap. J. Med. Sc. Biol. **6**, 405 (1953).

376 KLEBS, A. K.: The historic evolution of variolation. Bull. Johns Hopkins Hosp. **24**, 69 (1913).

377 KLEIN, P., u. O. SITTIG: Ein Fall von akuter Poliomyelitis in der Schwangerschaft. Schweiz. med. Wschr. **1938**, 45.

378 KLEINSCHMIDT, H.: Die Übertragung ansteckender Krankheiten. Mschr. Kinderheilk. **22**, 129 (1922).

379 KLEINSCHMIDT, H.: Die natürliche Immunität des Kindes. Jahreskurse f. ärztl. Fortbildg. **20**, 17 (1929).

380 KLENK, E., H. FAILLARD u. H. LEMPFRID: Über die enzymatische Wirkung von Influenzavirus. Hoppe-Seyler's Z. physiol. Chem. **301**, 235 (1955).

381 KLING, C., u. A. PETTERSON: Keimträger bei Kinderlähmung. Dtsch. med. Wschr. **1914**, 320.

382 KLINGE, F.: Experimentelle Verhinderung der Gewebsanaphylaxie. Verh. dtsch. Ges. Path. **22**, 133 (1927).

383 KNIGHT, V., M. E. DRAKE, E. A. BELDEN, B. J. FRANKLIN, M. ROMER and L. O. COPPLE: Characteristics of spread of infectious hepatitis in schools and households in an epidemic in a rural area. Amer. J. Hyg. **59**, 1 (1954).

384 KNOX, A. W.: Infection and immunity in offspring of mice inoculated during gestation with murine poliomyelitis virus. Proc. Soc. Exper. Biol. a. Med. **75**, 792 (1950).

385 KOCH, R.: Über bakteriologische Forschung. Verhandl. d. 10. Internat. med. Congresses Berlin 1890 Vol. I, S. 35.

386 KOCH, O., u. G. B. ROEMER: Untersuchungen über die Ausbreitung von Diphtheriebakterien im Organismus und ihre Bedeutung für die Pathogenese der Diphtherie. Z. inn. Med. **7**, 599 (1952).

387 KÖHLER, H.: Über Einschlußkörperchen. Verh. dtsch. Ges. Path. **38**, 86 (1955).

388 KÖRNYEY, St.: Zur Histopathologie der menschlichen Poliomyelitis. Dtsch. Z. Nervenheilk. **130**, 75 (1933).

389 KOMROWER, G. M., B. L. WILLIAMS and P. B. STONES: Lymphocytic choriomeningitis in the newborn. Probable transplacental infection. Lancet **1955**, 697.

390 KOPROWSKI, H., and J. BLACK: Studies on chick-embryo adapted rabies virus. II. Pathogenicity for dogs and use of egg-adapted strain for vaccination purposes. J. of Immun. **64**, 185 (1950).

391 KOPROWSKI, H., and J. BLACK: Studies on chick-embryo-adapted rabies virus. IV. Immunization of guinea pigs and description of a potency control test. J. of Immun. **72**, 79 (1954).

392 KOPROWSKI, H., and J. BLACK: Studies on chick-embryo-adapted rabies virus. V. Protection of animals with antiserum and living attenuated virus after exposure to street strain of rabies viruses. J. of Immun. **72**, 85 (1954).

393 KOPROWSKI, H., and H. R. Cox: Occurence of rabies virus in blood of developing chick embryo. J. of Immun. **60**, 533 (1948).

394 KOPROWSKI, H., and H. R. Cox: Occurence of rabies virus in the blood of developing chick embryo. Proc. Soc. Exper. Biol. a. Med. **68**, 612 (1948).

395 KOPROWSKI, H., G. A. JERVIS and W. NORTON: Oral administration of an rodent-adapted strain of poliomyelitis virus to chimpanzees. Arch. Virusforsch. (Wien) **5**, 413 (1954).

396 KOPROWSKI, H., G. A. JERVIS and T. W. NORTON: Administration of an Attenuated Type I Poliomyelitis Virus to Human Subjects. Proc. Soc. Exper. Biol. a. Med. **86**, 244 (1954).

397 KOPROWSKI, H., G. A. JERVIS and T. W. NORTON: Persistence of neutralizing antibodies in human subjects three years after oral administration of a rodent-adapted strain of Poliomyelitis virus. Pediatrics **13**, 203 (1954).

398 KOPROWSKI, H., G. A. JERVIS and T. W. NORTON: Immune responses in human volunteers upon oral administration of a rodent-adapted strain of poliomyelitis virus. Amer. J. Hyg. **55**, 108 (1952).

399 KOPROWSKI, H., G. A. JERVIS, T. W. NORTON and D. J. NELSEN: Further studies on oral administration of living poliomyelitis virus to human subjects. Proc. Soc. Exper. Biol. a. Med. **82**, 277 (1953).

400 KOPROWSKI, H., G. A. JERVIS, T. W. NORTON and K. PFEISTER: Adaptation of type I strain of poliomyelitis virus to mice and cotton rats. Proc. Soc. Exper. Biol. a. Med. **86**, 238 (1954).

401 KOSTREZEWSKI, J.: The epidemiology of trench fever. Bull. internat. Acad. pol. sc. 7/10, 233 (1949).

402 KOUGH, R. H.: Attack on a human being by a rabid insectivorous bat. J. Amer. Med. Assoc. **155**, 441 (1954).

403 KRADOLFER, F.: Fermenthemmung und Virushemmung. Schweiz. Z. allg. Path. **17**, 520 (1954).

404 KRAFT, L. M., and J. L. MELNICK: Quantitative studies of the virus-host relationship in chimpanzees after inapparent infection with coxsackie viruses. II. Development of complement-fixing antibodies. J. of Exper. Med. **97**, 401 (1953).

405 KRAINICK, H. G., u. F. DEBATIN: Der schädliche Mehleffekt bei der kindlichen Cöliakie. Mschr. Kinderheilk. **102**, 407 (1951).

406 KRAINICK, H. G., F. DEBATIN u. W. ZIERL: Inapparente Infektion und Stoffwechsel. Dtsch. med. Wschr. **1955**, 1350.

407 KRAMER, S. D.: Detection of a healthy carrier of virus of poliomyelitis without history of contact. Proc. Soc. Exper. Biol. a. Med. **32**, 1165 (1935).

408 KRAVIS, L. P., M. M. SIGEL and G. HENLE: Mumps Meningoencephalitis. Pediatrics **8**, 204 (1951).

409 KRECH, U.: Susceptibility of Mice to infection with the Mahoney Strain of Type 1 Poliomyelitis Virus. Proc. Soc. Exper. Biol. a. Med. **86**, 192 (1954).

410 KRECH, U.: Intravenous Infectivity of Type 2 Poliomyelitis Virus in Mice. Proc. Soc. Exper. Biol. a. Med. Vol. **86**, 488 (1954).

410a KRECH, U.: Antigenic potency of noninfectious poliomyelitis virus as determined by its liberation effect on active virus neutralized by immune serum. J. of Exper. Med. **101**, 331 (1955).

411 KREHL, L.: Entstehung, Erkennung und Behandlung innerer Krankheiten. Bd. II. Die Erkennung innerer Krankheiten. 2. Aufl. Berlin: F. C. Vogel, 1932.

412 KRIEG, A.: Zur Frage einer „künstlichen Viruserzeugung" in *Bombyx mori* L. Naturwissenschaften **42**, 589 (1955).

*412*a KRIEG, A.: „Endogene Virusentstehung" und Latenzproblem bei Insektenviren. Untersuchungen zur Polyedrose von Neodiprion sertifer (Geoffr.). II. Arch. Virusforsch. (Wien) **6**, 472 (1956).

413 KRÜCKE, W.: Über experimentelle Vaccinevirus-Encephalitis und postvaccinale Encephalitis. Verh. dtsch. Ges. Path. **38**, 457 (1955).

414 KÜNTZEL, J.: Viruskrankheiten, insbesondere Röteln während der Schwangerschaft, als Ursache angeborener, erworbener Taubstummheit und anderer angeborener Defekte. HNO, Beih. z. Z. Hals-Nas.Ohr.arzt **3**, 225 (1952).

415 KÜSTER, F.: Akuter Rheumatismus und Scharlachrheumatismus. Arch. Kinderheilk. **148**, 38 (1954).

416 KÜSTER, F.: Das rheumatische Fieber. Arch. Kinderheilk. **151**, 113 (1955).

417 KUTTNER, A., and B. RATTNER: The importance of colostrum to the newborn infant. Amer. J. Dis. Childr. **25**, 413 (1923).

418 KUWATA, T., H. ITO and Y. MATSUMOTO: Myotropic variation in Columbia SK virus. Naturwissenschaften **41**, 167 (1954).

*418*a LELONG, M., J. COLIN et C. POLONOVSKI: Les stéatorrhées infantiles. Leur caractérisation (1er mémoire). Arch. franç. Pédiatr. **10**, 561 (1953).

419 LEMÉTAYER, E., L. JACOB, L. NICOL, O. GIRARD et R. CORVAZIER: Immunité antitoxique colostrale du poulain issu de jouments immunisées. C. r. Soc. Biol. (Paris) **140**, 854 (1946).

420 LENETTE, E. H., and H. KOPROWSKI: Influence of age on the susceptibility of mice to infection with certain neurotropic viruses. J. of Immun. **49**, 175 (1949).

*420*a LENNARTZ, H., u. F. MÜLLER: Zur Frage der stummen Feiung gegen Poliomyelitis im Kindesalter. Dtsch. med. Wschr. **1956**, 379.

421 LÉPINE, P.: On the virus of Poliomyelitis in intestinal contents of healthy children. Inter. Bull. Econ. Med. Res. Publ. Hyg. A **40**, 57 (1939).

422 LÉPINE, P., et J. BOYER: Épidemiologie de la poliomyélite. XXIIe Congrés Hygiéne, Paris 1951.

423 LÉPINE, P., O. CROISSANT et R. W. G. WYCKOFF: Etude morphologique de la cellule poliomyelitique au stade initial de l'infection. Ann. Inst. Pasteur **90**, 13 (1956)

424 LÉPINE, P., et V. SAUTTER: Existence en France du virus murin de la chorioméningite lymphocytaire. C. r. Acad. Sci. (Paris) **202**, 1624 (1936).

425 LÉPINE, P., P. SÉDALLION et V. SAUTTER: Sur la présence du virus poliomyélitique dans les matières fécales et sa longue durée d'élimination chez un porteur sain. Bull. Acad. Méd. Paris **122**, 141 (1939).

426 LE TAN VINH, FR. ALISON et M. LELONG: La maladie herpétique du nouveauné (Avec un cas personnel). Arch. franç. Pédiatr. **12**, 233 (1955).

427 LETTERER, E.: Über normergische und hyperergische Entzündung. Dtsch. med. Wschr. **1953**, 759.

428 LEVINSON, S. O., A. MILZER and PH. LEWIS: Effect of fatigue, chilling and mechanic trauma on resistance to experimental poliomyelitis. Amer. J. Hyg. **42**, 204 (1945).

429 LEVINSON, S. O., A. MILZER, H. J. SHAUGHNESSY, A. M. WOLF, M. JANOTA, K. VANDERBOOM, J. L. NEAL and R. A. MORRISEY: Studies on production of antipoliomyelitis serum in rabbits. Proc. Soc. Exper. Biol. a. Med. **87**, 111 (1954).

430 LEVADITI, C.: Les feuillets embryonnaires en rapport avec les affinités du virus vaccinal. C. r. Acad. Sci. (Paris) **174**, 778 (1922).

431 LEVADITI, J.: Caractère inapparent de la poliomyélite épidemique. Paris méd. **1935**, 37.

432 LEVADITI, C., et S. NICOLAU: Mécanisme de l'immunité cerebrale dans la neurovaccine. C. r. Soc. Biol. (Paris) **86**, 563 (1922).

433 LESTER, W. jr.: The influence of relative humidity on the infectivity of air-borne influenza-A-virus (PR 8-strain). J. of Exper. Med. **88**, 361 (1948).

434 L'HÉRITIER, PH.: Le virus héréditaire de la drosophile: in P. HAUDUROY: Problemes actuels de Virologie. Masson & Cie, Ed. S. 89 (1954).

435 L'HÉRITIER, PH., et G. TEISSIER: Transmission héréditaire de la sensibilité héréditaire au gaz carbonique chez Drosophila melanogaster. Publ. Lab. E. N. S. Biol. 1945, fasc. 1.

436 LI, C. P., and K. HABEL: Adaption of Leon strain of poliomyelitis to mice. Proc. Soc. Exper. Biol. a. Med. **78**, 233 (1951).

437 LI, C. P., and M. SCHAEFFER: Adaption of type I poliomyelitis virus to mice. Proc. Soc. Exper. Biol. a. Med. **82**, 477 (1953).

438 LI, C. P., and M. SCHAEFFER: Further modification of the mouse adapted type III poliomyelitis virus. Proc. Soc. Exper. Biol. a. Med. **83**, 706 (1953).

439 LI, C. P., and M. SCHAEFFER: Isolation of a non-neutrotropic variant of type I poliomyelitis virus. Proc. Soc. Exper. Biol. a. Med. **87**, 148 (1954).

439a LIPPELT, H.: Viruserkrankungen des Respirationstraktes (außer Grippe). Theoretisches Referat. Mschr. Kinderheilk. **104**, 84 (1956).

440 LIPPELT, H., u. F. MÜLLER: Zum Problem der Virusmeningitis, insbesondere der Mumps-Meningoencephalitis. Münch. med. Wschr. **1954**, 1313.

441 LIPPELT, H., u. F. MÜLLER: Untersuchungen zum Problem der Mumps-immunität. Arch. Virusforsch. (Wien) **6**, 1 (1955).

442 LIPPELT, H., u. F. MÜLLER: Zum gegenwärtigen Stand der Mumpsforschung. Erg. Hyg. **29**, 1 (1955).

443 LOVE, R., and M. ROCA-GARCIA: Pathology of poliomyelitis in the chick embryo. Amer. J. Path. **31**, 901 (1955).

444 LUKSCH, FR.: Gibt es beim Menschen eine Vakzine-Encephalitis? Zbl. Bakter. I. Orig. **96**, 309 (1925).

445 LUCKSCH, FR.: Encephalitis nach Vakzination oder Vaccineencephalitis. Zbl. Bakter. I. Orig. **103**, 227 (1927).

446 LUDDEN, T. E., and J. E. EDWARDS: Carditis in Poliomyelitis: An anatomic Study of 35 cases and a review of the literature. Amer. J. Path. **25**, 357 (1949).

447 LUFT, R., u. R. MÜLLER: Endokrine und psychische Störungen bei akuter Poliomyelitis anterior. Acta med. scand. (Stockh.) **127**, 448 (1947).

448 MacDONALD, F.: Murray valley encephalitis infection in laboratory mouse.— I. Influence of age on susceptibility to infection. Austral. J. Exper. Biol. a. Med. Sci. **30**, 319 (1952).

449 MacDONALD, A. M., and P. MacARTHUR: Foetal vaccinia. Arch. Dis. Child. **28**, 311 (1953).

450 v. MAGNUS, H.: Studies on mouse encephalomyelitis virus (TO-strain). VI. Observations on the oral route of infection and on the epidemiology of the disease. Acta path. scand. (Køpenh.) **30**, 271 (1952).

451 v. MAGNUS, P.: „Incomplete" forms of influenza virus. In: „Internat. Symposium: The dynamics of virus and rickettsial infections." S. 36. New York, Toronto: Blakiston Comp. Inc. 1954.

452 v. MAGNUS, H., and P. v. MAGNUS: Breeding of a colony of white mice free of encephalomyelitis virus. Acta path. scand. (Køpenh.) **26**, 175 (1949).

453 v. MAGNUS, H., and J. L. MELNICK: Tonsillectomy in experimental poliomyelitis. Amer. J. Hyg. **48**, 113 (1948).

454 MAGRASSI, FL.: Studii sull'infezione e sull'immunità da virus erpetico. II. Sul contenuto in virus dell cervello, in rapporto a diversi ceppi di virus, a diverse vie d'infezione, a diversi fasi del processo infettivo. Z. Hyg. **117**, 501 (1936).

455 MAGRASSI, FL.: Studii sull'infezione a sull'immunità da virus erpetico. III. Raporti tra infezione e superinfezione de fronte ai processi immunita i sulla possibilità de profondamente modificare il decorso e gli esiti del processo infettivo già in atto. Z. Hyg. **117**, 573 (1936).

456 MALHERBE, H. H.: A silent epidemic of poliomyelitis. S. Afric. Med. J. **1954**, 68.

457 MALLARDI, A.: Vedute epidemiologiche sulla poliomielite. Lattante **25**, 352 (1954).

458 MANNINGER, R., u. I. CSONTOS: Über die Empfänglichkeit von Ferkeln immuner Mütter für das Schweinepestvirus. Arch. Tierheilk. **67**, 239 (1934).

459 MARCUS, ST., and D. M. DONALDSON: Effect of whole body radiation on bactericidal and haemolytic capacities of rabbit serum. Federat. Proc. **12**, 453 (1953).

460 MARIS, E. R., J. F. ENDERS, J. STOKES and L. W. KANE: Immunity in Mumps. IV. The correlation of the presence of complement-fixing antibody and resistance to mumps in human beings. J. of Exper. Med. **84**, 323 (1946).

461 MATHIAS, D., u. D. SCHMIDT: Über das Vorkommen von Innenkörpern (Heinz-Körpern) in den Erythrocyten bei Pferden mit ansteckender Blutarmut. Arch. Exper. Vet. Med. **9**, 104 (1955).

462 MATHIS, C.: Fièvre jaune-virus amaril — les altra-virus des maladies humains. Paris 1938.

463 MATSUMOTO, R., I. NAGATA, Y. KARIYA and K. OHASHI: Studies on the variation of influenza virus. III. Adaptation of influenza virus to hamster. Nagoya J. med. Sci. **15**, 77 (1953).

464 MATZKE, H. A., and A. B. BAKER: Poliomyelitis. A study of the midbrain. A. M. A. Arch. Neurol. Psychiatr. **65**, 1 (1951).

465 MATZKE, H. A., and A. B. BAKER: Poliomyelitis. V. The Pons. Arch. of Neur. **68**, 1 (1952).

466 McCLURE, G. Y.: High incidence of infective stools in small outbreak of infantile paralysis. J. Labor. a. Clin. Med. **26**, 1906 (1941).

467 McCLURE, G. Y., and A. D. LANGMUIR: Search for carriers in an outbreak of acute anterior poliomyelitis in a rural community. The incidence of virus in feces. Amer. J. Hyg. **35**, 285 (1942).

468 McCORD, W. J., A. J. W. ALCOCK and J. A. HILDES: Poliomyelitis in Pregnancy. Amer. J. Obstetr. **69**, 265 (1955).

469 McDOUGAL, R. A., P. R. BEAMER and ST. HELLERSTEIN: Fatal herpes simplex hepatitis in a newborn infant. Amer. J. Clin. Path. **24**, 1250 (1954).

470 McLAREN, A., and F. K. SANDERS: Virus multiplication and the problem of age resistance. VI. Congr. internat. Microbiol. Riass. Roma 1953, Vol. 2, nr. 451.

471 MEASROCH, V., J. GEAR and G. J. FABER: Studies in poliomyelitis. The isolation of a Coxsackie-like virus from the feces of apparently healthy Bantu infants. S. Afric. Med. J. **1951**, 421.

472 MEIER, R., u. FR. KRADOLFER: Zur Frage der „juvenilen" Infektionsanfälligkeit. Moderne Probleme der Pädiatrie I, S. 400. Basel-New York: S. Karger 1954.

473 MEIKLEJOHN, G., and E. H. LENETTE: Q-fever, in California. I. Observations in vaccination of human beings. Amer. J. Hyg. **52**, 54 (1950).

474 MELNICK, J. L.: Application of tissue culture methods to epidemiological studies of poliomyelitis. Amer. J. Publ. Health **44**, 571 (1954).

475 MELNICK, J. L., and A. S. KAPLAN: Quantitative studies of the virus-host relationship in chimpanzees after inapparent infection with Coxsackie viruses. I. The virus carrier state and the development of neutralizing antibodies. J. of Exper. Med. **97**, 367 (1953).

476 MELNICK, J. L., and N. LEDINKO: Immunity following oral administration of poliomyelitis virus to monkeys. J. of Immun. **67**, 213 (1951).

477 MELNICK, J. L., and N. LEDINKO: Development of neutralizing antibodies against the three types of poliomyelitis virus during an epidemic period. The ratio of inapparent infection to clinical poliomyelitis. Amer. J. Hyg. **58**, 207 (1953).

478 MENKIN, V.: Newer concepts on inflammation. Springfield: C. Thomas 1950.

479 METSCHNIKOFF, J. J.: Leçons sur le pathologie comparée de l'inflammation. Paris 1892.

480 MILLOT, P., et J. GORINS: Considérations sur le physiopathologie de l'ictère hémolytique du muleton. — Rôle de l'allaitement-Importance du collostrum. Rev. path. comp. et Hyg. gén. **50**, 85 (1950).

481 MILLS, C. K.: The tonsillectomy-poliomyelitis problem. A review of the literature. Laryngoscope **61**, 1188 (1951).

482 MILZER, A., M. A. WEISS and K. VANDERBOOM: Effect of pertussis, diphteria toxoid and salmonella immunization on experimental poliomyelitis. Proc. Soc. Exper. Biol. a. Med. **77**, 379 (1951).

483 MOHR, W., u. W. HIRTE: Das Wolhynische Fieber. Erg. inn. Med. N. F. **5**, 97 (1954).

484 MOOLTEN, S. E., and E. CLARK: Viremia in acute hemolytic anemia and in autohemagglutination. Arch. Int. Med. **89**, 270 (1952).

485 MORF, H., u. L. HOLLANDER: Mumpsencephalitis ohne Parotitis mit Berücksichtigung der Mumps-Komplementbindungsreaktion. Helvet. paediatr. Acta **6**, 428 (1951).

486 MORGAN, H. R.: Immunologic properties of an antigenic material from Eberthella typhosa. J. of Immun. **41**, 161 (1941).

487 MORGAN, H. R.: The Salmonella, in R. J. DUBOS: Bacterial and mycotic infections of man. S. 380ff. Philadelphia, London, Montreal: J. B. Lippincott Co. 1948.

*487*a MORO, E.: Über rektale Hyperthermie im Kindesalter. Mschr. Kinderheilk. **11**, 430 (1912).

*487*b MORO, E.: Habituelle Hyperthermie. Mschr. Kinderheilk. **14**, 214 (1917).

488 MORO, E., u. W. KELLER: Zur Analyse der Hautallergie nach kombinierter Impfung mit Tuberkulin und Kuhpockenlymphe. Dtsch. med. Wschr. **1926**, 433.

489 MORO, E., u. W. KELLER: Über die Parallergie. Klin. Wschr. **1935**, 1.

490 MORRIS, J. A., J. R. O'CONNOR and J. E. SMADEL: Infection and immunity patterns in monkeys injected with viruses of russian spring-summer and japanese encephalitis. Amer. J. Hyg. **62**, 327 (1955).

491 MORSE, H. G., T. L. CHOW and C. A. BRANDLY: Propagation of a strain of egg-adapted distemper virus in suckling mice. Proc. Soc. Exper. Biol. a. Med. **84**, 10 (1953).

492 MUELLER, J. H.: The Diphteria Bacilli and the Diphteroids: in R. J. DUBOS: Bacterial and Mycotic infections of man. S. 196ff. Philadelphia, London, Montreal: J. B. Lippincott, Co. 1948.

493 MUENCH, H.: The influence of passive immunization on the incidence of poliomyelitis. III. Intern. Poliomyelitis conference, Rom 1954.

494 MURRAY, J., R. M. CALMAN and A. LEPINE: Transmission of staphylococcal antitoxin (antihaemolysin) from mother to child. Lancet **259**, 14 (1950).

495 Murray, R., W. C. L. Diefenbach, F. Ratner, N. C. Leone and J. W. Oliphant: Carriers of hepatitis virus in the blood and viral hepatitis in whole blood recipients. Confirmation of Carrier State by Transmission Experiments in Volunteers. J. Amer. Med. Assoc. **154**, 1072 (1954).

496 Nagel, H. C.: Das Verhalten des Maul- und Klauenseuchevirus in neugeborenen Laboratoriumstieren. Zbl. Bakter. I., Orig. **159**, 40 (1953).

497 Nauck, E. G.: Die Pathologie der Viruskrankheiten. Zbl. Bakter. I. Orig. **160**, 139 (1954).

498 Neefe, J. R., R. F. Norris, J. G. Reinhold, C. B. Mitchel and D. S. Howell: Carriers of Hepatitis Virus in the Blood and Viral hepatitis in whole blood recipients. Studies on donors suspected as carriers of hepatitis virus and as sources of post-transfusion viral hepatitis. J. Amer. Med. Assoc. **154**, 1066 (1954).

499 Nettleship, A., and D. E. Fletcher: The altered pathology of poliomyelitis in a local area. J. of Neuropath. **1**, 250 (1951).

500 Nicolle, Ch.: Naissance, vie et mort des maladies inféctieuses. Paris: Librairie F. Alcan 1930.

501 Nicolle, Ch.: Destin des maladies infectieuses. Paris: Libr. F. Alcan 1933.

502 Nicolle, Ch., et E. Conseil: Pouvoir préventif du sérum d'un malade convalescent de rougeole. Bull. Soc. méd. Hop. Paris **42**, 336 (1918).

503 Nierhaus, G., K. Klein u. R. Haas: Über eine Q-fieberepidemie in Nordhessen. Medizinische **1952**, 1524.

504 Nikolitsch, M.: Zweiter Beitrag zur Frage des Infektionsmechanismus bei den neurotropen Virusarten. Arch. f. Hyg. **137**, 11 (1953).

505 Nilsby, I.: Non bacterial meningo-encephalitides in children. With special reference to spontaneous postcatarrhal and varicella meningo-encephalitis. Acta paediatr. (Stockh.) **43**, Suppl. 95 (1954).

506 Nishizawa, Y., and K. Okano: The significance of viremia in the pathway of infection of poliomyelitis. Arch. of Pediatr. **70**, 71 (1953).

507 Nobécourt, P.: La rougeole pendant la première année. Etude clinique. Pediatr. e. puericult. **1**, 253 (1932).

508 Notter, L.: Das Trauma in der Auslösung der Poliomyelitis. Z. Kinderheilk. **63**, 650 (1943).

509 O'Connor, S., and R. R. Wagner: Age and Susceptibility to Neurotropic Influenza Virus. Proc. Soc. Exper. Biol. a Med. **86**, 332 (1954).

510 O'Leary, J. L., M. Smith and H. Reams: Influence of age on susceptibility of mice to St. Louis encephalitis virus and on the distribution of lesions. J. of Exper. Med. **75**, 233 (1942).

511 Olitzky, P. K.: Further studies of the agent in intestines of normal mice which induces encephalomyelitis. Proc. Soc. Exper. Biol. a. Med. **43**, 296 (1940).

512 Olitzky, P. K.: A transmissible agent (Theiler-Virus) in the intestines of normal mice. J. of Exper. Med. **72**, 113 (1940).

513 Olitzky, P. K., and J. Casals: Concepts of the immunology of certain virus infections. Bull. New York Acad. Med. **21**, 356 (1951).

514 Otto, R.: Über den Gehalt des Blutes an Diphtherieantitoxin bei gesunden Erwachsenen, Rekonvaleszenten und Bacillenträgern nebst Bemerkungen über die Bedeutung der letzteren bei Diphtherie. Dtsch. med. Wschr. **1914**, 542.

515 Overman, J. R.: Antibody response of suckling mice to mumps virus. I. Immune response following immunization with mumps virus vaccine. J. of Immun. **73**, 244 (1954).

516 Overman, J. R.: Antibody response of suckling mice to mumps virus. II. Relation of onset of antibody production to susceptibility to mumps virus infection. J. of Immun. **73**, 249 (1954).

517 Overman, J. R., and L. Kilham: The inter-relation of age, immune response and susceptibility to mumps virus in hamsters. J. of Immun. **71**, 352 (1953).

518 Pagel, W.: Die allgemeinen pathomorphologischen Grundlagen der Tuberkulose. Berlin: Springer 1927.

*518*a du Pan, M.: Bericht über die Antikörper gegen Kinderlähmung in bestimmten Genfer Familien. Msch. Kinderheilk. **104**, 136 (1956).

519 Panum, P. L.: Beobachtungen über das Masernkontagium. Virchows Arch. **1**, 492 (1847).

520 Pasteur, L., Chamberland et Roux: Sur une maladie nouvelle provoquée par la salive d'un enfant mort de la rage. C. r. Acad. Sci. (Paris) **92**, 159 (1881).

521 Paul, J. R., J. L. Melnick, V. H. Barnett and N. Goldblum: A survey of neutralizing antibodies to poliomyelitis virus in Cairo, Egypt. Amer. J. Hyg. **55**, 402 (1952).

522 Paul, J. R., J. L. Melnick and J. T. Riordan: Comparative neutralizing. antibody patterns to Lansing (type 2) Poliomyelitis virus in different population Amer. J. Hyg. **56**, 232 (1952).

523 Paul, J. R., J. T. Riordan and L. M. Kraft: Serological epidemiology; antibody patterns in North Alaskan Eskimos. J. of Immun. **66**, 695 (1951).

524 Paul, J. R., J. T. Riordan and J. L. Melnick: Antibodies to 3 different antigenic types of poliomyelitis-virus in sera from North-Alaskan Eskimos. Amer. J. Hyg. **54**, 275 (1951).

525 Pavilanis, V., et A. Frappier: Etudes de la distribution des anticorps neutralisants de la souche Lansing et de l'incidence de la poliomyélite au cours d'une épidémie hivernale dans une population isolée. Ann. Inst. Pasteur **81**, 583 (1951).

526 Pavilanis, V., et P. Lépine: Recherche comparée de anticorps sériques de type Lansing chez les habitants de la province de Quebec. Ann. Inst. Pasteur **83**, 1 (1952).

527 Peale, A. R., and P. F. Lucchesi: Cardiac muscle in Poliomyelitis. Amer. J. Dis. Childr. **65**, 733 (1943).

528 Pearce, J. M.: Cardiac lesions in rabbits produced by a filtrable virus (virus III). Arch. of Path. **28**, 827 (1939).

529 Pearce, J. M., and A. F. Lacorte: Effects of an Antihyaluronidase Substance and of Hyaluronidase on Growth of Virus-Induced Fibromas. Proc. Soc. Exper. Biol. a. Med. **86**, 573 (1954).

530 Peart, A. F. W., and F. P. Nagler: Measles in the Canadian Arctic 1952. J. Publ. Health **45**, 146 (1954).

531 Pedersen, P. M.: Poliomyelitis in Abhängigkeit von der Tonsillektomie. Ann. Otol. **56**, 281 (1947).

532 Pellissier, A.: Isolement d'un virus encéphalomyélitique a Brazzaville. III. Culture sur œuf embryonné et conclusions. Ann. Inst. Pasteur **86**, 227 (1954).

533 Pellissier, A., et E. Trinquier: Isolement d'un virus encéphalitique au cours d'une petite épidémie de poliomyélite clinique à Brazzaville. Etude expérimentale et épidémiologique. Ann. Inst. Pasteur **85**, 316 (1953).

534 Pellissier, A., et E. Trinquier: Le virus humain dit „encéphalomyélitique de Brazzaville" est en réalité un virus poliomyélitique type I. Les caractères biologiques anormaux de ce virus tropical. Ann. Inst. Pasteur **89**, 198 (1955).

535 Pestel, M.: L'absence d'amygdales pharyngiennes est-elle un facteur prédisposant aux formes bulbaires de poliomyélite? Presse méd. **1954**, 1328.

536 Petrilowitsch, N.: Über die Verlaufsformen der Grippe-encephalitis. Medizinische **42**, 1467 (1955).

537 Pette, H., H. Demme u. St. Környey: Studien über experimentelle Poliomyelitis. Dtsch. Z. Nervenheilk. **128**, 125 (1932).

538 v. Pfaundler, M.: Über stille Freiung. (Erläutert an dem Beispiel der Heine-Medinschen Krankheit.) Münch. med. Wschr. **1928**, 45.

539 v. Pfaundler, M.: Schutzimpfung und Heilserumbehandlung der Masern. Mschr. Kinderheilk. **44**, 268 (1929).

540 Pfeiffer, R.: Untersuchungen über das Choleragift. Z. Hyg. **11**, 393 (1892).

541. Pfeiffer, R., u. Bessau: Zit. nach R. Doerr: Die Immunitätsforschung. Bd. I. Antikörper 1, S. 4. Wien: Springer 1947.

542 Pfeiffer, R., u. Marx: Die Bildungsstätte der Choleraschutzstoffe. Z. Hyg. **27**, 272 (1898).

543 Pfeilsticker: Beiträge zur Pathologie der Masern. Tübingen 1863.

544 Pillemer, L., L. Blum, L. Lepow, J. H. Ross, O. A. Todd and E. W. Ward: The properdin system and immunity: I. Demonstration and isolation of a new serum-protein, properdin, and its role in immune phenomena. Science (Lancaster, Pa.) **120**, 279 (1954).

545 Pillemer, L., M. D. Schoenberg, L. Blum and L. Wurz: Properdin system and immunity. II. Interaction of the properdin system with polysaccharides. Science (Lancaster, Pa.) **122**, 545 (1955).

546 Pintér, M.: Antibodies to the Lansing strain of poliomyelitis virus in sera and colostra in Hungary. Acta med. (Budapest) **4**, 105 (1953).

547 Pinto, M. R.: Peripheral inoculation of the Lansing strain of poliomyelitis virus in rodents. Susceptibility and development of immunity. Amer. J. Hyg. **48**, 361 (1948).

548 v. Pirquet, C.: Klinische Studien über Vaccination und vaccinale Allergie. Leipzig: F. Deuticke 1907.

549 Plenge, K.: zit. nach Hottinger, A.: Die Diphtherie. Handb. Inn. Med., IV. Aufl. 1952, Bd. 1/2, S. 1243 ff.

550 Plowright, W.: Observations on the behaviour of rinderpest virus in indigenous African sheep. Brit. Vet. J. **108**, 450 (1952).

551 Poetschke, G.: Zur Theorie provozierender und disponierender Faktoren bei der Poliomyelitis. Klin. Wschr. **1956**, 284.

552 Pond, W. L., S. B. Russ, W. E. Lancaster, J. R. Audy and J. E. Smadel: Japanese Encephalitis in Malaya. II. Distribution of neutralizing antibodies in man and animals. Amer. J. Hyg. **59**, 17 (1954).

553 Pospišilová, V., R. Snítilová and A. Dedková: Pruzkum výskytu klístové meningo-encephalitidy u lesnich zamestnancu od R. 1939. Scripta med. **27**, 153 (1954).

554 Potel, K.: Krankheitsablauf der infektiösen Anämie der Pferde in Leber und lymphoretikulärem Apparat nach künstlicher und natürlicher Infektion. Arch. exper. Vet. Med. **7**, 298 (1953).

555 Priddle, H. D., W. R. Lenz, D. C. Young and C. S. Stevenson: Poliomyelitis in pregnancy and puerperium: Experience in Detroit Epidemics of 1949 and 1950. Amer. J. Obstetr. Gynec. **63**, 408 (1952).

556 Pugh, R. C. B., G. H. Newns and J. A. Dudgeon: Hepatic necrosis in dissemiated herpes simplex. Arch. Dis. Child. **29**, 60 (1954).

557 Pulver, W.: Der Scharlach und seine Behandlung. Bern-Stuttgart: H. Huber 1954.

558 Quilligan, J. J. jr.: Fatal herpes simplex infection in a newborn infant. J. Labor. a. Clin. Med. **38**, 742 (1951).

559 Ramos-Alvarez, M., and A. B. Sabin: Characteristics of poliomyelitis and other enteric viruses recovered in tissue culture from healthy american children. Proc. Soc. Exper. Biol. a. Med. **87**, 655 (1954).

560 Reagan, R. L., W. C. Day, M. P. Harmon and A. L. Brueckner: Studies of Newcastle disease virus in the dog-faced baboon. (Papio procarius.) Cornell Vet. **42**, 366 (1952).

561 REAGAN, R. L., F. M. SANSONE, S. MOORE and A. L. BRUECKNER: Electron microscopic studies of herpes simplex virus after propagation in the swiss albino mouse. Texas Rep. Biol. a. Med. **11**, 79 (1953).

562 REED, R. W.: An epidemic of acute nephritis. Canad. Med. Assoc. J. **68**, 448 (1953).

*562*a REED, L. J., and H. MUENCH: A simple method of estimating 50% endpoints. Amer. J. Hyg. **27**, 497 (1938).

563 REICH, G. CHR.: Neue Aufschlüsse über die Natur und Heilung des Scharlachfiebers. Halle u. Berlin: Buchhandl. des Hall. Waisenhauses 1810.

564 REISS, H. J.: Zur pathologischen Anatomie der kindlichen Listeriosis. Kinderärztl. Prax. (Sonderheft) **1953**, 92.

565 REISSIG, M., and J. L. MELNICK: The cellular changes produced in tissue cultures by herpes B virus correlated with the concurrent multiplication of the virus. J. of Exper. Med. **101**, 341 (1955).

566 REITER, H.: Die Bedeutung der symptomlosen „stummen Infektion" für die Immunität. Dtsch. med. Wschr. **1925**, 1102.

567 REITER, H.: Studien über die stumme Infektion und ihre Folgen im Experiment mit Recurrensspirochäten. Dtsch. med. Wschr. **1925**, 1400.

568 REMLINGER, P., et J. BAILLY: La rage du pigeon. Ann. Inst. Pasteur **43**, 1543 (1929).

569 REMLINGER, P., et J. BAILLY: La rage et les neuro-infections mortelles auto-sterilisables. C. r. Soc. Biol. (Paris) **102**, 296 (1929).

570 REMLINGER, P., et J. BAILLY: Inoculation du virus rabique Flury au singe (Vortr. Soc. franc. microbiol. 6. 5. 1954). Presse méd. **1954**, 839.

571 RIVERS, T. M.: General aspects of pathological conditions caused by filterable virus. Amer. J. Path. **4**, 91 (1928).

572 RIVERS, T. M.: Pathologic and immunologic problems in the virus field. Amer. J. Med. Sci. **190**, 435 (1935).

573 RIVERS, T. M.: Viruses and KOCHs postulates. J. Bacter. **33**, 1 (1937).

574 RIVERS, T. M. and W. S. TILLET: Studies on varicella. J. of Exper. Med. **38**, 673 (1923).

575 RIVERS, T. M., and W. S. TILLET: Further observations on the phenomena encountered in attemps to transmit varicella to rabbits. J. of Exper. Med. **39**, 777 (1924).

576 ROBBINS, F. C., and J. F. ENDERS: Tissue culture techniques in the study of animal viruses. Amer. J. Med. Sci. **220**, 316, (1950).

577 RÖHRER, H.: Die allgemeine morphologische Pathologie der Viruserkrankungen bei Tieren. Verh. dtsch. Ges. Path. **38**, 38 (1955).

578 RÖSSLE, R.: Referat über Entzündung. Verh. dtsch. Ges. Path. **19**, 18 (1923).

579 RÖSSLE, R.: Allergie und Pathergie. Klin. Wschr. **1933**, 574.

580 ROMER, P. H.: Untersuchungen über die intrauterine und extrauterine Antitoxinübertragung von der Mutter auf ihre Descendenten. Berl. klin. Wschr. **1901**, 1150.

581 ROODYN, L.: Encephalitis after yellow fever vaccination. Brit. Med. J. **4898**, 1226 (1954).

582 VAN ROOYEN, C. E., and A. J. RHODES: Virus diseases of man. Rabies and Pseudo-rabies. S. 792 ff. New York: Th. Nelson a. Sons 1948.

583 ROSENBAUM, H. E., and C. G. HARFORD: Effect of fatigue on susceptibility of mice to poliomyelitis. Proc. Soc. Exper. Biol. a. Med. **83**, 678 (1953).

584 ROWLEY, B. D.: The virulence of strains of bacterium coli for mice. Brit. J. Exper. Path. **35**, 528 (1954).

585 ROWLEY, B. D.: Stimulation of natural immunity to escherichia coli infections. Observations on mice. Lancet **6857**, 232 (1955).

586 Ruckes, J.: Über eine ungewöhnliche Vaccine-Infektion bei einem Neugeborenen. Virchows Arch. **327**, 229 (1955).

587 de Rudder, B.: Epidemiologische Probleme bei Scharlach. Münch. med. Wschr. **1927**, 223.

588 de Rudder, B.: Das Durchseuchungsproblem bei den Zivilisationsseuchen (Masern, Scharlach und Diphtherie). Erg. inn. Med. **32**, 313 (1927).

589 de Rudder, B.: Die akuten Zivilisationsseuchen. Masern, Pocken, Keuchhusten, Scharlach, Diphtherie, epidemische Kinderlähmung. Ihre Epidemiologie und ihre Bekämpfung. Leipzig: G. Thieme 1934.

590 de Rudder, B.: Die Wetterauslösbarkeit der akuten Poliomyelitis. Klin. Wschr. **1941**, 561.

591 de Rudder, B.: Grundriß einer Meteorobiologie des Menschen. Wetter und Jahreszeiteneinflüsse. Berlin-Göttingen-Heidelberg: Springer 1952.

592 de Rudder, B.:, u. G. A. Petersen: Steigert körperliche Anstrengung die Disposition zu epidemischer Kinderlähmung? Klin. Wschr. **1938**, 699.

593 Ruhenstroth, G.: Properdin. Dtsch. med. Wschr. **1955**, 1748.

594 Russel, W. R.: Faktoren, die den Verlauf der Poliomyelitis beeinflussen (Übers.) II. Intern. Poliomyelitis-Konferenz, Kopenhagen 1951.

595 Sabin, A. B.: Relative resistance of Newborn Mice to Poliomyelitis-virus. Proc. Soc. Exper. Biol. a. Med. **73**, 394 (1950).

596 Sabin, A. B.: On the trail of avirulent viruses for immunization against Poliomyelitis. Moderne Probleme der Pädiatrie I, S. 429 ff. Basel-New York: S. Karger 1954.

597 Sabin, A. B.: Behavior of chimpanzee-avirulent poliomyelitis viruses in experimentally infected human volunteers. Amer. J. Med. Sci. **230**, 1 (1955).

598 Sabin, A. B., W. A. Hennessen and J. Winsser: Studies on variants of poliomyelitis virus. I. Experimental segregation and properties of avirulent variants of three immunologic types. J. of Exper. Med. **99**, 551 (1954).

599 Sabin, A. B., and A. J. Steigman: Poliomyelitis virus of low virulence in patients with epidemic "Sommer grippe or sore throat". Amer. J. Hyg. **49**, 176 (1949).

600 Sabin, A. B., and J. Winsser: Immunogenic effect of repeated ingestion of minute amounts of poliomyelitis virus. Federat. Proc. **12**, 456 (1953).

601 Salk, J. E.: Present status of the problem of vaccination against poliomyelitis. Amer. J. Publ. Health **45**, 285 (1955).

602 Sandritter, W., u. G. Heymann: Ein Beitrag zur Morphologie der akuten Vergiftung mit bakteriellen Toxinen und Endotoxinen. Frankf. Z. Path. **64**, 285 (1953).

603 Saphir, O.: Visceral Lesions in Poliomyelitis. Amer. J. Path. **21**, 99 (1945).

604 Saphir, O., and S. A. Wile: Myocarditis in Poliomyelitis. Amer. J. Med. Sci. **203**, 781 (1942).

605 Scalettar, H. E., J. E. Maisel and N. Bramson: Acute infectious lymphocytosis. Report of an outbreak. Amer. J. Dis. Childr. **88**, 15 (1954).

606 Seeliger, H., F. Jung, G. Linzenmeier u. H. Odenthal: Die Listeriose beim Menschen. Dtsch. med. Wschr. **1952**, 583.

607 Seifert, G.: Zur Pathologie der Cytomegalie. (Einschlußkörperchenkrankheit, Speicheldrüsenviruserkrankung.) Virchows Arch. **325**, 596 (1954).

608 Seligmann, E., and C. W. Jungeblut: Neutralization of SK-murine poliomyelitis virus and of Theiler virus of mouse encephalomyelitis by human sera. Amer. J. Publ. Health **33**, 1326 (1943).

609 Seligman, E., J. Saphra and M. Wassermann: Salmonella infections in the USA. J. of Immun. **54**, 69 (1946).

610 Selye, H.: Stress. Acta Inc. Med. Publ. Montreal Can. 1952.

611 SELYE, H.: Das allgemeine Adaptationssyndrom als Grundlage für eine einheitliche Theorie der Medizin. Dtsch. med. Wschr. **1951**, 965, 1001.

612 SETÄLÄ, A.: Poliomyelitis in pregnancy. Ann. Chir. et Gynaec. fen. **36**, 117 (1947) (finnisch).

*612*a SHELOKOV, A., and K. HABEL: Subclinical poliomyelitis in a newborn infant due to intrauterine infection. J. Amer. Med. Assoc. **160**, 465 (1956).

613 SHELOKOV, A., and L. WEINSTEIN: Poliomyelitis in the early neonatal period; Report of a case of possible intrauterine infection. J. of. Pediatr. **38**, 80 (1951).

614 SHOPE, R. E.: The swine lungworm as a reservoir and intermediate host for swine influenza virus. I. The presence of swine influenza virus in healthy and susceptible pigs. J. of Exper. Med. **74**, 41 (1941).

615 SHOPE, R. E.: The swine lungworm as a reservoir and intermediate host for swine influenza virus. II. The transmission of swine influenza virus by the swine lungworm. J. of Exper. Med. **74**, 49 (1941).

616 SHOPE, R. E.: The swine lungworm as a reservoir and intermediate host for swine influenza virus. III. Factors influencing transmission of the virus and the provocation of influenza. J. of Exper. Med. **77**, 111 (1943).

617 SHOPE, R. E.: The swine lungworm as a reservoir and intermediate host for swine influenza virus. IV. The demonstration of masked swine influenza virus in lungworm larvae and swine under natural conditions. J. of Exper. Med. **77**, 127 (1943).

618 SHOPE, R. E.: Ecology and Virus reservoirs in "Intern. Symposium: The dynamics of virus and rickettsial infections". S. 125. New York-Toronto: Blakiston Comp. Inc. 1954.

619 SHOPE, R. E.: The swine lungworm as a reservoir and intermediate host for swine influenza virus. J. of Exper. Med. **102**, 567 (1955).

620 SHWARTZMAN, G.: Poliomyelitis infection in cortisone-treated hamsters induced by the intraperitoneal route. Proc. Soc. Exper. Biol. a. Med. **79**, 573 (1952).

621 SHWARTZMAN, G., and A. FISHER: Alteration of experimental poliomyelitis infection in the Syrian hamster with the aid of cortisone. J. of Exper. Med. **95**, 347 (1952).

622 SIEDE, W.: Das Blutbild bei Viruserkrankungen. Dtsch. med. J. **1953**, 218.

623 SIEGEL, M., M. GREENBERG and C. MAGEE: Tonsillectomy and Poliomyelitis: I. Studies on incidence in 1949. J. of Pediatr. **38**, 537 (1951).

624 SIEGEL, M., M. GREENBERG and M. C. MAGEE: Tonsillectomy and poliomyelitis. II. Frequency of bulbar paralysis 1944—1949. J. of Pediatr. **38**, 548 (1951).

625 SIEGEL, M., M. GREENBERG and P. STONE, jr.: Risk of paralytic and nonparalytic forms of poliomyelitis to household contacts in nonepidemic years. New Engl. J. Med. **252**, 752 (1955).

626 SIEGERT, R.: Experimentelle Beiträge zur Frage der postvaccinalen Encephalitis. Zbl. Bakter. I Orig. **158**, 314 (1952).

627 SIEGERT, R.: Die praktische Bedeutung von V- und S-Antigenen für die Serodiagnostik von Viruskrankheiten. Klin. Wschr. **1953**, 775.

628 SIEGMUND, H.: Naturwissenschaftliches und spekulatives Denken in der modernen Krankheitslehre. Verh. dtsch. Ges. Path. **32**, 300 (1949).

629 SIEGMUND, H.: Problematik von der Lehre der Fokalinfektion unter Gesichtspunkten der Korrelationspathologie. Beihefte Klin. Mbl. Augenheilk. **1951**, 34.

630 SILVERMAN, M. S., and P. C. CHIN: The effect of whole body x-irradiation of mice on immunity to tetanus toxoid. I. The effectiveness of pre- and postirradiation injections of tetanus toxoid with respect to the development of immunity. J. of Immun. **75**, 321 (1955).

631 SMITH, J. H.: Encephalitis in an infant after vaccination with 17 D Yellow fever virus. Brit. Med. J. **4892**, 852 (1954).

632 SMITH, S. C., A. F. RASMUSSEN jr., C. A. ELVEHJEM and P. F. CLARK: Influence of hyper- and hypothyroidism on suspectibility of mice to infection with Lansing poliomyelitis virus. Proc. Soc. Exper. Biol. a. Med. **82**, 269 (1953).

633 SMITHBURN, K. C.: Rift valley fever: the neurotropic adaptation of the virus and the experimental use of the modified virus as a vaccine. Brit. J. Exper. Path. **30**, 1 (1949).

634 SMITHBURN, K. C.: Neutralizing antibodies against certain recently isolated viruses in sera of human beings residing in East Africa. J. of Immun. **69**, 223 (1952).

635 SMITHBURN, K. C., and A. F. MAHAFFY: Immunity of Bwamba fever virus among the residents of Uganda and Tanganyka. Ann. Trop. Med. Parasitol. **46**, 61 (1952).

636 SOMMERS, S., C. WILSON and F. W. HARTMAN: Lymphoid lesions in poliomyelitis. J. of Exper. Med. **93**, 505 (1951).

637 SOOTER, C. A., B. F. HOWITT and R. GORRIE: Encephalitis in Midwest. XI. Neutralizing antibodies in wild birds of midwestern states. Proc. Soc. Exper. Biol. a. Med. **79**, 507 (1952).

638 SOUTHAM, CH. M., and W. J. BABCOCK: Effect of cortisone, related hormones and adrenalectomy on susceptibility of mice to virus infections. Proc. Soc. Exper. Biol. a. Med. **78**, 105 (1951).

639 SPAIN, D. M., V. A. BRADESS and V. PARSONNET: Myocarditis in Poliomyelitis. Amer. Heart J. **40**, 336 (1950).

640 SPERANSKY, A. D.: Grundlagen der Theorie der Medizin. Kapitel XII. Die Rolle des Nervensystems in der Pathogenese gewisser Infektionskrankheiten. S. 92ff. Berlin: Saenger 1950.

641 SÜDWESTDEUTSCHES ÄRZTEBLATT **1955**, 49: Kein Urteil über Wert oder Unwert einer Methode.

642 SULKIN, S. E., and E. STRAUS: Studies on Q-fever; complement fixing antibodies in meat packers at Port Worth, Texas. Proc. Soc. Exper. Biol. a. Med. **67**, 139 (1948).

643 SUTTON, L. S., and C. C. BROOKE: Venezuelan equine encephalitis due to vaccination in man. J. Amer. Med. Assoc. **155**, 1473 (1954).

644 SWARTS, CH. L., and E. F. KERCHER: A fatal case of poliomyelitis in a newborn infant delivered by cesarean section following maternal death due to poliomyelitis. Pediatrics **14**, 235 (1954).

645 SCHEIDEGGER, S.: Entzündungen beim Embryo und Fötus bei experimentellen Virusinfektionen des Muttertieres (und Diskussion). Bull. Schweiz. Akad. Med. Wiss. **8**, 346 (1952).

646 SCHLEISSING, W.: Poliomyelitis während der Schwangerschaft. Ärztl. Prax. **1952**, 4.

647 SCHMIDT, H.: Grundlagen der spezifischen Therapie und Prophylaxe bakterieller Infektionskrankheiten. Berlin: Springer 1940.

648 SCHMIDT, H.: Grundsätzliches über die Pathogenese und Immunität bei Infektionskrankheiten. GUNDEL, M.: Die ansteckenden Krankheiten. S. 36ff. Stuttgart: Thieme **1950**.

649 SCHMIDT, H.: Die Bildung der Antikörper und ihre Bedeutung für Infektion und Immunität. Verh. dtsch. Ges. inn. Med. **58**, 8 (1952).

650 SCHMIDT, D., K. POTEL, K. H. PEHL u. H. GRALHEER: Untersuchungen zur Pathogenese der infektiösen Anämie der Pferde. Arch. exper. Vet. Med. **8**, 83 (1954).

651 SCHMIDT, J. R. A., and A. F. RASMUSSEN, jr.: Inhibitory effect of cobaltous ions on multiplications of influenza virus. Proc. Soc. Exper. Biol. a. Med. **81**, 244 (1952).

652 Schmidt, G., and S. J. Thannhauser: A method for the determination of desoxyribonucleic acid, ribonucleic acid, and phosphoproteins in animal tissues. J. of Biol. Chem. **161**, 83 (1945).

653 Schmidt-Kessen, W.: Myokarditis bei Poliomyelitis. Z. inn. Med. **7**, 177 (1952).

654 Schmitt, H. G., u. F. Thierfelder: Herpes zoster nach Röntgenbestrahlung. Strahlenther. **93**, 417 (1954).

655 Schmitz, U.: Miliare Organnekrosen der Neugeborenen und Säuglinge („miliare Lebernekrosen") als Folge einer analogen Entzündung des Verdauungstraktus durch argentophile Stäbchenbakterien (Listeria?). Virchows Arch. **324**, 438 (1953).

656 Schneider, L., u. J. Szathmary: Über die Immunität des neugeborenen Lammes. Z. Immun.forsch. **95**, 169 (1939).

657 Schneider, L., u. J. Szathmary: Über die Immunität des neugeborenen Hundes. Z. Immun.forsch. **95**, 177 (1939).

658 Schneider, L., u. J. Szathmary: Über die Immunität des neugeborenen Kaninchens. Z. Immun.forsch. **95**, 189 (1939).

659 Schneider, L., u. J. Szathmary: Über die Immunität der neugeborenen Säugetiere. Z. Immun.forsch. **95**, 465 (1939).

660 Schneider, L., u. J. Szathmary: Über die Immunität des neugeborenen Meerschweinchens. Z. Immun.forsch. **98**, 24 (1940).

661 Schultze, W. H.: Der Wurmfortsatz im Podromalstadium der Masern. Münch. med. Wschr. **1933**, 576.

662 Stanley, N. F., D. C. Dorman and J. Ponsford: Antibodies to Coxsackie viruses in pooled human serum. Austral. J. Exper. Biol. **31**, 17 (1953).

663 Stanley, N. F., D. C. Dorman and J. Ponsford: Studies on the hepatoencephalomyelitis-virus (HEV). J. of Exper. Biol. **32**, 543 (1954).

664 Stechele, U.: Über einen Fall von Poliomyelitis nach Trauma. Arch. Kinderheilk. **131**, 157 (1944).

665 Sternberg, G.: Practical results of bacteriology. Trans. Assoc. Amer. Physic. **1892**, 98.

666 Stocks, P., and M. N. Karn: A study of the epidemiology of measles. Ann. of Eugen. **3**, 361 (1928).

667 Stoeber, E.: Über das „Schwielenherz" des Säuglings. Z. Kinderheilk. **65**, 114 (1947).

668 Stoeber, E.: Weitere Untersuchungen über epidemische Myocarditis („Schwielenherz") des Säuglings. 2. Mitteil. Z. Kinderheilk. **71**, 592 (1952).

669 Stokes, J. jr.: Viral hepatitis. Adv. Surg. **1952**, 357.

670 Stokes, J. jr.: Viral hepatitis. Amer. J. Med. Sci. **225**, 349 (1953).

671 Stokes, J. jr., J. E. Berk, L. L. Malamut, M. E. Drake, L. A. Barondess, W. J. Bashe, I. J. Wolman, J. D. Farquhar, B. Bevan, R. J. Drummond, W. D. A. Maycock, R. B. Capps and A. M. Bennet: The Carrier State in Viral Hepatitis. J. Amer. Med. Assoc. **154**, 1059 (1954).

672 Stone, J. D.: Prevention of virus infection with enzyme of V. cholerae. I. Studies with viruses of mumps-influenza group in chick embryo. Austr. J. Exper. Biol. a. Med. Sci. **26**, 49 (1948).

673 Stone, J. D.: Prevention of virus infection with enzyme of V. cholerae. II. Studies with influenza virus in mice. Austr. J. Exper. Biol. a. Med. Sci. **26**, 287 (1948).

674 Strieck, F., u. H. E. Wilson: Untersuchungen über den Stoffwechsel in der Inkubationszeit bei febrilen Infektionen und bei afebrilen Infekten. Arch. klin. Med. **157**, 173 (1927).

675 TAMM, J., K. FOLKERS and F. L. HORSFALL jr.: Inhibition of influenza virus multiplication by 2,5-dimethylbenzimidazole. Yale J. Biol. a. Med. **24**, 559 (1952).

676 TANIGUCHI, T., T. FUJINO, S. INOKI and Y. OKUNO: Studies on experimental inoculation of dengue fever. Med. J. Osaka Univ. **2**, 1 (1951).

677 TAYLOR, R. M.: Studies on survival of influenza virus between epidemics and antigenic variants of the virus. Amer. J. Publ. Health **39**, 171 (1949).

678 TAYLOR, R. M.: A further note on 1233 („influenza C") virus. Arch. Virusforsch. (Wien) **4**, 485 (1951).

679 TELOH, H. A.: Myocarditis in poliomyelitis. Arch. of Path. **55**, 408 (1953).

680 THEILER, M.: Studies on the action of yellow fever virus in mice. Ann. Trop. Med. Parasit. **24**, 249 (1930).

681 THEILER, M.: A yellow fever protection test in mice by intracerebral injection. Ann. Trop. Med. Parasit. **27**, 57 (1933).

682 THEILER, M.: Spontaneous encephalomyelitis of mice, a new virus disease. J. of Exper. Med. **65**, 705 (1937).

683 THEILER, M., and S. GARD: Encephalomyelitis in mice. III. Epidemiology. J. of Exper. Med. **72**, 79 (1940).

684 THEILER, M., and L. E. HUGHES: Studies of circulating virus and protective antibodies in susceptible and relatively insusceptible monkeys after inoculation with yellow fever virus. Trans. Soc. Trop. Med. **28**, 481 (1935).

685 THEILER, M., and H. H. SMITH: The effect of prolonged cultivation in vitro upon the pathogenicity of yellow fever virus. J. of Exper. Med. **65**, 767 (1937).

686 THIELE, H.: Diphtherieschutzimpfung, Schickprüfungen und Bestimmung der Antitoxintiter im Serum. Arch. Kinderheilk. **94**, 175 (1931).

687 THORLING, L.: Abortive epidemic hepatitis. Acta med. scand. (Stockh.) **148**, 1 (1954).

688 TISSOT: Wie man sich bei grassierenden und ansteckenden Krankheiten als Pocken, Masern, hitzigem, faulem, bösartigem Wechselfieber usw. zu verhalten hat. Nürnberg: Georg Peter Monath 1772.

689 TÖNDURY, G.: Erkrankt der Fötus bei Graviditätspoliomyelitis? Dtsch. med. Wschr. **1952**, 1211.

690 TÖNDURY, G.: Entwicklungsstörungen durch chemische Faktoren und Viren. Naturwissenschaften **42**, 312 (1955).

691 TONUTTI, E.: Das System Hypophyse-Nebennierenrinde beim infektiöstoxischen Geschehen. Neue med. Welt **1950**, 111.

692 TONUTTI, E.: Experimentelle Untersuchungen zur Pathophysiologie der Nebennierenrinde. Verh. dtsch. Ges. Path. **36**, 123 (1953).

693 TOOLAN, H. W., and A. E. MOORE: Oncolytic effect of Egypt virus on a human epidermoid carcinoma grown in x-irradiated rats. Proc. Soc. Exper. Biol. a. Med. **79**, 697 (1952).

694 TRASK, J. D., J. R. PAUL and A. J. VIGNEC: Poliomyelitis virus in human stools. J. of Exper. Med. **71**, 751 (1940).

695 TRAUB, E.: A filtrable virus recovered from white mice. Science (Lancaster, Pa.) **81**, 298 (1935).

696 TRAUB, E.: An epidemic in a mouse colony due to the virus of acute lymphocytic Choriomeningitis. J. of Exper. Med. **63**, 533 (1936).

697 TRAUB, E.: Persistence of lymphocytic choriomeningitis in immune animals and its relation to immunity. J. of Exper. Med. **63**, 847 (1936).

698 TRAUB, E.: Factors influencing the persistence of choriomeningitis virus in the blood of mice after clinical recovery. J. of Exper. Med. **68**, 229 (1938).

699 TRAUTMANN, FR.: Tularämie. Ärztl. Wschr. **1955**, 964.

700 TRUETA, J., and R. HODES: Provoking and localizing factors in poliomyelitis. An experimental study. Lancet **1954**, 998.

701 THUKYDIDES: Tucidides historia belli peloponesiaci, ed. J. Strobl, Lib. II, Cap. 51, zit. nach E. DEMANT: Unvergängliches Arzttum II. Die Pest in Athen. Münch. med. Wschr. **1956**, 91.

702 TURNBULL, H. M., and J. McINTOSH: Encephalomyelitis following vaccination. Brit. J. Exper. Path. **7**, 181 (1926).

703 TURNER, T. B., D. H. HOLLANDER, S. BUCKLEY, U. P. KOKKO and C. P. WINSOR: Age incidence and seasonal development of neutralizing antibodies to Lansing poliomyelitis virus. Amer. J. Hyg. **52**, 323 (1950).

704 TURPIN, R., G. BERNYER et J. LOEPER: Remarques sur la distribution des maladies infectieuses de l'enfant suivant l'âge et le sexe. Presse méd. **1943**, 509.

705 TWINING McMATH, W. F.: Poliomyelitis neonatorum. Lancet **1955**, 651.

706 TYRELL, A. J., and I. TAMM: Prevention of virus interference by 2,5-dimethylbenzimidazole. J. of Immun. **75**, 43 (1955).

707 UFLACKER, H.: Zur Frage der Myocarditis bei Poliomyelitis. Arch. Kinderheilk. **149**, 144 (1954).

708 UPTON, E., R. P. HANSON, D. Dow and C. A. BRANDLY: Studies on intracerebral inoculation of Newcastle disease virus into mice: I. Response of weanling mice to 24 strains of NDV. J. Inf. Dis. **92**, 175 (1953).

709 VALENTINE, J. C., W. F. LANE, C. P. BEATTIE and J. K. A. BEVERLEY: A proven case of congenital toxoplasmosis. J. Clin. Path. **6**, 253 (1953).

710 VAN DER VEEN, J., and J. MULDER: Studies on the antigenic composition of human influenza A strains with the aid of the haemagglutination inhibition technique. Leiden (Onderz Meded. Inst. Praev. Geneesk. Nr. 6) 1950.

711 VENTERS, H. D., W. R. HOFFERT, J. E. SCATTERDAY and A. V. HARDY: Rabies in bats in Florida. Amer. J. Publ. Health **44**, 182 (1954).

712 VERGE, J., et L. PLACIDI: Les relations étiologiques entre les infections aphteuses de l'homme et la fièvre aphteuse animale. Maroc méd. **33**, 786 (1954).

713 VERLINDE, J. D.: A Comparative Study on Muscular Involvement in Experimental Poliomyelitis Induced by Various Strains of Virus, and the Effect of Hyaluronidase on the Intramuscular Inoculation. Arch. Virusforsch. (Wien) **4**, 5 (1952).

714 VERLINDE, J. D.: An experimental study on the effect of immunization with TAB- and pertussis-vaccine and alumprecipitated diphteria toxoid on the centripedal and centrifugal neural spread of poliomyelitis virus. Arch. Virusforsch. (Wien) **4**, 561 (1952).

715 VERLINDE, J. D.: Encephalitis postvaccinalis. Need. Tijdschr. Geneesk. **1955**, 1020.

716 VERLINDE, J. D., A. KRET and R. WYLER: The distribution of poliomyelitis virus in Cynomolgus monkeys following oral administration, Tonsillectomy, and intramuscular infection of diphteria toxoid. Arch. Virusforsch. (Wien) **6**, 173 (1955).

717 VERLINDE, J. D., and O. MAKSTENIEKS: Experimental respiratory infection in monkeys produced by influenza A virus and staphylococcus aureus. Arch. Virusforsch. (Wien) **5**, 345 (1954).

718 VERRON, G.: Klinische Beiträge zur generalisierten Cytomegalie. Einschlußkörperchenkrankheit, Speicheldrüsen-Virus-Erkrankung. Ann. paediatr. (Basel)**185**, 293 (1955).

719 VILCHES, A., and G. K. HIRST: Interference between neurotropic and other unrelated viruses. J. of Immun. **57**, 125 (1947).

720 VIVELL, O.: Über Interferenzerscheinungen bei Infektionskrankheiten. Erg. inn. Med. N.F. **2**, 680 (1951).

*720*a VIVELL, O.: Typenbestimmungsversuche bei in Deutschland isolierten Coxsackie-Virusstämmen. Arch. Virusforsch. (Wien) **5**, 85 (1953).

721 VOGEL, ST., and H. PINKERTON: Spontaneous salivary gland virus disease in chimpanzees. Arch. of Path. **60**, 281 (1955).

722 DE VOS, J. F., u. F. H. KUIPERS: Een geval van mononucleosis infectiosa overgebracht door bloedtransfusie. Need. Tijdschr. Geneesk. **1951**, 3036.

723 WAGENER: Masernfragen. Mschr. Kinderheilk. **13**, 477 (1916).

724 WAGNER, R. R.: Influenza virus infection of transplanted tumors. I. Multiplication of a neurotropic strain and its effect on solid neoplasms. Cancer Res. **14**, 377 (1954).

725 WALDMANN, O., u. K. TRAUTWEIN: Die Maul- und Klauenseuche nach künstlicher und spontaner Infektion sowie nach simultaner Impfung. Zbl. Bakter. I. Orig. **90**, 448 (1923).

726 WALTON, M., and J. L. MELNICK: Coxsackie virus antibody and incidence of minor illness during the summer. Publ. Health Rep. **1953**, 1167.

727 WANG, CHENG-I.: The relation of infectious and hemagglutination titers to the adaptation of influenza virus to mice. J. of Exper. Med. **88**, 515 (1948).

728 WARBURG, O., u. W. CHRISTIAN: Isolierung und Kristallisation des Gärungsfermentes Enolase. Biochem. Z. **310**, 384 (1941).

729 WARD, R., and A. B. SABIN: The presence of poliomyelitis virus in human cases and carriers during the winter. Yale J. Biol. Med. **16**, 451 (1944).

730 WARTHIN, A. S.: Occurence of numerous large giant cells in the tonsils and pharyngeal mucosa in the prodromal stage of measles. Arch. of Path. **11**, 864 (1931).

731 WEGELIN, C.: Zur histologischen Diagnose der Masern. Schweiz. med. Wschr. **1937**, 1.

732 WEINSTEIN, L., and R. H. MEADE: The effect of the stage of gestation and number of pregnancies on susceptibility to poliomyelitis. Amer. J. Obstetr. **70**, 1026 (1955).

733 WEINSTEIN, L., M. L. VOGEL and N. WEINSTEIN: A study of the relationship of the absence of tonsils to the incidence of bulbar poliomyelitis. J. of Pediatr. **44**, 14 (1954).

734 WEISSE, K., W. KRÜCKE u. R. SIEGERT: Klinisch-anatomische und virologisch-bakteriologische Befunde bei Encephalomyelitiden nach Pockenschutzimpfung. Z. Kinderheilk. **73**, 23 (1953).

735 WENDT, J.: Die Kinderkrankheiten. III. Aufl. Breslau-Wien 1855.

736 WENNER, H. A., and C. A. MILLER: Comparison of methods for recovering Poliomyelitis Viruses from human sources. Proc. Soc. Exper. Biol. a. Med. **86**, 11 (1954).

737 WENNER, H. A., and J. R. PAUL: Fatal infection with poliomyelitis virus in laboratory technicean; isolation of virus from lymph nodes. Amer. J. Med. Sci. **213**, 9 (1947).

738 WENNER, H. A., and F. E. RABE: The recovery of virus from regional lymphnodes of fatal human cases of poliomyelitis. Amer. J. Med. Sci. **222**, 292 (1951).

739 WENNER, H. A., and W. A. ZANNER: Widespread distribution of poliomyelitis in households attacked by the disease. Proc. Soc. Exper. Biol. a. Med. **66**, 92 (1947).

740 WHITNEY, E.: Response of infant and adult mice to lymphocytic Choriomeningitis virus infection. Proc. Soc. Exper. Biol. a. Med. **78**, 247 (1951).

741 WICKMAN, I.: Beiträge zur Kenntnis der HEINE-MEDINschen Krankheit (Poliomyelitis acuta und verwandter Erkrankungen). Berlin: Karger 1907.

742 WILDFÜHR, G.: Über Diphtherietoxingehalt im Patientenblut bei Diphtheria gravissima. Z. inn. Med. **2**, 186 (1947).

743 WILDFÜHR, G.: Zur Frage des cerebralen Diphtherietodes. Z. inn. Med. **3**, 267 (1948).

744 WILDFÜHR, G.: Zur Frage der Bakteriämie im Beginn der Diphtherie. Zbl. Bakter. I. Orig. **154**, 14 (1949).

745 WILLIAMS, A., and J. IAN: Hepatic necrosis in neonatal herpes simplex infection. Med. J. Australia **1955**, 392.

746 WILSON, J. L.: Relationship of tonsillectomy to incidence of poliomyelitis. J. Amer. Med. Assoc. **150**, 539 (1952).

747 WILTERDINK, J. B.: Hepatitis infectiosa, een epidemiologische studie. Verh. Inst. praevent. Geneesk. **24**, 1 (1953).

748 WINDORFER, A.: Zur Differential-Diagnose der Bornholmer Krankheit. Dtsch. med. Wschr. **1955**, 1869.

749 WINDORFER, A., u. H. SCHRICKER: Über typische und rudimentäre Verlaufsformen der Bornholmer Krankheit (Dargestellt an einer Heimepidemie). Med. Klin. **1954**, 1069.

750 WOOD, E. E.: Brucellosis as a hazard of blood transfusion. Brit. Med. J. **4904**, 27 (1955).

751 WRIGHT, G. A., and T. K. OWEN: Poliomyelitis in mother and newborn infant. Brit. Med. J. **4762**, 800 (1952).

752 WURTZ, J. G.: Acute anterior poliomyelitis. Hahneman. Monthly **68**, 39 (1933).

753 WYCKOFF, R. W. G., O. CROISSANT et P. LÉPINE: Etude au microscope électronique des lésions névraxiques intracellulaires causées par le virus herpétique. Ann. Inst. Pasteur **90**, 18 (1956).

754 ZENKE, U.: Poliomyelitis und Trauma. Münch. med. Wschr. **1939**, 1153.

755 ZINNEMAN, H. H., W. H. HALL and B. J. HELLER: Acquired agammaglobulinemia. Report of three cases. J. Amer. Med. Assoc. **156**, 1390 (1954).

756 ZISCHINSKY, H., u. E. HAUSMANN: Parotitisprobleme. (Mumpsmeningitis [Z] und die Bedeutung der Diastase bei Mumps [H]). Arch. Kinderheilk. **147**, 244 (1953).

757 v. ZSCHOCK, B.: Über den Nachweis des Virus der Poliomyelitis murium in heimischen Mäusezuchten. Arch. exper. Vet. Med. **7**, 276 (1952).

758 ZUELZER, W. W., and C. S. STULBERG: Herpes simplex virus as the cause of fulminating visceral disease and hepatitis in infancy. Amer. J. Dis. Childr. **83**, 421 (1952).

759 ZURUKZOGLU, ST., u. H. HRUSZEK: Beitrag zum Problem des Herpesvirus während der eruptionsfreien Periode. Zbl. Bakter. **130**, 320 (1933).

760 ZWICK, W.: Bornasche Krankheit und Encephalomyelitis der Tiere. Handb. Viruskrh. II. 254 (1939).

Sachverzeichnis